Hefte zur Unfallheilkunde
Beihefte zur Zeitschrift „Der Unfallchirurg"

Herausgegeben von:
J. Rehn, L. Schweiberer und H. Tscherne

199

Volker Bühren Hanns Seiler (Hrsg.)

Aktuelle Aspekte in der arthroskopischen Chirurgie

Grundlagen, Techniken, Alternativen

Mit 120 Abbildungen und 55 Tabellen

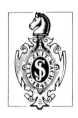

Springer-Verlag
Berlin Heidelberg NewYork
London Paris Tokyo

Reihenherausgeber

Prof. Dr. Jörg Rehn
Mauracher Straße 15, D-7809 Denzlingen

Prof. Dr. Leonhard Schweiberer
Direktor der Chirurgischen Universitätsklinik München-Innenstadt
Nußbaumstraße 20, D-8000 München 2

Prof. Dr. Harald Tscherne
Medizinische Hochschule, Unfallchirurgische Klinik
Konstanty-Gutschow-Straße 8, D-3000 Hannover 61

Bandherausgeber

Dr. med. Volker Bühren
Priv.-Doz. Dr. med. Hanns Seiler

Abteilung für Unfallchirurgie, Chirurgische Universitätsklinik
D-6650 Homburg/Saar

1. Arthroskopie-Symposium, 17.–19. 9. 1987, Homburg/Saar

ISBN 3-540-50073-1 Springer-Verlag Berlin Heidelberg New York
ISBN 0-387-50073-1 Springer-Verlag New York Berlin Heidelberg

© Springer-Verlag Berlin Heidelberg 1988
Printed in West Germany.

Die Wiedergabe von Gebrauchsnamen, Handelsnamen, Warenbezeichnungen usw. in diesem Buch berechtigt
auch ohne besondere Kennzeichnung nicht zu der Annahme, daß solche Namen im Sinne der Warenzeichen-
Gesetzgebung als frei zu betrachten wären und daher von jedermann benutzt werden dürfen.

Produkthaftung: Für Angaben über Dosierungsanweisungen und Applikationsformen kann vom Verlag keine
Gewähr übernommen werden. Derartige Angaben müssen vom jeweiligen Anwender im Einzelfall anhand
anderer Literaturstellen auf ihre Richtigkeit überprüft werden.

Satz, Druck und Einband: Ernst Kieser GmbH, 8902 Neusäß
2124/3140-543210 – Gedruckt auf säurefreiem Papier

Vorwort

Die Abteilung für Unfallchirurgie der Chirurgischen Universitätsklinik Homburg/Saar hat anläßlich ihres 15jährigen Bestehens ein Symposium über „Aktuelle Aspekte in der arthroskopischen Chirurgie" veranstaltet. Das Thema ergab sich aus einem Arbeitsschwerpunkt der Abteilung, der nunmehr über 12 Jahre kontinuierlich gepflegt und weiterentwickelt wurde, seit Peter Hertel unter tätiger Mithilfe von Dick O'Connor in Homburg die arthroskopische Technik etablierte.

Es gelang den Veranstaltern, für dieses Symposium namhafte Experten – auch aus dem europäischen Ausland – als Referenten zu gewinnen. So konnte für die diagnostische und interventionelle Arthroskopie der klinisch relevanten großen Gelenke eine Standortbestimmung erarbeitet werden: Was ist heute als gesicherter Standard anzusehen, welche Verfahren kommen alternativ-konkurrierend zum Einsatz und wo eröffnen sich Zukunftsperspektiven?

Die beiden Herausgeber haben wesentliche Beiträge des Symposiums über das Schultergelenk, die Meniskuschirurgie und die Problematik des vorderen Kreuzbandes in diesem Heft zusammengestellt. Das empfohlene Procedere dürfte dem derzeitigen „state of the art" im deutschsprachigen Raum und Skandinavien entsprechen.

Aus dieser Sicht möge sich der vorliegende Band würdig in die Reihe „Hefte zur Unfallheilkunde" einfügen und vielen Kollegen als aktuelle und übersichtliche Orientierungshilfe dienen.

Die Homburger Unfallchirurgen danken den Autoren für ihre prompte und großzügige Bereitschaft, Wissen und Erfahrung in eine solche Teamarbeit einzubringen.

O. Trentz

Inhaltsverzeichnis

Referentenverzeichnis

Benedetto, K. P., Priv.-Doz.; Universitätsklinik für Unfallchirurgie, Anichstraße 35, A-6020 Innsbruck

Berner, W., Priv.-Doz. Dr.; Unfallchirurgische Klinik der Medizinischen Hochschule Hannover, Konstanty-Gutschow-Straße 8, D-3000 Hannover 61

Breitfuß, H., Dr.; Chirurgische Universitätsklinik, Berufsgenossenschaftliche Krankenanstalten „Bergmannsheil" Bochum, Gilsingstraße 14, D-4630 Bochum 1

Brunner, U., Dr.; Chirurgische Klinik Innenstadt und Chirurgische Poliklinik der Ludwig-Maximilians-Universität, Pettenkoferstraße 8 a, D-8000 München 2

Bühren, V., Dr.; Chirurgische Universitätsklinik, Abteilung Unfallchirurgie, D-6650 Homburg/Saar

Ekkernkamp, A., Dr.; Chirurgische Universitätsklinik, Berufsgenossenschaftliche Krankenanstalten „Bergmannsheil" Bochum, Gilsingstraße 14, D-4630 Bochum 1

Fisseler-Eckhoff, A., Dr.; Institut für Pathologie, Berufsgenossenschaftliche Krankenanstalten „Bergmannsheil" Bochum, Gilsingstraße 14, D-4630 Bochum 1

Gillquist, J., Prof. Dr.; Department of Orthopaedic Surgery, University Hospital, S-58185 Linköping/Sweden

Glinz, W., Prof. Dr.; Klinik für Unfallchirurgie, Universitätsspital Zürich, Rämistraße 100, CH-8091 Zürich

Glötzer, W., Dr.; Universitätsklinik für Unfallchirurgie, Anichstraße 35, A-6020 Innsbruck

Gotzen, L., Prof. Dr.; Klinik für Unfallchirurgie, Klinikum der Philipps-Universität, Baldinger Straße, D-3550 Marburg

Habermeyer, P., Dr.; Chirurgische Klinik Innenstadt und Chirurgische Poliklinik der Ludwig-Maximilians-Universität, Pettenkoferstraße 8 a, D-8000 München 2

Henneberger, G., Dr.; Chirurgische Universitätsklinik, D-6650 Homburg/Saar

Hertel, E., Prof. Dr.; Eduardus-Krankenhaus, Custodisstraße 3/17, D-5000 Köln-Deutz

Hertel, P., Prof. Dr.; Rudolf-Virchow-Krankenhaus, Augustenburger Platz 1, D-1000 Berlin 65

Hertz, H., Priv.-Doz. Dr.; I. Universitätsklinik für Unfallchirurgie, Alser Straße 4, A-1090 Wien 9

Josten, C., Dr.; Chirurgische Universitätsklinik, Berufsgenossenschaftliche Krankenanstalten „Bergmannsheil" Bochum, Gilsingstraße 14, D-4630 Bochum 1

Knopp, W., Dr.; Chirurgische Universitätsklinik, Berufsgenossenschaftliche Krankenanstalten „Bergmannsheil" Bochum, Gilsingstraße 14, D-4630 Bochum 1

Kohn, D., Dr.; Orthopädische Klinik der MH Hannover im Annastift e. V., Heimchenstraße 1–7, D-3000 Hannover 61

Küffer, G. V., Dr.; Radiologische Klinik und Poliklinik der Ludwig-Maximilians-Universität, Pettenkoferstraße 8 a, D-8000 München 2

Lais, E., Dr.; Rudolf-Virchow-Krankenhaus, Augustenburger Platz 1, D-1000 Berlin 65

Lehrberger, K., Dr.; Orthopädische Universitätsklinik, Klinikum Großhadern, Marchioninistraße 15, D-8000 München 70

Lobenhoffer, P., Dr.; Unfallchirurgische Klinik der Medizinischen Hochschule Hannover, Konstanty-Gutschow-Straße 8, D-3000 Hannover 61

Mayr, B., Dr.; Radiologische Klinik und Poliklinik der Ludwig-Maximilians-Universität, Pettenkoferstraße 8 a, D-8000 München 2

Milachowski, K. A., Dr.; Orthopädische Klinik der MH Hannover im Annastift e. V., Heimchenstraße 1–7, D-3000 Hannover 61

Muhr, G., Prof. Dr.; Chirurgische Universitätsklinik, Berufsgenossenschaftliche Krankenanstalten „Bergmannsheil" Bochum, Gilsingstraße 14, D-4630 Bochum 1

Neumann, K., Dr.; Chirurgische Universitätsklinik, Berufsgenossenschaftliche Krankenanstalten „Bergmannsheil" Bochum, Gilsingstraße 14, D-4630 Bochum 1

Niemeyer, H., Dr.; Chirurgische Universitätsklinik, Abteilung Unfallchirurgie, D-6650 Homburg/Saar

Oberhammer, J., Dr.; Universitätsklinik für Unfallchirurgie, Anichstraße 35, A-6020 Innsbruck

Schabus, R., Dr.; I. Universitätsklinik für Unfallchirurgie, Alser Straße 4, A-1097 Wien

Schmid, A., Dr.; Chirurgische Universitätsklinik, Robert-Koch-Straße 40, D-3400 Göttingen

Schmid, F., Dr.; Chirurgische Universitätsklinik, Robert-Koch-Straße 40, D-3400 Göttingen

Seiler, H., Priv.-Doz. Dr.; Chirurgische Universitätsklinik, Abteilung Unfallchirurgie, D-6650 Homburg/Saar

Strümper, R., Dr.; Eduardus-Krankenhaus, Custodisstraße 3/17, D-5000 Köln-Deutz

Werlich, T., Dr.; Klinik für Unfallchirurgie, Klinikum der Philipps-Universität, Baldinger Straße, D-3550 Marburg

Winkler, W., Dr.; Universitätsklinik für Unfallchirurgie, Anichstraße 35, A-6020 Innsbruck

Wirth, C. J., Prof. Dr.; Orthopädische Klinik der MH Hannover im Annastift e. V., Heimchenstraße 1–7, D-3000 Hannover 61

I. Schulter

Schulterarthroskopie

H. Hertz

I. Universitätsklinik für Unfallchirurgie, Alser Straße 4, A-1090 Wien 9

Der Limbus glenoidalis des Schultergelenkes stellt einen wichtigen Faktor für die Stabilität des Gelenks dar. Kommt es nach einer primären traumatischen Luxation zu einer Verletzung bzw. zum Abriß des Limbus glenoidalis im ventrokaudalen Bereich, so führt dies zur Instabilität dieses Gelenks. Die Rezidivquote nach traumatischer Schulterluxation liegt, wie in der Literatur und auch aus dem eigenen Krankengut bekannt, bei jungen Patienten von 16 bis 40 Jahren zwischen 40% und 94%. Dies betrifft jedoch nur Patienten, die keine knöcherne Begleitläsion, wie Abriß des Tuberculum majus oder Fraktur der Skapulapfanne, aufweisen.

Folgendes diagnostisches Vorgehen wird an der I. Universitätsklinik für Unfallchirurgie bei Patienten mit erstmaliger traumatischer Schulterluxation praktiziert: Nach dem Nativröntgen wird bei Patienten nach Reposition des Schultergelenks, die keine knöcherne Begleitverletzung aufweisen und zwischen 16 und 40 Jahren alt sind, eine Schulterarthroskopie durchgeführt. Die Schulterarthroskopie sollte möglichst in der ersten Woche nach dem Trauma vorgenommen werden, da sich innerhalb dieses Zeitraumes das Hämatom, das sich im Gelenk befindet, leicht ausspülen läßt.

Wir führen die Arthroskopie in Vollnarkose (Intubationsnarkose) und Seitenlage des Patienten durch. Anfänglich versuchten wir auch, einige Patienten in Lokalanästhesie zu arthroskopieren; dies brachte jedoch keine befriedigenden Ergebnisse, da die Patienten erstens doch Schmerzen verspürten und zweitens durch die Muskelspannung die Manipulation mit dem Arthroskop schwierig war.

Zur sicheren Punktion des Gelenks kann man auch den Röntgenbildverstärker verwenden, der von kranial über das Schultergelenk gebracht wird. Nach einiger Übung gelingt es aber, die Punktion des Schultergelenks auch ohne Röntgenbildverstärker durchzuführen, wenn der Arm des Patienten in etwa 60° abduziert wird und von der Assistenz oder einem entsprechenden Armhalter mit etwa 20 kg am Arm gezogen wird.

Nach Punktion des Gelenks wird dieses mehrfach mit Ringer-Lösung ausgespült. Dies ist für die klare Sicht und auch für die Beurteilung der verletzten Strukturen wichtig. Anschließend wird die Arthroskopoptik eingeführt. Wir verwenden standardmäßig das 5-mm-Arthroskop mit 30°-Winkeloptik, zusätzlich kann auch die 70°- oder die 90°-Winkeloptik für spezielle Fragestellungen verwendet werden.

Folgende Befunde können bei Patienten mit frischer traumatischer Schulterluxation erhoben werden: In vielen Fällen findet sich ein Abriß des Limbus glenoidalis im ventrokaudalen Bereich zwischen 3 und 7 Uhr. Nahezu in allen Fällen fanden wir Kapselrisse im ven-

V. Bühren und H. Seiler (Hrsg.)
Hefte zur Unfallheilkunde, Heft 199
© Springer-Verlag Berlin Heidelberg 1988

tralen Bereich, vornämlich in der Weitbrecht-Lücke und im Bereich der Ligg. glenohumeralia intermedius und inferius.

Knorpelläsionen im Sinne von Hill-Sachs-Impressionen an der Dorsokranialseite des Kopfes fanden sich bei über 60% der von uns untersuchten Patienten. Weitere Knorpelläsionen, v. a. am Humeruskopf oder an der Skapulagelenkpfanne fanden sich entsprechend dem Verletzungsmechanismus ebenso häufig.

Die therapeutische Konsequenz bei der Diagnose Limbusläsion sehen wir in der Limbusrefixation.

Nach diagnostischer Abklärung mittels Arthroskopie wird der Patient mit Limbusabriß einige Tage nach der Arthroskopie der Limbusrefixation unterzogen. Wird die Limbusrefixation direkt an die Arthroskopie angeschlossen, so kommt es postoperativ, bedingt durch die Arthroskopie und dem damit verbundenen Austreten von Flüssigkeit ins Weichteilgewebe, zu beträchtlichen Schwellungen und Schmerzen. Daher haben wir es vorgezogen, die Refixation nicht in einer Sitzung mit der Arthroskopie durchzuführen.

Die Refixation erfolgt 3 – 8 Tage nach der Arthroskopie in offener Weise. Vom typischen ventralen Zugang her wird nach Abpräparation des M. subscapularis die Kapsel in der Rupturstelle weiter eröffnet und die Limbusläsion dargestellt. Anschließend wird der Knochen unter der Abrißstelle etwas angefrischt. Mit einem speziellen Instrument werden mehrere Löcher in die Skapulapfanne gebohrt, so daß durch diese die Limbusrefixation erfolgen kann. Zur Befestigung des Limbus an der Skapulagelenkpfanne verwenden wir resorbierbares Nahtmaterial mit einer Knüpftechnik derart, daß die Knoten außen am Limbus zu liegen kommen. Nach Verschluß der Kapsel wird der M. subscapularis ohne Verkürzungseffekt reinseriert.

Durch dieses Vorgehen versuchen wir, Spätschäden nach Schulterluxationen mit Limbusabriß, wie Instabilität und rezidivierende Luxationen sowie Arthrose, zu verhindern.

Die primäre anatomische Rekonstruktion der verletzten Strukturen nach traumatischer Schulterluxation erscheint uns für die weitere Stabilität des Schultergelenkes äußerst wichtig.

Literatur

1. Hertz H (1984) Die Bedeutung des Limbus glenoidalis für die Stabilität des Schultergelenkes. Wien Klin Wochenschr 96 [Suppl 152]
2. Hertz H, Grundschober F, Plenk H jr, Weinstabl R (1984) Über die Struktur und Gefäßversorgung des Limbus glenoidalis des Schultergelenkes. 7. Europäischer Anatomenkongreß, Innsbruck, 3. – 7. 9. 1984. Acta Anat 120 : 1 – 2
3. Hertz H, Scharf W, Berr T, Wunderlich M (1985) Häufigkeit von Rezidiven nach traumatischer vorderer Schulterluxation. Unfallchirurgie 88: 437 – 441
4. Hertz H, Weinstabl R, Grundschober F, Orthner E (1986) Zur makroskopischen und mikroskopischen Anatomie der Schultergelenkspfanne und des Limbus glenoidalis. Acta Anat 125: 96 – 100

Nichtarthroskopische Diagnostik des Schultergelenks

P. Habermeyer[1], U. Brunner[1], B. Mayr[2], und G. V. Küffer[2]

[1] Chirurgische Klinik Innenstadt und Chirurgische Poliklinik der Ludwig-Maximilians-Universität München (Direktor: Prof. Dr. med. L. Schweiberer), Pettenkoferstr. 8 a, D-8000 München 2
[2] Radiologische Klinik und Poliklinik der Ludwig-Maximilians-Universität München (Direktor: Prof. Dr. Dr. med. J. Lissner), Pettenkoferstr. 8 a, D-8000 München

Die Diagnostik von Erkrankungen und Verletzungen des Schultergelenks stellt aufgrund einer komplizierten Anatomie und Mechanik hohe Anforderungen an den Untersucher. Neben der klinischen Untersuchung stehen zur weiteren Abklärung eine Kaskade von technischen Diagnosemöglichkeiten zur Verfügung, die wiederum in der Durchführung und bei der Auswertung spezielle Kenntnisse erfordern.

Ziel dieser Arbeit ist es, die nichtarthroskopische Diagnostik des Schultergelenks hinsichtlich ihres Einsatzes und ihrer Aussagefähigkeit zu beleuchten.

Klinische Diagnostik

Die klinische Untersuchung ist primärer Bestandteil jeder Schultergelenkdiagnostik. Diese Selbstverständlichkeit wird durch die diffuse und uniforme Schmerzantwort der Schulter auf Verletzungen und auf intrinsische und extrinsische Erkrankungen erschwert.

Durch eine systematische und mittels eines standardisierten Erhebungsbogens (Tabelle 1) reproduzierbare Untersuchungstechnik entfächern wir das komplexe Beschwerdebild und legen den Grundstock für jede weiterführende Diagnostik.

Die Technik der Schultergelenksuntersuchung wurde bereits detailliert beschrieben [2, 4, 12] und soll hier nicht mehr näher erläutert werden.

Konventionelle Röntgendiagnostik

Es ist erstaunlich, wie oft am Schultergelenk von der Forderung nach *Übersichtsaufnahmen in 2 Ebenen* abgegangen wird, indem eine a. p.-Aufnahme in Neutralposition des Armes und eine 2. vermeintliche Ebene im a. p.-Strahlengang bei um 90° abduziertem Arm erfolgt. Hintere Luxationen und Kippungen des Humeruskopfes gegen die Schaftachse müssen so übersehen werden.

Schultergelenktrauma

Als Standardserie bei Schultergelenktrauma führen wir bei guter Schulterbeweglichkeit 3 Aufnahmen durch:
- die *a. p.-Projektion* mit maximaler *Innenrotation* des Armes,
- die *a. p.-halbschräge Projektion* mit maximaler Außenrotation des Armes,
- die *axiale Projektion* in Rückenlage.

V. Bühren und H. Seiler (Hrsg.)
Hefte zur Unfallheilkunde, Heft 199
© Springer-Verlag Berlin Heidelberg 1988

Tabelle 1. Schultererhebungsbogen

Persönl. Daten
Nachname: .... Unf. Nr. (Prot. Nr.) ....
Vorname: .... Aufn. Dat. ....
Tätigkeit: nicht körperl. ... 0   Seite: rechts ... 1
           körperl. ... 1   links ... 2
    Sport akt. ... 2   Dominanz: rechts ... 1
Unf. Dat. ....   Schmerzen   links ... 2
         ....   seit:
               Jahr   Monate   Tage
Unf.-Art: kein Unfall ... 0   ....
        dir. Trauma ... 1
        fortgel. Tr. ... 2
        Hebetrauma ... 3

Subjektive Beschwerden:

Schmerzlokalis.:		Schmerzausstrahlg.:		Schmerzen bei:	
Tub. maj.	...0...1	Nacken	...0...1	Ruhe	...0...1
Delt. Ans.	...0...1	OA	...0...1	Aktivität	...0...1
Delt. diff.	...0...1	ges. Arm	...0...1	Nacht	...0...1
F. Supraspin	...0...1	Parästhes.	...0...1	Stärk	...0...1
F. Infraspin.	...0...1				...2...3

Inspektion:

Schonhaltung	...0...1	Schwellung	...0...1
Atrophie Delt.	...0...1	LBS Rupt.	...0...1
Atrophie SSP	...0...1	Scap. alata	...0...1
Atrophie ISP	...0...1	Clavicula ↑	...0...1

Druckpunkte:

Tub. maj.	...0...1	Proc. corac.	...0...1
Tub. min.	...0...1	AC Gel.	...0...1
Sulc. bicip.	...0...1	Nackenmusk.	...0...1
		Crepitation	...0...1

Bewegungseinschränkung:
Passiv ... 0   aktiv ... 1   pass. + akt. ... 2

Bewegungsausmaß:
Abd/Add (180-0-40) ..... 0 .....
Flex/Ext. (170-0-40) ..... 0 .....
IR/AR (95-0-60) ..... 0 .....
Painful arc   Pseudoparalyse
   nein ... 0   nein ... 0
   < 120° ... 1   ja ... 1
   120° ... 2

Rotatorentests:

Drop arm sign	...0...1	*Muskelkraft:	
90° SSP-Test AR	...0...1	Flex. 0..1..2..3..4..5	
90° SSP-Test IR	...0...1	Abd.: 0..1..2..3..4..5	
Außenrot. b, 0° Abd.	...0...1	AR: 0..1..2..3..4..5	
Innenrot. b, 0° Abd.	...0...1		
0° Abdukt.	...0...1		
Impingem.	...0...1		

AC-GEL. Tests:
Clavicula horizont. Stress ...0...1
Horizontal-Adduktionst. ...0...1
AC Crepitation ...0...1

LBS-Tests:
Yergason ...0...1   Schnapp-Test ...0...1

Instabilitäts-Prüf.:

Apprehension Test		Schublade:	
neg	...0	vord. ...0...1	
pos. 60° Abd.	...1	hint. ...0...1	
pos. 90° Abd.	...2	unt. ...0...1	
pos. 120° Abd.	...3		

Röntgen:

Nativröntgen:		Arthrogr.:	Sonogr.:
Frakturen	...0...1	nein ...0	nein ...0
Degenerat.	...0...1	ja/neg. ...1	ja/neg. ...1
Kalk	...0...1	ja/pos ...2	ja/pos ...2
Os acrom.	...0...1		
Humerus ↑	...0...1		
Humerus ↓	...0...1		
		CT:	
Kopf Arthrose	...0...1	nein ...0	
Pfannen Arthr.	...0...1	o. KM ...1	
AC Arthrose	...0...1	Mono ...2	
		Doppel ...3	

Freier Text:

Diagnose:

Rotatorenm. + LBS		AC Gel.:	
RM Rupt.	...0...1	Tossy I	...0...1
LBS Rupt.	...0...1	Tossy II	...0...1
BS dist.	...0...1	Tossy III	...0...1
kn. RM Ausriß	...0...1	lat. Clav. Fr.	...0...1
LBS-Tendinitis	...0...1	ACG Arthr.	...0...1
Tendinitis calc	...0...1	andere	...0...1
Impingement	...0...1		
Stadium	..1..2..3		

Luxationen:			Frakturen:	
1. Lux.	v ...0...1		Tub. maj. Ausriß	...0...1
	u ...0...1		Tub. maj. Ausriß	...0...1
	h ...0...1		subcapit. OA Fr.	...0...1
habit.	v ...0...1		Mehrfragm. Fr.	...0...1
	u ...0...1		Pfannenfrakt.	...0...1
	h ...0...1		Scapulafr.	...0...1
rezid.	v ...0...1		Acromionfr.	...0...1
	u ...0...1			
	h ...0...1			

Procedere:
kons. ... 1   op. ... 2

Arge „Schulterchirurgie"

Bei beiden a. p.-Projektionen wird der Zentralstrahl um 15° kraniokaudal gekippt, was zu einer überlagerungsfreien und besser einsehbaren Darstellung der Akromionunterfläche, des Akromioklavikulargelenkspaltes und des Humeruskopfes führt. Die a. p.-Aufnahme mit maximaler Innenrotation des Oberarms zeigt den dorsokranialen Kopfabschnitt lateral randbildend im Profil, zudem läßt sich die Skapula mit nur geringer Überlagerung durch den Rippenthorax darstellen. Bei der a. p.-halbschrägen Projektion mit maximaler Außenrotation steht der Patient um 30° mit der Körperachse nach dorsal gedreht, wodurch das Schulterblatt plan am Wandstativ anliegt. Dadurch kommt es zu einer „wahren" a. p.-Aufnahme, weil der glenohumerale Gelenkspalt im Profil getroffen wird; das Tuberculum majus kommt dabei lateral randbildend zur Ansicht. Abstandsveränderungen im glenohumeralen Gelenkspalt, z. B. bei halbmondförmiger Überschneidung des Kopfes mit der Gelenkpfanne, sind pathognomonisch für die hintere Luxation.

Als 3. Standardaufnahme muß immer eine 2. Ebene des Schultergelenkes angestrebt werden. Normalerweise wird es die axiale Projektion sein. Der Patient liegt auf dem Rücken, der Arm ist um 90° abduziert und außenrotiert. Der Zentralstrahl läuft horizontal zur Körperlängsachse und bildet mit ihr einen nach lateral offenen Winkel von 20°. Eine posteriore Luxation oder ein begleitender anteromedialer Humeruskopfdefekt („reverse Hill-Sachs-Defekt") lassen sich damit sicher nachweisen.

Alternativ ist am akut traumatisierten Patienten die *transskapuläre Y-Projektion* durchzuführen. Dabei steht der Patient mit der verletzten Schulter in einem Winkel von 60° am Wandstativ. Der Zentralstrahl zielt von dorsal auf die posterolaterale Thoraxwand, verläuft senkrecht zum Film und ist auf die Höhe des Gelenks zentriert. Mit dieser Projektionstechnik (sog. Skapulatangentialaufnahme) überlagern sich Humeruskopf und Gelenkpfanne und schließen durch die Gelenkkongruenz eine luxierte Fehlstellung aus. Die axiale Projektion bzw. die transskapuläre Y-Projektion haben die mit Interpretationsfehlern behaftete *transthorakale Aufnahme* heute abgelöst.

Rotatorenmanschettenprobleme

Veränderungen mit oder ohne Kontinuitätsunterbrechung im Bereich der Rotatorenmanschette und hier v. a. der Supraspinatussehne haben ihre indirekten, aber typischen Veränderungen im Röntgenbild.

Als Standardserie führen wir wie nach Schultergelenktrauma 3 Aufnahmen durch: a. p.-Projektion in maximaler Innen- und Außenrotation sowie die axiale Projektion.

Wir suchen nach Hinweisen für degenerative Skelettveränderungen: Im *Stadium III des Impingementsyndromes* nach Neer [9] kommt es neben der Sehnenpathologie zu knöchernen Veränderungen. Typisch für dieses Stadium sind ein Sklerosesaum an der Akromionunterfläche, zystische Veränderungen des Tuberculum majus und schließlich subakromiale Osteophyten im Akromioklavikulargelenkbereich, evtl. in Kombination mit einer Arthrose dieses Gelenks.

Veraltete Rupturen der Rotatorenmanschette erkennt man bereits an der Röntgenübersichtsaufnahme: Der Humeruskopfhochstand mit fixierter Subluxation des Kopfes unter dem Akromion ist eine Prima-vista-Diagnose. Hinzu kommt eine subchondrale Osteoporose des Kopfes, Abrundung des Tuberculum majus bis hin zur Entrundung des Kopfes, Osteophyten, subakromiale Erosion und massive Akromioklavikulargelenksarthrose. Diesen Endzustand beschreiben Neer et al. [11] als *Cuff-tear-arthropathy*. Die durch die Cuffruptur bedingte Instabilität des nicht mehr fixierten Oberarmkopfes führt zur Inkongruenzarthrose.

Schulterinstabilität

Unter dem Begriff der Schulterinstabilität verstehen wir die dynamische und statische uni- oder multidirektionale Insuffizienz der Gelenkstabilisierung. Klinisch tritt die Instabilität als Subluxation oder als echte Luxation, sei sie habituell oder posttraumatisch, d. h. chronisch rezidivierend, auf. Die Instabilität kann auf knöcherne Läsionen zurückzuführen sein, wobei jedoch in der Mehrzahl der Fälle Kapsel-Band-Läsionen die Ursache für die Instabilität sind. Steht keine Computertomographie zur Verfügung, müssen Patienten mit einer Schulterinstabilität neben den 3 Standardaufnahmen durch die *Instabilitätsserie* röntgenologisch weiter abgeklärt werden:
– Projektion nach Bernageau,
– Projektion nach West Point,
– Projektion nach Stryker.

Bei der Pfannenprofilaufnahme nach Bernageau wird sowohl der anterointeriore Pfannenrand als auch der dorsokraniale im Profil abgebildet. Die Bernageau-Aufnahme dient dem Nachweis eines knöchernen *Bankart-Defekts* mit Abbruch eines größeren Fragmentes vom vorderen unteren Pfannenrand bzw. einer Abflachung des Pfannenrandes im Sinne einer Randimpression. Für den Nachweis der knöchernen Bankart-Läsion gilt sie als empfindlichste Spezialprojektion, wobei in den Untersuchungen von Patte et al. [14] der Defekt mit dieser Spezialprojektion nur in 70% sichtbar wurde.

Ergibt die Bernageau-Projektion einen unauffälligen oder fraglichen Befund, so führen wir als ergänzende Tangentialprojektion des anterokaudalen Pfannenpols die *Projektion nach West Point* [18] durch.

Die 3. Aufnahme ist die *Projektion nach Stryker* [3]. Sie dient dem Nachweis der Hill-Sachs-Läsion, einer dorsokranialen Humeruskopfimpression, indem sie den posterolateralen Kopfabschnitt lateral randbildend und damit die genaue Größe und Tiefe der Impression darstellt. Die Sensitivität der Nachweisrate liegt bei 93%. Die Projektion nach Stryker hat in unserem Vorgehen aufgrund der anspruchslosen Einstellung die Spezialaufnahmen nach Hermodsson und Didiee abgelöst.

Computertomographie

Neben seltenen Fragestellungen bei Knochen- und Weichteiltumoren der Schulter kommt die CT-Diagnostik vornehmlich bei der *Schulterinstabilität* zum Einsatz.

Bei der Auswertung der CT-Bilder suchen wir nach 3 pathomechanischen Störgrößen:
– Zur habituellen Luxation prädisponierende knöcherne Faktoren,
– luxationsbedingte Knochendefekte,
– luxationsbedingte Weichteilläsionen.

Ohne in diesem Rahmen auf den umstrittenen Stellenwert der zur Luxation prädisponierenden knöchernen Faktoren einzugehen, können durch das CT anthropometrische Daten zur Humeruskopfretrotorsion, zum Glenohumeralindex, Retroversion der Pfanne und zum Pfannenöffnungswinkel (Gelenktyp nach Saha) gewonnen werden.

Luxationsbedingte Knochendefekte an der Pfanne (knöcherner Bankart-Defekt, „reverse" Bankart-Defekt) und am Oberarmkopf (Hill-Sachs-Läsion, Malgaigne-Läsion) werden im CT in 100% zur Darstellung gebracht.

Kann das Nativ-CT noch durch die oben erwähnte Instabilitätsserie beim Nachweis knöcherner Läsionen umgangen werden, so hat das Kontrast-CT in der nichtinvasiven Diagnostik eine Monopolstellung, da Läsionen im Bereich der Weichteilstrukturen zur Darstellung kommen.

Kontrastbilder im CT entstehen wie bei der Arthrographie durch Gelenkpunktion in Doppelkontrast- oder Monokontrasttechnik. Zur Doppelkontrastdarstellung tritt die Pneumoarthrocomputertomographie [16] als reines Monokontrastverfahren durch Instillation von Luft in Konkurrenz, wobei beide Techniken eine vergleichbare Aussagekraft besitzen.

Luxationsbedingte Weichteilläsionen betreffen die Muskulatur, die Kapsel, das Labrum glenoidale und den Gelenkknorpel. Diesen Gelenkanteilen wird größte Bedeutung für die Stabilität des Schultergelenks zugeschrieben [1, 10]. Durch Doppelkontrast- oder Pneumocomputertomographie sind folgende Aussagen zur Beurteilung eines Instabilitätsrisikos möglich:

– Der *Gelenkknorpel* kann in Form und Dicke über die gesamte Gelenkfläche verfolgt werden, wobei Verschmälerungen pathognomonisch für den Bereich des Luxationsweges sind.
– Das *Labrum glenoidale* kann als Verbindungselement zwischen Glenoid und Kapsel in Form, Lage und Zustand durch markante Abgrenzung zur Umgebung gut beurteilt werden.

Abgerissene Labrumstümpfe zeigen sich als eingeklemmte Interponate im Gelenk oder frei flottierend im überdehnten Kapselraum. Auf isolierten Labrumabrissen beruhende Subluxationen werden so erkannt.

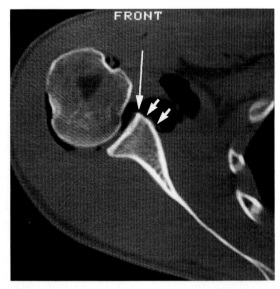

Abb. 1. Pneumocomputertomographie. Abriß des Labrum glenoidale (langer Pfeil) mit subperiostaler Ablösung der Kapsel vom Skapulahals *(kurze Pfeile)*

8

Tabelle 2: Indikationen zur Schulterarthrographie

Rupturen bzw. Teilrupturen der Rotatorenmanschette
Kapseldefekte nach Luxationen, Labrumabrisse
Lange Bizepssehne: Ruptur, Dislokation, Synovitis
Adhäsive Kapsulitis („frozen shoulder")
Freie Gelenkkörper

Die *Gelenkkapsel* kann durch Aufblasen mit Luft auf ihre statische Funktion überprüft werden. Pathologisch vergrößerte Füllungsmengen, subperiostale Ablösungen vom Pfannenrand und -hals im Sinne von Luxationstaschen weisen auf die stattgehabte Luxation (Abb. 1). Klinisch schwer beurteilbare hintere Instabilitäten werden so visuell dargestellt.

Rupturen im Bereich der Rotatorenmanschette und Luxationen der langen Bizepssehne zeigen sich als Nebeneffekt durch pathologische Luftanreicherung.

In einer noch nicht abgeschlossenen prospektiven Studie konnten wir bei 30 Patienten in allen Fällen die im Pneumo-CT gesehenen Labrum- und Kapseldefekte intraoperativ als Bankart-Defekte bestätigen.

Arthrographie

Oberholzer [12] beschrieb 1933 die erste Schulterarthrographie. Seit der Einführung wasserlöslicher Kontrastmittel in den 50er Jahren ist die Schulterarthrographie als Doppelkontrastverfahren eine standardisierte Untersuchungstechnik, die durch Zunahme der operativen Möglichkeiten eine breite Indikationspalette (Tabelle 2) bietet (Abb. 2).

Neben der konventionellen Arthrographie gibt es die *Pneumoarthrotomographie* zur genauen Größen- und Lokalisationsdiagnostik bei Rupturen im Cuffbereich sowie die *„Instabilitätsarthrographie"* [3], eine Kombination von Arthrographie mit der oben erwähnten

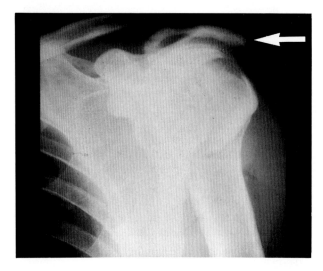

Abb. 2. Rupturnachweis der Supraspinatussehne in der Arthrographie. Der *Pfeil* weist auf pathologischen Kontrastmittelaustritt in die Bursa subacromialis hin

Instabilitätsserie zum Nachweis von Knorpel-, Labrum- und Kapselläsionen. Das letztge-
nannte Verfahren hat den Nachteil von erhöhter Strahlenbelastung und geringerer Aussagefähigkeit im Vergleich zur Doppelkontrast-CT. Beide Verfahren dienen als Ersatzmethoden.
Zu Technik und Interpretation der Schultergelenkarthrographie möchten wir auf die umfassende Monographie von Goldmann [3] verweisen.

Der diagnostische Stellenwert der Arthrographie läßt sich an der Sensibilität, d. h. an der
richtigen Erfassung des positiven Befundes bei der Korrelation von arthrographischen und
operativen Befunden, ablesen, die in der Literatur [7] mit zwischen 86% und 100% für den
Nachweis von Rotatorenmanschettenrupturen angegeben wird. Eine exakte Größen- und Lokalisationsdiagnostik des Cuffdefektes kann die Arthrographie nicht leisten. Die Methode
versagt außerdem bei inkompletten Rupturen, die entweder intratendinös horizontal verlaufen oder akromialseitig liegen. Mangelhafte Darstellung der Bizepssehnenscheide, sei es
durch Überlagerung von Kontrastmittel oder synovitische Verklebung, führen zu einer eingeschränkten Beurteilbarkeit einer nicht rupturierten, langen Bizepssehne. Noch schwieriger
ist der Nachweis eines Defekts des Labrum glenoidale durch Kontrastmittelaussparung. Hier
findet die Methode ihre Grenze.

Sonographie

Von allen apparativen Untersuchungsmöglichkeiten stellt die Ultraschalluntersuchung den
höchsten Anspruch hinsichtlich anatomischer und klinischer Kenntnisse: Sie ist im höchsten
Maße untersucherabhängig. Dies erklärt zusammen mit dem sehr langen Fehlen geeigneter
Schallköpfe die späte Einführung des Ultraschalls in der Schulterdiagnostik [8, 4].

Heute hat sich weitgehend die Real-time-Lineartechnik mit 5- und 7,5-MHz-Schallköpfen
durchgesetzt, ein Sektorscan ist für die Schultersonographie ungeeignet. Beim Schallvor-
gang und zur Dokumentation empfehlen sich mindestens 3 Standardschallkopfpositionen im
Seitenvergleich. Die Untersuchungstechnik erfolgt statisch sowie dynamisch, um pathologische Bewegungsprozesse zu erfassen. Ein sonographischer Befund wird als positiv bewertet,
wenn er in mindestens 2 Einstellungen darstellbar ist.

Rotatorenmanschettenprobleme

Die bei Cuffläsionen assoziierten Veränderungen der Bursa subacromialis und subdeltoidea
werden im sonographischen Befund unterschiedlich diskutiert. Pfister [15] weist experimentell an der Leiche nach, daß aufgrund nicht ausreichender axialer und lateraler Auflösung
Schnittbilder von der Bursa nicht zu erhalten sind. Demgegenüber ordnen Hedtmann
u. Fett [6] eine verbreiterte, meist echoarme Doppellamellierung pathologischen Begleitpro-
zessen der Bursa subacromialis und subdeltoidea bei Rotatorenmanschettenrupturen und
chronischer Polyarthritis zu. Auch Resch et al. [17] beschreiben die Bursa als einen echoarmen Saum zwischen einer Doppelkontur, die kranial der Fascia subdeltoidea und kaudal dem
Oberflächenreflex des Cuffs entspricht.

Im statischen Bild werden an der Rotatorenmanschette strukturelle und morphologische
Kriterien unterschieden:

Strukturelle Kriterien sind Veränderungen der Echostruktur. Als pathologisch gelten
sowohl echoarme als auch echoreiche Zonen mit zentralem echogenem Band sowie die

Kombination von echoarmen und echoreichen Zonen. Verschmälerung der Rotatorenmanschette auf weniger als 50% der Ausgangsdicke bzw. der Gegenseite, Konturauslöschung, Stufenbildung als eingesunkener Reflexbogen und Unterbrechung der Doppelkontur an der Grenzschicht von Cuff und Bursa sind die *morphologischen Kriterien* für Läsionen der Rotatorenmanschette (Abb. 3).

Bei der Korrelation von sonographischen und operativen Befunden an 230 Schultern fanden Hedtmann u. Fett [6] eine Spezifität von 90,7%, in 9,3% lagen falsch positive Befunde vor. Die Sensitivität betrug insgesamt 88,3%, bei Totalrupturen 94,4% und bei Partialrupturen 78%. Dieser letzte Wert entspricht genau einer von Resch et al. [16] gefundenen Sensitivität von 76% bei Läsionen kleiner als 1 cm. Hierzu passen die experimentellen Untersuchungen von Pfister [15], die besagen, daß im Bereich der Supraspinatussehnen die Darstellung von Defekten nach experimentellen Läsionen nur bis zu einer Größe von 0,5 x 0,5 cm möglich sind.

Lange Bizepssehne

Läsionen der langen Bizepssehne sind die diagnostische Domäne der Ultraschalluntersuchung. Konturunterbrechung bei kompletter Ruptur, Ausdünnung bei Partialruptur, Verdikkung mit echoarmem Hof bei Tendinitis sowie Luxations- und Subluxationsphänomene kommen bei der dynamischen Untersuchung zu 100% zur Darstellung.

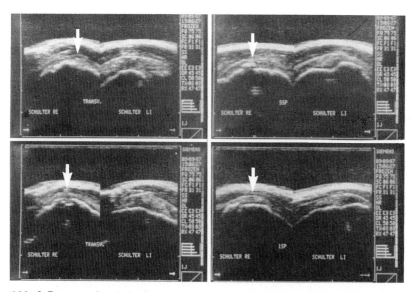

Abb. 3. Rupturnachweis der Supraspinatussehne in der Sonographie im Seitenvergleich
Rechts Ruptur (*Pfeile*), *links* unverletzte Supraspinatussehne. *Linke Bildreihe:* Transversalschnitte, *Rechte Bildreihe:* Longitudinalschnitte, Sehne deutlich verschmälert

Labrumläsionen

Bisher liegen noch keine publizierten Zahlen von sonographisch diagnostizierten Labrumläsionen vor, die arthroskopisch oder operativ gesichert worden wären. Die experimentellen
und klinischen Untersuchungen von Pfister [15] liefern jedoch ernsthafte Hinweise auf die
sonographische Nachweismethode der Labrumläsion und sollten weiter verfolgt werden.

Kernspintomographie

Die Kernspintomographie stellt eine gute Möglichkeit dar, Weichteilveränderungen am Glenohumeralgelenk zu erfassen, ist jedoch aus Verbreitungs- und Kostengründen noch in
einem Experimentierstadium.

Zusammenfassung

Die nichtarthroskopische Diagnostik am Schultergelenk orientiert sich an den Kriterien Aussagekraft, Informationsgehalt, Invasivität und Kosten. Unter diesem Aspekt wird ein diagnostischer Stufenplan erstellt.

Als *Basisdiagnostik* dient die standardisierte klinische Untersuchung sowie der konventionelle Röntgenstatus (3er Serie in 2 Ebenen).

Weichteilerkrankungen und Verletzungen im Bereich der *Rotatorenmanschette* und der
langen Bizepssehne werden in der *weiterführenden Diagnostik* mit der Sonographie abgeklärt. Besteht der Verdacht auf Rupturen kleiner als 1 cm bzw. Partialrupturen (synovialsei-
tig), besteht die Indikation zur Arthrographie.

Sowohl mit der Sonographie als auch mit der Arthrographie besteht eine diagnostische
Grauzone für inkomplette Rupturen. Die Arthrographie ist primär als Nachweismethode,
aber auch therapeutisch bei „frozen shoulder" indiziert.

Zur Abklärung im Rahmen der *Instabilität* ist heute die *Kontrast-CT* die Methode der Wahl,
da sie über ein pathologisches Knochenmuster hinaus sämtliche Veränderungen an Knorpel,
Labrum, Kapsel und Muskelmanschette abzubilden vermag. Steht diese Technik nicht zur
Verfügung, so kann die *Instabilitätsserie* Knochendefekte aufdecken. Labrum- und Kapseldefekte sind *nicht* mit voller Sicherheit durch Arthrographie und Sonographie nachweisbar.

Aus den aufgezeigten Lücken ergeben sich die Indikationen zur Schulterarthroskopie:
– inkomplette Rotatorenläsionen,
– Labrum- und Kapseldefekte, sofern kein Kontrast-CT zur Verfügung steht.
– Die invasive Schulterarthroskopie hat ihre Domäne im operativ therapeutischen Bereich.

Literatur

1. Bankart ASB (1938) The pathology and treatment of recurrent dislocation of the shoulder joint. Br J Surg 26: 23
2. Gerber C, Ganz R (1986) Diagnostik und kausale Therapie der Schulterinstabilität. Unfallchirurg 89: 418 – 428
3. Goldmann AR (1982) Shoulder arthrography. Little Brown, Boston
4. Habermeyer P, Mayer R, Mayr B, Sachs G (1984) Vergleichende Diagnostik der Rotatorenverletzung durch Arthrographie, Computertomographie und Sonographie. Unfallchir Vers Med Berufskr 77: 121 – 129
5. Habermeyer P, Brunner U, Krueger P, Schiller K, Schweiberer L (1985). Die standardisierte Prüfung des Schultergelenkes. Unfallchirurg 88: 485 – 494
6. Hedtmann A, Fett H (1988). Dynamische Ultraschalluntersuchung der Schulter. Hefte Unfallheilkund 195
7. Melzer C, Krödel A, Refior HJ (1986). Der Wert der Arthrographie in der Diagnostik traumatischer und degenerativer Veränderungen der periartikulären Strukturen des Schultergelenkes. Unfallchirurg 89: 243 – 247
8. Middleton WD, Edelstein G, Reinus WR, Melson GL, Murphy WA (1984). Ultrasonography of the rotator cuff. Technique and normal anatomy. Ultrasound Med. 3: 549 – 551
9. Neer CS II (1983). Impingement lesions. Clin Orthop 173: 70 – 77
10. Neer CS II (1985). Involuntary inferior and multidirectional instability of the shoulder: etiology, recognition and treatment. Instr Course Lect 24: 232 – 238
11. Neer CS II, Craig EV, Fukuda H (1983): Cuff tear arthropathy. J Bone Joint Surg Am 65: 1232 – 1244
12. Norris TR (1985). Diagnostic techniques for shoulder instability. Instr Course Lect 34: 239 – 257
13. Oberholzer J (1933). Die Arthro-Pneumoradiographie bei habitueller Schulterluxation. Röntgenpraxis 5: 589 – 590
14. Patte D, Debeyre J, Bernageau J (1978). Die Bedeutung des vorderen Pfannenrandes bei der rezidivierenden Schulterluxation. Orthopäde 7: 194 – 198
15. Pfister A (1987). Experimentelle und klinische Ergebnisse der Ultraschallsonographie bei sportorthopädischen Weichteilerkrankungen. Sportverletzung Sportschaden 3: 130 – 141
16. Resch H, Kadletz R, Beck E, Helweg G (1986). Die Pneumoarthrocomputertomographie in der Diagnostik von rezidivierenden und habituellen Schulterluxationen. Unfallchirurg 89: 441 – 445
17. Resch H, Furtschegger A, Wanitschek P (1988). Die Ultraschalluntersuchung der Schulter – Statische Methode. Hefte Unfallheilk 195

Operative Schultergelenksarthroskopie

H. Seiler

Abt. für Unfallchirurgie, Chirurgische Universitätsklinik, D-6650 Homburg

Auch für die operative Schultergelenksarthroskopie befindet sich der Patient prinzipiell in Seitenlage. Sowohl Skalenusblock als auch Lokalanästhesie werden angegeben; wir haben immer Intubationsnarkose benutzt. Standardmäßig wird der Arm zunächst in etwa 60°-Abduktion und 15°-Vorwärtsflexion gehalten. Die erforderliche dauernde Gelenkdistraktion ist eher mit Hilfe eines Armhalters möglich, wobei das uns zur Verfügung stehende Modell mit statischem Zug trotz Überwachung durch Kontrollskala eher ungünstig im Hinblick auf die gefürchteten Plexusschäden ist. Günstiger sind dynamische Konstruktionen mit Gewichtszug über Rollen, wobei 5 kg kaum überschritten werden müssen. Hier ist systembedingt keine Überdistraktion möglich. Wir spülen aus halbflexiblen 5-l-Kanistern mit Ringer-Lösung, die unter einem konstanten Druck von 150 mm Hg gehalten werden. Bei operativen Eingriffen werden 5 – 15 l verbraucht.

2 neuere Aspekte bei Lagerung und Extension sind von Bedeutung. Die Zugbelastung des Plexus brachialis ist nach den Untersuchungen von Klein et al. [8] maximal bei 70°-Abduktion und gleichzeitig 30°-Vorwärtsflexion, also etwa in der Standardposition. Generell nimmt bei konstanter Vorwärtsflexion und zunehmender Abduktion erstaunlicherweise die Gefährdung ab, ebenso bei konstanter Abduktion und zunehmender Flexion. In Kombination mit der endoskopischen Übersicht sind danach 60°-Flexion mit 30°-Abduktion bzw. 45°-Flexion mit 90°-Abduktion am ehesten zu empfehlen, wenn nervale Komplikationen vermieden werden sollen.

Die Modifikation einer Rückwärtsdrehung des Oberkörpers bringt die Vorderfläche des Skapulahalses parallel zum Boden und vermeidet bei der Staplingoperation am vorderen Limbus das sonst häufige Abgleiten der Krampen an dieser Stelle [5].

Der zur unteren Subluxation prädisponierende übliche Längszug am Arm kann durch einen Zug senkrecht zur Armachse in seitlicher Richtung ersetzt werden. Die Hand wird ohne Zug einfach fixiert. Diese Anordnung soll eine besonders gute Übersicht über die sonst kritischen kaudalen Anteile des ventralen Limbus geben [5].

Was die Portale betrifft, so liegt die Optik in der Regel dorsal im Bereich des tastbaren Soft spot etwa 2 cm medial und kaudal der posterolateralen Akromionecke. Sie ist hier nur genügend manipulierbar, wenn genügend Abstand zum Akromion eingehalten wird. Zusätzliche Instrumente werden selten von dorsal, dann von dorsolateral eingebracht. Dies ist nur bei Kamerabenutzung möglich [3]. Der kraniale oder Nevaiser-Zugang ermöglicht eine gute Übersicht über die kranialen Kopfanteile und den vorderen Limbus. Optik bzw. Instrumente werden aus dem Dreieck zwischen Spina scapulae, Klavikula und Akromion etwas nach lateral und dorsal unter Vermeidung des N. suprascapularis eingebracht. Wir tun dies nur unter visueller Kontrolle von intraartikulär her. Bedenken wegen der Rotatorenmanschette brauchen nicht zu bestehen, da nur der Muskelbauch des Supraspinatus perforiert wird. Freie Gelenkkörper sind auf diesem Weg sicherlich nicht zu entfernen. Die Ausnutzung dieses Portals, das wir auch für Staplingoperationen zunehmend benutzen, vermeidet Instrumentenkollision im ventralen Portal.

V. Bühren und H. Seiler (Hrsg.)
Hefte zur Unfallheilkunde, Heft 199
© Springer-Verlag Berlin Heidelberg 1988

Vordere Portale befinden sich auf einer Linie zwischen Korakoidspitze und Akromionvorder- bzw. -unterkante und nie medial oder kaudal davon. Die Eintrittsstelle liegt unmittelbar unterhalb des Lig. coracoacromiale, was für die Technik der endoskopischen Banddurchtrennung von Bedeutung ist, und medial bzw. lateral der Bizepssehne im Bereich zweier Kapselverdünnungen. Spezielle Techniken lassen dabei instrumentelle Sehnenperforationen vermeiden. Der in sehr variablem Abstand zur Korakoidspitze schräg nach lateral distal kreuzende N. musculocutaneus bzw. der in etwa 5 cm Abstand kokardenförmig von dorsal her um das Gelenk verlaufende N. axillaris sind besondere Gefahrenpunkte bei der Multipleportal-Technik.

Wir benutzen praktisch ausschließlich 5-mm-Arthroskope und aus Gewohnheit Geradeausoptiken. Das Instrumentarium entspricht dem für die Kniegelenkendoskopie. Der Tasthaken ist besonders wichtig. Motorgetriebene Instrumente, wie die langsam laufenden Synovektomie- und Kapselshaver und Geräte zur Abrasionsarthroplastik mit Fräsköpfen sind insbesondere bei der endoskopischen Limbusrefixation unverzichtbar.

Mit den in Tabelle 1 dargestellten endoskopischen Operationen haben wir größere eigene Erfahrungen. Die operative Entwicklung ist inzwischen fortgeschritten. Es werden sowohl die glenohumeralen Bänder auto- bzw. heteroplastisch ersetzt, bei geeigneten Rotatorenmanschettenrissen erscheint eine Staplerefixation möglich.

Eine gute Technik sind arthroskopisches Debridement, Spülung und Drainage beim akuten und subakuten Schultergelenkempyem. Selbstverständlich können Probeexzisionen entnommen und lokalisierte Synovektomien durchgeführt werden. Verwachsungsstränge im Rahmen postoperativer Probleme, z. B. nach Rotatorenmanschettennaht, sind gute operative Indikationen. Bei der Entfernung freier Gelenkkörper muß die Haut im Bereich der Portals beim Durchtritt besonders gut nachgeschnitten werden, um das Fragment nicht in der Muskulatur zu verlieren.

Eine Pfannengrundfraktur mit scholligen Knorpelabhebungen, die präarthroskopisch nach der klinischen Symptomatik übrigens als vordere Subluxation imponierte, ist ein Beispiel für die Therapie von Knorpelschäden mit Shaver und Abrader. Wir folgen auch am Schultergelenk den therapeutischen Richtlinien von Johnson in Abhängigkeit von der Tiefe des Knorpelschadens [7]. Wünschenswert wäre eine Technik zur endoskopischen Hebung der Hill-Sachs-Impressionen, die jedoch bisher noch nicht zur Verfügung steht.

Tabelle 1. Etablierte endoskopische Operationen am Glenohumeralgelenk

Synovia	Probeexzision, lokalisierte Synovektomie
Kapselnarben	Durchtrennung
Limbus, Ligg. glenohumeralia	Resektion, Reinsertion bzw. Refixation
Bizepssehne	Resektion freier Fragmente
Cuff	Randdebridement, subakromiale Entlastung durch den Cuffdefekt
Freie Körper, lockere Implantate	Entfernung
Pfannenfrakturen, Hill-Sachs-Impression	Abrasionsarthroplastik
Akuter Infekt	Spülung
Frozen shoulder	Distension

Sowohl bei inkompletten Rißformen der Rotatorenmanschette, die ja häufig an der Unter-fläche beginnen, als auch bei der kompletten Ruptur des typischen älteren Patienten, bei dem keine Rekonstruktion geplant ist, scheint das maschinelle Débridement der Nekrosen als zu-sätzliche bzw. alleinige Maßnahme sinnvoll. Andrews et al. berichten von Teilrupturen bei Hochleistungssportlern gute Ergebnisse in 85% mit Wiederherstellung der Sportfähigkeit, ohne daß gleichzeitig eine subakromiale Entlastungsoperation erfolgte [2].

Die Arthroskopie vermag auch gegenüber Arthrographie und Sonographie v. a. exakt Loka-lisation und Größe einer Rotatorenmanschettenruptur zu definieren, ganz abgesehen davon, daß sich häufig gleichzeitig ein Limbusproblem findet [9]. Bei großen Rissen können sowohl die Abrasion des Akromions als auch die Durchtrennung des Lig. coracoacromiale endosko-pisch durch die Ruptur kontrolliert werden.

Beim chronischen Impingementsyndrom ist wegen erheblicher Fibrosierung der Bursa eine Endoskopie dieses Hohlraumes als Bursoskopie möglich, oder er kann relativ einfach durch wischende Bewegung mit dem Arthroskop geschaffen werden. Mit der deshalb möglichen rein endoskopischen Operation mit Durchtrennung des Lig. coracoacromiale und der Resek-tion der Akromionunterfläche, entsprechend der Operation nach Neer in der offenen Technik, haben wir bisher jedoch keine eigene Erfahrung. Bei der Technik von Ellmann liegen die Optik posterolateral und der Einfluß im typischen dorsalen Portal [4]. Zunächst werden mit Kanülen der vordere und hintere Ansatz des Lig. coracoacromiale am Akromion markiert. Wegen der regelmäßig benachbarten A. subscapularis mit resultierenden Blutun-gen kann das Band selbst nur mit Elektroinstrumenten durchtrennt werden. Dazu ist ein Um-wechseln auf ionenfreie Flüssigkeit notwendig. Für die vordere Akromionplastik muß zu-nächst die verdickte Synovia mit der Kürette entfernt werden, danach erfolgt das Auffräsen mit dem Arthroburr um etwa 2 cm nach dorsal und mehr nach lateral, ganz im Sinne der offenen Operation. Die endoskopische Technik umgeht die insbesondere beim Sportler kriti-sche unvermeidbare Deltoideusablösung, die ein Mitgrund für die häufige Sportaufgabe nach offener Dekompression gerade in diesem Patientenkreis ist.

Ihre faszinierendsten Aspekte hat die operative Endoskopie am Labrum glenoidale. Nur in ausgewählten Fällen ist die limitierte Limbusresektion erlaubt. Nach den Untersuchungen von Habermeyer et al. [6] ist die lange Bizepssehne in 80% zumindest teilweise nicht am Knochen, sondern an den posterokranialen Anteilen des Labrum glenoidale fixiert. Insbeson-dere beim Abbremsen von Wurfbewegungen [1], die gerade über diese Sehne erfolgen, treten deswegen gelegentliche lokalisierte kraniale Limbusausrisse ohne Beteiligung des Lig. glenohumerale inferius und damit Glenohumeralgelenkinstabilität auf. Der Befund ent-spricht dann häufig einem Meniskuslappenriß mit entsprechender klinischer Symptomatik. Hier kann die Limbusteilresektion, z. B. mit Facettenmesser und Faßzange, parallel in vorde-ren Portalen eingeführt, erfolgen. Das Resektat beweist dann im Gegensatz zur gängigen Lehrmeinung, daß durchaus eine Durchblutung im Labrumbereich vorhanden ist.

Nach den Untersuchungen von Turkel et al. ist die Insuffizienz v. a. des Lig. glenohumerale inferius entscheidend für die Entstehung einer vorderen Schulterinstabilität [13]. Dem Limbus glenoidalis kommt keine Brems-, sondern eine Ansatzfunktion der glenohumeralen Bänder an der Gelenkpfanne zu. Situationsabhängig können deswegen bei der Staplingope-ration entweder der gut ausgebildete Rand des Lig. glenohumerale inferius oder der Limbus selbst mitgefaßt und unter Straffung nach medial und kranial an den Skapulahals fixiert werden. Die wegen der Härte an dieser Stelle hochbeanspruchten Staples [7] – einer reicht häufig – sind inzwischen auch von einer deutschen Firma zu wesentlich günstigerem Preis lieferbar. Auch ist das Originaleinschlaginstrumentarium von Johnson zu flexibel. Wir benutzen eine steifere, wenn auch voluminösere Modifikation.

Im Prinzip handelt es sich um die endoskopische Modifikation der bereits vor 80 Jahren von Perthes angegebenen und als Johannesburg-Staplingoperation von Du Toit praktizierten offenen Operation bei Limbusabriß. Sie ist sowohl für vordere Subluxationen als auch rezidivierende posttraumatische Luxationen – die ja jeweils praktisch immer eine Limbusablösung bzw. -lockerung aufweisen – geeignet, aber auch für habituelle mit substantieller Bandschädigung. Im letzteren Falle müssen die glenohumeralen Bänder direkt gestrafft werden. Auch nach eigener Erfahrung kann tatsächlich in dieser Situation darüber hinaus das direkte Anstaplen des Oberrandes der Subscapularissehne in leichter Außenrotation an den vorderen Skapulahals auf Dauer effektiv sein [7]. Die einfachste und beste Indikation hat das Stapling wegen der bis zu 80% betragenden Reluxationsquote prophylaktisch nach erstmaliger vorderer Schulterluxation am jugendlichen Patienten. Nicht geeignet sind multidirektionale Instabilitäten und große knöcherne Bankart-Defekte.

Die Staples werden über eine Führungshülse durch das ventrale Portal eingebracht. Insbesondere zur Verbesserung der Übersicht muß zunächst mit dem Synovektomieshaver eine Glättung der vorderen Limbusregion und abgerissener Knorpellefzen an der Gelenkfläche erfolgen. Ein wesentlicher und u. E. entscheidender Operationsschritt ist die ausgedehnte Anfrischung des ventralen Skapulahalses mit der Fräse, zumindest bei veralteten Instabilitäten. Zur besseren Kontrolle ist beim dorsalen Arthroskopportal dazu eine Winkeloptik erforderlich. Auf diesen Operationsschritt kann nur bei frischen Limbusabrissen verzichtet werden, er erleichtert auch wesentlich das Einbringen der Krampen. Im typischen Falle wird bei gut ausgebildetem Oberrand des Lig. glenohumerale inferius an seinem Übergang zum an der Facies glenoidalis abgelösten Limbus ein einziger Staple plaziert, der im beschriebenen Dreieck guten Halt findet. Beim Eintreiben des Staples mit dem Hammer muß die dreidimensionale Krümmung des Knochens berücksichtigt werden. Vordere Subluxationen, bei denen sich häufig nur eine mit dem Tasthaken eingängige Lockerung des Limbus an der Gelenkfläche findet, können einfach durch Anstaplen des Lig. glenohumerale inferius hinter dem belassenen Limbus therapiert werden. Wir benutzen in dieser Situation immer 2 Staples. Die schwierigste Ausgangssituation bildet eine substantielle Lockerung der glenohumeralen Bänder bei erhaltener Kontinuität auch des Limbus glenoidalis. Hier wird von Johnson [7] die weitgehende Resektion des Limbus, die Ablösung der Ligamente und die Refixation nach kranial und zentral gefordert. Zweifellos ist in dieser Situation jedoch die Alternative der offenen Rekonstruktion zu überlegen.

Generell wird in der Phase der Refixation der Arm in Adduktion und Innenrotation gebracht. Unverzichtbar ist eine in Abhängigkeit von der erzielten Stabilität 3 – 4 Wochen betragende postoperative Ruhigstellung im Gillchrist-Verband. Eine Stapleentfernung führten wir nicht routinemäßig durch.

Mahnende Worte sind abschließend im Hinblick auf diese nicht einfachen Techniken angebracht. Generell ist eine umfassende und exakte nichtinvasive Diagnostik präarthroskopisch unverzichtbar. Die Gesamtkomplikationsquote bei unseren ersten 148 Arthroskopien, davon 3/4 operativ, beträgt immerhin 5% und liegt damit deutlich über der Kniegelenkarthroskopie [12]. Fast regelmäßig auftretende postoperative Schwellungszustände oder Stapleverbiegungen sind hier noch nicht eingeschlossen. Auch werden in einer Serie nach Limbusstapling Rezidivquoten von 24% beschrieben [10]. Dies ist jedoch sicherlich eine Frage von Technik und Indikation.

Literatur

1. Andrews JR, Carson WG, Mc Leod WD (1985 a) Glenoid labrum tears related to the long head of the biceps. Am J Sports Med 13: 337 – 340
2. Andrews JR, Broussard TS, Carson WG (1985 b) Arthroscopy of the shoulder in the management of partial tears of the rotator cuff. Arthroscopy 1: 117 – 122
3. Caspari RB, Whipple TL, Meyers JF (1984) Shoulder arthroscopy. In: Grana WA (ed) Techniques in orthopaedics: Uptake in arthroscopic techniques. Arnold, London, p 87 – 98
4. Ellmann H (1983) Arthroscopic subacromial decompression. Orthop Trans 9: 48 – 50
5. Gross RM, Fitzgibbows TC (1985) Shoulder arthroscopy: a modified approach. Arthroscopy 1: 156 – 159
6. Habermeyer P, Kaiser E, Knappe M, Kreuzer T, Wiedemann E (1987) Zur funktionellen Anatomie und Biomechanik der langen Bicepssehne. Unfallchirurg 90: 319 – 329
7. Johnson LL (1986) Arthroscopic Surgery. Mosby, St. Louis Toronto Princeton
8. Klein AH, France JC, Mutschler TA, Fu FH (1987) Measurement of brachial plexus strain in arthroscopy of the shoulder. Arthroscopy 3: 45 – 52
9. Lilleby H (1986) Der Wert der Arthroskopie bei Ruptur der Rotatorenmanschette. Hefte Unfallheilkd 180: 27 – 31
10. Matthews LS, Helfet DL, Spearman J, Oweida S (1986) Arthroscopic staple capsulorrhaphy for anterior instability of the shoulder. Arthroscopy 2: 116
11. Seiler H, Neumann K, Muhr G (1984) Die Arthroskopie des Schultergelenkes. Unfallheilkunde 87: 73 – 77
12. Small NC (1986) Complications in arthroscopy: The knee and other joints. Arthroscopy 2: 253 – 258
13. Turkel SJ, Panio MW, Marshall JL, Girgis FG (1981) Stabilizing mechanisms preventing anterior dislocation of the glenohumeral joint. J Bone Joint Surg [Am] 65: 1208 – 1217

Stellenwert der Arthroskopie des Schultergelenks

P. Lobenhoffer und W. Berner

Unfallchirurgische Klinik der Medizinischen Hochschule Hannover, Konstanty-Gutschowstraße 8, D-3000 Hannover 6

Diagnostik und Therapie von Verletzungen und degenerativen Erkrankungen der Schulter haben sich sprunghaft entwickelt. Dem behandelnden Arzt steht heute eine breite Palette von Untersuchungs- und Behandlungsverfahren zur Verfügung, aus der er eine verantwortungsbewußte Auswahl zu treffen hat. Wir versuchen hier, die Bedeutung der Schulterarthroskopie als einem dieser neuen Verfahren zum heutigen Zeitpunkt zu bewerten.

Diagnostische Verfahren

Knöcherne Läsionen

Hinsichtlich der Beurteilung knöcherner Läsionen der Schulter ist mit einer exakten Einstelltechnik der konventionellen Röntgenuntersuchung i. allg. eine ausreichende Treffsicherheit zu erzielen. Wir verwenden die von Rockwood angegebenen Techniken, die eine überlagerungsfreie Projektion erlauben [6].

V. Bühren und H. Seiler (Hrsg.)
Hefte zur Unfallheilkunde, Heft 199
© Springer-Verlag Berlin Heidelberg 1988

18

Weichteilläsionen

Diagnostische Probleme ergeben sich eher hinsichtlich von Weichteilverletzungen und -erkrankungen der Schulter. Hier stellt sich nun die Frage, ob die Arthroskopie eine diagnostische Lücke schließt.

Klinische Untersuchung

Zunächst muß die klinische Untersuchung der Schulter beherrscht werden. Sie ist in ihrer Schwierigkeit der Untersuchung des Kniegelenks vergleichbar. Ganz wie wir dies vom Knie kennen, wird die Indikation zu invasiver Diagnostik oft gestellt, ohne daß die Schulterschubladen, der „painful arc" oder die typischen Schmerzpunkte klinisch getestet wurden. Überraschend ist immer wieder, wie häufig ein so einfaches und zuverlässiges diagnostisches Mittel wie der Impingementtest von Neer unterlassen wird [4].

Sonographie

Wesentliche diagnostische Fortschritte hat für uns die Sonographie der Schulter erbracht. Ihre Hauptanwendung liegt in der Diagnostik der akut verletzten oder degenerativ veränderten Rotatorenmanschette. Weiter können die Synovia sowie extraartikuläre Strukturen beurteilt werden. Es sind eine dynamische Beurteilung sowie der Seitenvergleich möglich. Ein wesentlicher Vorteil ist, daß auch degenerative Veränderungen innerhalb des äußerlich intakten Gewebes erkannt werden. Seit der Etablierung der Sonographie haben wir in unserer Klinik keine Arthrographien mehr veranlaßt.

Computertomographie

Die Computertomographie kann zunächst zur Beurteilung der knöchernen Strukturen der Schulter dienen. Neben der Darstellung von Frakturen insbesondere im Glenoidbereich ist die Beurteilung der Kongruenz des Gelenks und der Kippung der Gelenkpfanne bei habitueller Luxation möglich. Hill-Sachs-Läsionen stellen sich ebenfalls dar. Insuffliert man Luft und Kontrastmittel, lassen sich durch den Beschlag die Gelenkkapsel sowie das Labrum glenoidale sehr gut darstellen (Pneumoarthrocomputertomographie).

Kernspintomographie

Als weiteres nichtinvasives Verfahren mit hoher Aussagekraft hinsichtlich der Weichteile gewinnt heute die Kernspintomographie an Bedeutung. Dies trifft nach unserer Erfahrung derzeit insbesondere auf die Rotatorenmanschette zu. Die Möglichkeiten sind jedoch noch nicht ausgeschöpft, die Abbildungsqualität der Weichteile ist so hoch, daß sich auch intraartikuläre Läsionen darstellen lassen werden (Abb. 1).

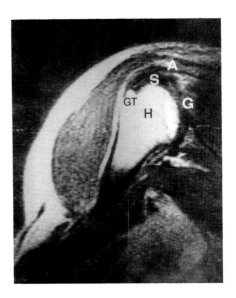

Abb. 1. Kernspintomographie der Schulter.
A = Akromion, *G* = Glenoid, *GT* = Tuberculum
majus, *H* = Humerus, *S* = Supraspinatussehne

Arthrographie

Die Arthrographie ist gleichfalls in der Lage, komplette Rotatorenmanschettendefekte darzustellen, ebenso können partielle Einrisse an der Cuffunterfläche sowie intraartikuläre Bizeps-
sehnenrisse erkannt werden. Sie ist in der Hand des Geübten weiterhin ein aussagefähiges
valides Verfahren, wenngleich mit einem Kontrastmittel- und Infektrisiko behaftet.

Diagnostische Prioritäten

Hinsichtlich häufiger Diagnosen zusammengefaßt, erscheint uns für eine rationelle Diagnostik des Impingementsyndroms die klinische Untersuchung einschließlich Impingementtest
und ggf. sonographische Beurteilung der Rotatorenmanschette ausreichend.

Chronische Schulterinstabilitäten werden durch klinische Untersuchung beurteilt. Die Hill-
Sachs-Läsion kann röntgenologisch nachgewiesen werden.

Unklare Reizzustände und Synovitiden können sonographisch sowie mittels Kernspin abgeklärt werden. Die Feinnadelpunktion unter sonographischer Kontrolle erlaubt eine zytolo-
gische Beurteilung.

Für alle diese Krankheitsbilder erscheint uns die Arthroskopie daher nicht geeignet oder
nicht adäquat.

Indikationen der diagnostischen Schulterarthroskopie

Traumatische Erstluxation

Die diagnostische Bedeutung der Schulterarthroskopie liegt zunächst in der Beurteilung der
traumatischen Schulterluxation mit Hämarthros, insbesondere beim jüngeren Patienten.

Findet sich keine Fraktur als Ursache der Blutung und Indikation für eine offene Revision, sollte eine Arthroskopie erfolgen. Sie erlaubt die Entfernung des Hämarthros, ein Débridement von Synovialläsionen, eine genaue Diagnostik hinsichtlich Verletzungen des Labrum glenoidale und ggf. eine unverzügliche operative Versorgung.

Verdacht auf freien oder gestielten Gelenkkörper

Als weitere Indikation kann der unklare Schulterschmerz mit Verdacht auf weichteiligen Gelenkskörper oder Labrumeinklemmung genannt werden, sofern durch die aufgeführten diagnostischen Verfahren keine Diagnose zu stellen ist (Abb. 2).

Wesentlicher Vorteil ist in beiden Fällen, daß mit der Arthroskopie vom Ansatz her auch eine operative Therapie möglich ist.

Damit stellt sich die Frage, welche operativen Maßnahmen durchgeführt werden können und welche Vorteile die arthroskopischen Maßnahmen dem Patienten zum heutigen Zeitpunkt bringen.

Operative Schulterarthroskopie

Freie Gelenkkörper

Diese sind arthroskopisch gut zu erfassen und zu extrahieren. Auf Grund des geringen Operationstraumas ist hier die arthroskopische Therapie eindeutig indiziert und im Vorteil.

Synovitis

Ebenso wie am Kniegelenk ist eine arthroskopische Synovektomie an der Schulter bei Infekt oder rheumatoider Arthritis möglich [5]. Vorteilhaft ist das geringere Operationstrauma, als Nachteil ist die eingeschränkte Hämostase zu nennen.

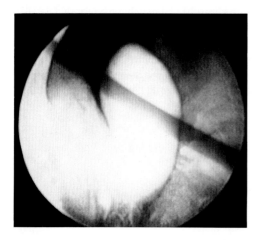

Abb. 2. Gelenkkörper im ventralen Anteil des Schultergelenks

Schulterinstabilität

Die Indikation zur arthroskopischen Therapie der Schulterinstabilität muß nach dem Ausmaß der Instabilität abgestuft gestellt werden.

Chronisch rezidivierende Subluxation

Patienten mit chronisch rezidivierenden Subluxationen klagen häufig über chronische Schmerzen im Bereich der Schulter, ohne daß die Instabilität im Vordergrund steht oder regelrechte Luxationen auftreten. Die Arthroskopie dient in Verbindung mit der Narkoseuntersuchung dazu, das Ausmaß der Instabilität und die Verhältnisse in der anteroinferioren Gelenkecke festzustellen. Es finden sich häufig degenerative Läsionen des Labrums, die zu Gelenkeinklemmungen führen können [3]. Besteht nun nur eine mäßige Instabilität, kann die Labrumresektion in Verbindung mit einer Muskelkräftigung zu einem günstigen funktionellen Ergebnis führen (Abb. 3).

Findet sich bei der Arthroskopie eine Kapsel- und Labrumablösung vom Glenoid als Ursache, so erscheint uns angesichts des begrenzten Befundes die arthroskopisch durchgeführte Bankart-Operation eine zukünftig bedenkenswerte Alternative [1].

Traumatische Erstluxation

Die traumatische Erstluxation der Schulter als Indikation zur Arthroskopie wurde bereits angesprochen. Besteht ein Hämarthros und findet sich keine knöcherne Läsion, die versorgungsbedürftig ist, führen wir eine Arthroskopie durch. Angesichts der hohen Rezidivquote insbesondere beim jungen Menschen ist eine Rekonstruktion von Bankart-Läsionen erforderlich. Wir führen sie offen durch, da die konventionelle Operationstechnik uns z. Z. geeigneter erscheint, die anteroinferiore Gelenkecke exakt darzustellen und zu versorgen. Möglicherweise ist hier jedoch langfristig gleichfalls die arthroskopische Bankart-Operation indiziert.

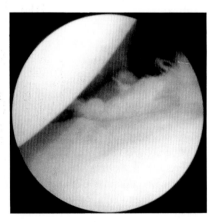

Abb. 3. Randabriß des Labrum glenoidale im ventralen Anteil

Rezidivierende vordere Schulterluxation

Die Pathomorphologie der chronisch rezidivierenden vorderen Schulterluxation ist mittlerweile gut bekannt:
- Ablösungen des Labrums und der ventralen Gelenkkapsel vom Gelenkrand,
- Aufweitungen und Ausdünnungen der Gelenkkapsel, evtl. auch der Subscapularissehne,
- Dysplasie des Glenoids oder eine Abrundung des Glenoidrandes durch rezidivierende Luxationen,
- Impressionsfrakturen des dorsokranialen Kopfsegments des Humerus.

Diese Läsionen bestehen i. allg. kombiniert in wechselnder Ausprägung. Die adäquate operative Therapie muß daher alle diese pathologischen Befunde berücksichtigen, sofern ein anatomisch wiederhergestelltes funktionell freies Gelenk resultieren soll. Ein Blick in die Literatur zeigt, daß ein Teil der Operationsverfahren zwar eine sehr geringe Rezidivrate von 3 – 5% aufweist, jedoch auf Kosten der erheblich eingeschränkten Außenrotation [2]. Operationen mit anatomischem Anspruch wie die nach Bankart wiesen dann Mißerfolge auf, wenn noch weitere wesentliche Läsionen unbehandelt verblieben [7]. Dies ist der Grund, weshalb uns zur operativen Dysplasiebehandlung das Verfahren von Rockwood am geeignetsten erscheint, wobei der anteriore und inferiore Gelenkbereich freigelegt und schrittweise rekonstruiert wird [6]. Damit kann auch der Tatsache Rechnung getragen werden, daß häufig multidirektionale Instabilitätskomponenten bestehen. Die Operationstechnik wird den jeweils vorliegenden Läsionen angepaßt, es ist eine völlig gipsfreie Nachbehandlung möglich, die einen freien Gebrauch des Armes nach 6 Wochen ermöglicht.

Die arthroskopische Staplingtechnik behandelt mittels Raffung der anteroinferioren Kapsel eine einzelne Komponente dieser komplexen Pathologie. Die mittelfristigen Ergebnisse werden zeigen, ob die funktionellen Resultate und die Reluxationsrate dieses Verfahren etablieren werden. Zur Zeit muß es noch dem Stadium der klinischen Prüfung zugerechnet werden. Unsere operative Erfahrung zeigt uns, daß eine Kapselrekonstruktion gerade im anteroinferioren Gelenkabschnitt nur nach sicherer Lokalisation des N. axillaris möglich ist. Dies ist sicher eine erhebliche Komplikationsmöglichkeit der arthroskopischen Technik. Daneben ist es weiterhin in einem Teil der Fälle nötig, eine knöcherne Augmentationsplastik des ventralen Pfannenrandes durchzuführen, um eine ausreichende Stabilität zu erreichen (Abb. 4).

Impingementsyndrom

Die Pathophysiologie dieses Krankheitsbildes ist etabliert: Relative Einengung des subakromialen Raums durch subakromiale Osteophytenbildung, Bursitis subacromialis sowie Degeneration der Rotatorenmanschette und der langen Bizepssehne.

Entsprechend muß jede effektive Therapie diese Läsionen berücksichtigen. Wir haben mittlerweile das Verfahren von Neer [4] an über 100 Patienten durchgeführt, wobei die Details der Technik (Lagerung, Zugang, Osteotomie) von großer Bedeutung für den kurz- oder langfristigen Verlauf sind. Die Operationstechnik ist relativ leicht erlernbar, das Operationstrauma gering. Das Verfahren ist für den Geübten in unter 1 h mit einer 5 cm langen Hautinzision durchführbar. Die Nachbehandlung erfolgt frühfunktionell, allerdings muß aufgrund der Deltoideusablösung bis zum vollen Gebrauch des Armes 6 Wochen gewartet werden.

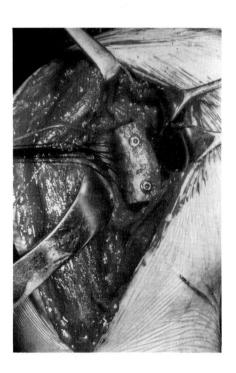

Abb. 4. Knochenspanapposition am ventrokaudalen Glenoidrand

Dies erscheint uns das wesentliche Argument für eine arthroskopische Technik: Gelingt es, die Operation in gleicher Weise arthroskopisch auszuführen, so entfällt die Ablösung des M. deltoideus und die damit verbundene postoperative Schonung des Muskels bis zur Anheilung.

Wir sehen hier jedoch 2 wesentliche Probleme:
- Gelingt es, in dem anatomisch nicht präformierten Hohlraum der Bursa subacromialis eine gründliche Bursektomie und – noch wesentlicher – eine suffiziente Akromioplastik auszuführen?
- Ist eine Resektion des Lig. coracoacromiale möglich unter suffizienter Blutstillung der Begleitarterie?

Eine alleinige Inzision führt häufig über die Vernarbung zu einem Rezidiv.

Mit der jetzigen Technik erscheinen uns diese Voraussetzungen nicht gegeben, so daß wir die offene Technik bevorzugen. Möglicherweise ist jedoch mit Verbesserung von Technik und Material eine arthroskopische Methode zukünftig aussichtsreich.

Rotatorenmanschettenruptur

Der gleiche Gedankengang bezüglich der Ablösung des M. deltoideus gilt auch für Läsionen der Rotatorenmanschette. Eine operative Versorgung ohne Lösen des Deltoideus würde eine beschleunigte Rehabilitation ermöglichen. Allerdings gelingt eine Naht der frisch rupturierten Sehne bislang nur vereinzelt arthoskopisch, degenerative Läsionen sind mit einem Impingement verbunden und sollten im Rahmen der Gesamtpathologie wie bereits angeführt behandelt werden.

24

Bizepssehnenruptur

Frische Rupturen der Bizepssehne im intraartikulären Verlauf können arthroskopisch durch Resektion der intraartikulären Sehnenstümpfe therapiert werden.

Bei degenerativen Rupturen im Rahmen des Impingements sollte eine Refixation des distalen Stumpfes im Sulcus oder im proximalen Schaftbereich durchgeführt werden, was allerdings eine Freilegung erfordert.

Zusammenfassung

Zusammenfassend sehen wir zur Zeit nach unserer klinischen Erfahrung eine Indikation für die diagnostische Schulterarthroskopie bei:
- Hämarthros nach Schulterluxation,
- Verdacht auf freien Gelenkkörper oder symptomatischem Labrumriß.

Therapeutisch kann die Schulterarthroskopie eingesetzt werden bei:
- freien Gelenkkörpern und Labrumablösungen mit Einklemmung,
- Synovialitis und Gelenkempyem zur Spülung und evtl. Teilsynovektomie,
- chronischer Subluxation zur Labrumresektion, evtl. auch Refixation,
- Bizepssehnenrupturen zur arthroskopischen Resektion der Sehnenstümpfe.

Beim Impingementsyndrom und der chronischen Schulterinstabilität erscheint uns aus den dargelegten Gründen das offene Vorgehen zur Zeit sinnvoller.

Selbstverständlich wird die Entwicklung fortschreiten, und mit verbesserter Technik kann sich die Gewichtung im operativen Bereich durchaus zugunsten der Arthroskopie verschieben.

Literatur

1. Glötzer W, Benedetto KP, Künzel KH, Gaber O (1987) Technik der arthroskopischen Limbusrefixation. In: Hofer H, Glinz W (Hrsg) Arthroskopie der Schulter. Enke, Stuttgart, S 63
2. Jäger M, Wirth CJ (1978) Kapselbandläsionen. Thieme, Stuttgart, S 87
3. McGlynn FJ, Caspari RB (1984) Arthroscopic findings in the subluxing shoulder. Clin Orthop 183: 173–178
4. Neer CS (1983) Impingement lesions. Clin Orthop 173: 70–77
5. Ogilvie-Harris DJ, Wiley AM (1986) Arthroscopic surgery of the shoulder. J Bone Joint Surg [Br] 68: 201
6. Rockwood CA jr (1984) Subluxations und dislocations around the shoulder. In: Rockwood CA Jr, Green DP (eds) Fractures in adults, 2nd edn. Lippincott, Philadelphia, pp 722–985
7. Rowe CR, Zarins B, Ciullo J v (1984) Recurrent anterior dislocation of the shoulder after surgical repair. J Bone Joint Surg [Am] 66: 150–168

II. Meniskus

Arthroskopische Meniskusdiagnostik

K. Neumann und W. Knopp

Chirurgische Universitätsklinik, Berufsgenossenschaftliche Krankenanstalten „Bergmannsheil"
Bochum (Direktor: Prof. Dr. med. G. Muhr), Gilsingstr. 14, D-4630 Bochum 1

Das Problem des Meniskusschadens ist die Diagnostik [1, 2]. Die Treffsicherheit der klinischen Meniskusdiagnose kann bei erfahrenen Untersuchern bis zu 93% betragen [18]. Eine größere Sicherheit brachte die Arthrographie, die jedoch entscheidend von Technik und Erfahrung des Untersuchers abhängt. Erst durch die Arthroskopie wurde die diagnostische Treffsicherheit intraartikulärer Läsionen des Kniegelenkes auf bis zu 98% verbessert [3, 4, 7, 15]. Die Gelenkspiegelung erlaubt dem Chirurgen nicht nur, Meniskusläsionen unter direkter Inspektion zu lokalisieren und zu definieren, sondern resultiert auch in der Vermeidung unnötiger Probearthrotomien.

Ein standardisiertes Vorgehen gestattet einen weitgehenden Überblick über den Knieinnenraum und erlaubt damit die Diagnose unter Sicht. Hier liegt auch das Problem des Verfahrens. Unkritischer Einsatz der Arthroskopie führt zum Verlust klinisch-diagnostischer Fähigkeiten. Ein logisch-analytischer Schluß kann nicht gezogen werden, wenn das Knie nur besichtigt und nicht läsionsspezifisch untersucht wird. Friedman et al. [6] geben bereits eine Rearthroskopierate von 4,6% an. Davon zeigten über 2/3 nach wiederholter Arthroskopie eine Befundbesserung. Zudem ist die Arthroskopie eine invasive Methode mit ihrer eigenen – wenn auch geringen – Komplikationsrate von 2,4% [17] bis 8,2% [14]. Also muß jeder Patient einer sorgfältigen klinischen Untersuchung einschließlich Anamnese, Meniskustest und Standardröntgen unterzogen werden, bevor irgendwelche invasive Methoden angewandt werden.

Die Indikation zur diagnostischen Arthroskopie sehen wir unter folgenden Bedingungen:
– Hämarthros unklarer Genese, wenn klinische und radiologische Untersuchungen keinen Aufschluß geben;
– chronisch rezidivierende Ergüsse („Reizknie");
– Verdacht auf Meniskusläsion;
– vor Korrektureingriffen in Gelenknähe zur Beurteilung von Meniskus- und Knorpelstrukturen;
– besondere diagnostische Fragestellung (z. B. Gutachten).

Die Arthroskopie des Kniegelenkes wird in lokaler, regionaler oder allgemeiner Anästhesie unter Operationsbedingungen vorgenommen. Ein Beinhalter (Abb. 1) ermöglicht die ermüdungsfreie Stabilisierung des Kniegelenks unter Neutralposition sowie im Varus- und Valgusstreß bei verschiedenen Flexionen (Abb. 2). Zum Instrumentarium gehören die 4-mm-

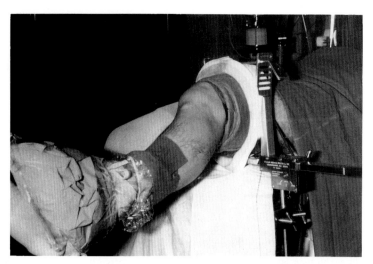

Abb. 1. Beinhalter mit sicherer Fixierung des Oberschenkels, um unter konstanten Bedingungen einen bestimmten Gelenkabschnitt zu inspizieren

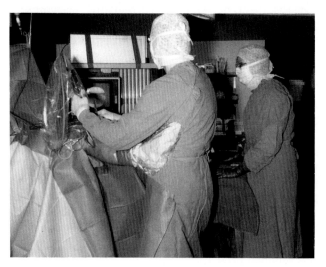

Abb. 2. Ermüdungsfreie Stabilisierung des Kniegelenks, hier unter Valgusstreß für das mediale Kompartiment

25°-Optik mit Lichtquelle. Gelegentlich kann die 70°-Winkeloptik zur gezielten Beurteilung von Läsionen am Hinterhorn oder bei luxierten Meniskusfragmenten hinter dem dorsalen Tibiakondylus nützlich sein. Zur Standardausrüstung gehören auch Tastnadeln zur Festlegung des Portals für das weitere Instrumentarium sowie der Tasthaken als Ersatz für die direkte digitale Palpation (Abb. 3).

Die Dokumentation erfolgt mittels Fotoapparat und/oder Videoausrüstung.

Die Distension des Gelenkbinnenraumes kann mittels Gasinsufflation und Ringer- oder Mannit-Sorbit-Lösungen erfolgen. Vorteile der Gasfüllung sind die gute Sicht und die Ab-

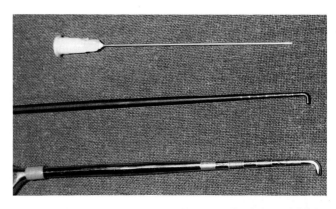

Abb. 3. Tastnadel zur Festlegung des Portals für weiteres Instrumentarium sowie Tasthaken mit Maßangaben

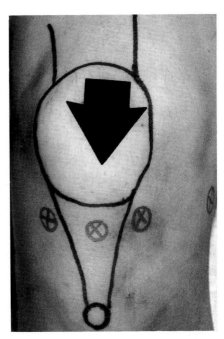

Abb. 4. Arthroskopische Zugangswege für die Meniskusdiagnostik

bildung nahezu im Verhältnis 1 : 1 [7, 9, 16]. Dagegen kommt es beim arthroskopischen Operieren leicht zum Entweichen von Luft mit Beifallen der Weichteile. Zudem wurde ausschließlich nach Gaseinsatz über Komplikationen in der Arthroskopie, wie Gasembolie, Emphysem und Pneumoskrotum, berichtet. Das flüssige Medium bietet einen kontinuierlichen Spüleffekt, was für arthroskopische Operationen von besonderer Bedeutung ist [7, 13]. Nachteilig ist für den Unerfahrenen der Vergrößerungseffekt, durch den manche banale Befunde überinterpretiert werden können.

Am Kniegelenk bevorzugen wir den anterolateralen Zugang. Weitere Portale sind transligamentär für spezielle Fragen des hinteren Gelenkraumes, anteromedial bei gesonderter Beurteilung des lateralen Kompartimentes und posteromedial bei Problemen am Hinterhorn sowie hinterem Kreuzband (Abb. 4). Voraussetzung für einen posteromedialen Zugang sind die maximale Distension des Kniegelenkes, 90°-Flexion und Markierung der knöchernen Begrenzung für ein kontrolliertes Eingehen nach Kontrolle über eine Tastnadel (Abb. 5).

Die endoskopische Inspektion des Kniegelenks muß systematisch und reproduzierbar sein [3, 4, 5]. Nach anterolateraler Punktion des Kniegelenks ist bereits die Qualität des Gelenkergusses zu beurteilen. Unter videoskopischer Exploration werden sukzessive Recessus suprapatellaris, Patellofemoralgelenk, mediales Kompartiment, Fossa intercondylaris und laterales Kompartiment inspiziert. An den Kondylen ist besonders auf Schleifspuren und Kontusionen als mögliche indirekte Meniskuszeichen sowie degenerative Veränderungen zu achten [11]. Der Tasthaken sollte Bestandteil jeder explorativen Arthroskopie des Kniegelenks zur Prüfung der Festigkeit und Qualität von Meniskus, Kreuzbändern und Knorpel sein (Abb. 6). Dabei ist auf die Inspektion und Palpation der Ober- und Unterflächen beider Menisken zu achten, um das Ausmaß der Risse und die Position der mobilen Fragmente zu er-

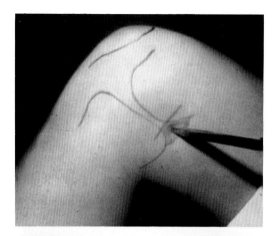

Abb. 5. Markierung der Begrenzungen für den posteromedialen Zugang unter 90°-Flexion

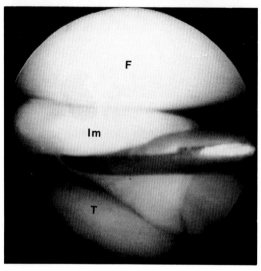

Abb. 6. Tasthaken mit eingeschlagenem Lappenriß. F = Femur, Im = Innenmeniskus, T = Tibia

fassen. Zusätzlich trainiert der Gebrauch des Tasthäkchens schon frühzeitig die Handhabung von Instrumenten für das spätere arthroskopische Operieren.

Wo sind am Meniskus Fehlinterpretationen möglich, und wie können sie aufgedeckt werden?

Das Hauptproblem bieten Längsrisse im Meniskus ohne Verschiebung, die von der Gelenkmitte und von kranial oft nicht erkennbar sind. Durch Rotation des Unterschenkels und Benutzung des Tasthakens können sie zum Klaffen gebracht werden (Abb. 7). Schollige Veränderungen oder mehrschichtige Rißbildungen sowie Horizontaleinrisse lassen sich suffizient häufig nur von der Unterfläche der Menisken einsehen (Abb. 8). Innenmeniskushinterhornrisse können oft nicht exakt dargestellt werden. Exzessive Fältelungen oder Wellenbildungen sind verdächtig auf einen im Hinterhorn abgerissenen Meniskus (Abb. 9). Eine besonde-

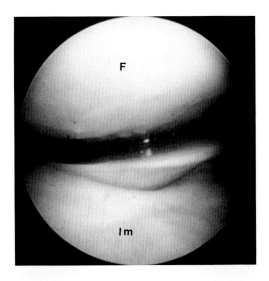

Abb. 7. Längsriß mit Übergang zum Korbhenkelriß am Innenmeniskus bei Außenrotation des Unterschenkel. F = Femur, Im = Innenmeniskus

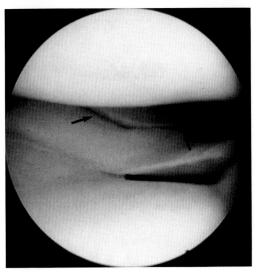

Abb. 8. Frischer Längsriß am Innenmeniskus

re Problematik bietet sich dann, wenn ein isoliertes Hinterhornfragment in den hinteren Gelenkraum eingeschlagen ist (Abb. 10). Hier ermöglicht der posteromediale Zugang mittels 70°-Optik die Ausschaltung dieses Hindernisses. Anlaß zu Rearthroskopien [6] ist häufig ein belassenes instabiles Hinterhorn (Abb. 11).

Stets müssen Kombinationsverletzungen bedacht werden. Bei 70% unserer vorderen Kreuzbandverletzungen fanden sich begleitende Meniskusläsionen [10]. Bei vertikalem Längsriß muß umgekehrt eine Ruptur des vorderen Kreuzbandes ausgeschlossen werden [4, 15] (Abb. 12). Bei primär negativ arthroskopischem Befund ist besonders auf die Kontralateralseite zu achten, da in durchschnittlich 5% beidseitige Meniskusläsionen vorliegen. Indirekte Meniskuszeichen wie Schleifspuren und Usuren am Gelenkknorpel, Hypermobilität und vermehrte Gefäßinjektionen bis Einblutungen der Kapselanhaftungsstelle sind in die

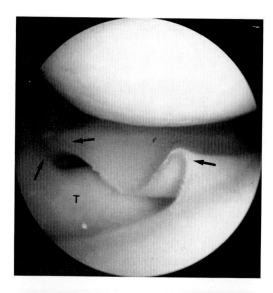

Abb. 9. Im Hinterhorn abgerissener Innenmeniskus mit exzessiver Fältelung und Hypermobilität. t = Tibia, Pfeile = Läsion

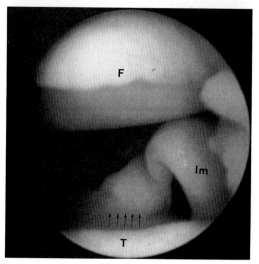

Abb. 10. Abgerissenes und eingeschlagenes Hinterhorn bei kombiniertem Korbhenkel-Lappen-Riß. F = Femur, Im = Innenmeniskus, T = Tibia, Pfeile = Läsion

diagnostischen Überlegungen miteinzubeziehen. Differentialdiagnostisch müssen Patella-subluxationen, Chondropathia patellae, freie Gelenkkörper sowie Plicasyndrome ausge-schlossen werden, da sie eine Meniskussymptomatik vortäuschen können.

Die diagnostische Arthroskopie von Meniskusläsionen ist nur so wertvoll wie die Fähigkeit des Chirurgen in der Ausübung dieser Technik und der Interpretation der Befunde. Innerhalb dieser Grenzen sind Irrtümer zu erwarten, die durch gute klinische Untersuchungen ein-schließlich Röntgenaufnahmen auf ein Minimum reduziert werden können. Als additive Methode in der Meniskuschirurgie dient die Arthroskopie der diagnostischen und prognosti-schen Aussage sowie der präoperativen Planung einschließlich der Verfahrenswahl.

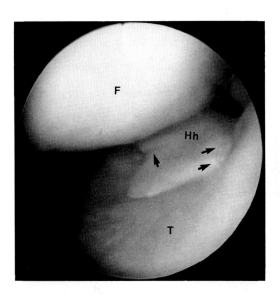

Abb. 11. Instabiles Hinterhornfragment nach partieller Innenmeniskektomie. f = Femur, *Hh* = Hinterhorn, *T* = Tibia, *Pfeile* = Läsion

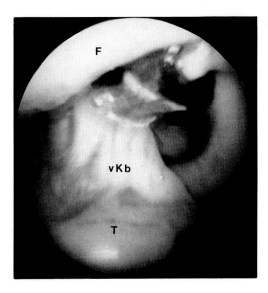

Abb. 12. Frische Ruptur des vorderen Kreuzbandes femoral. F = Femur, T = Tibia, vKB = vorderes Kreuzband

32

Literatur

1. Böhler L (1957) Die Technik der Knochenbruchbehandlung, Bd II/2. Maudrich, Wien Bonn Bern
2. Bürkle de la Camp H (1937) Über Meniskusschäden. Arch Orthop Unfallchir 37: 354
3. Casscells SW (1984) Arthroscopy: diagnostic and surgical practice. Lea & Fiebiger, Philadelphia
4. De Haven KE (1981) Diagnosis of acute knee injuries with hemarthrosis. Am J Sports Med 8: 9
5. Fahmy NRM, Williams EA, Noble J (1983) Meniscal pathology and osteoarthritis of the knee. J Bone Joint Surg [Br] 65: 24 – 28
6. Friedman MJ, John A, Gallick GS et al. (1987)Failed arthroscopic meniscectomy: Prognostic factors for repeat arthroscopic examination. Arthroscopy 3/2: 99 – 105
7. Glinz W (1979) Diagnostische Arthroskopien und arthroskopische Operationen am Kniegelenk. Huber, Bern Stuttgart Wien
8. Hansen FW (1978) Underside lesions of the meniscus. Acta Orthop Scand 49: 610
9. Henche HR (1978) Arthroskopie des Kniegelenkes. Springer, Berlin Heidelberg New York
10. Muhr G, Wagner M (1981) Kapsel-Band-Verletzungen des Kniegelenkes. Springer, Berlin Heidelberg New York
11. Noble J, Hamblen DL (1975) The pathology of the degenerate meniscus lesion. J Bone Joint Surg [Br] 57: 180
12. Read GO (1983) Local anaesthesia for diagnostic and operative arthroscopy of the knee. S Afr Med J 64: 471 – 472
13. Reagan BF, Mc Inerny VK (1983) Irrigating solutions for arthroscopy: metabolic study. J Bone Joint Surg [Am] 64: 629 – 631
14. Scheuer I (1982) Die Kniegelenkspiegelung – Technik, Indikation und Aussagefähigkeit. Therapiewoche 32: 239 – 274
15. Sherman OH, Fox JM, Snyder SJ, Del Pizzow, Friedman MJ, Ferkel RD, Lawley MJ (1986) Arthroscopy – „no-problem surgery". J Bone Joint Surg [Am] 68: 256 – 265
16. Schneider DA, Johnson LL (1977) Peripheral detachment of the meniscus: arthroscopic and clinical correlations. Orthop Rev 6: 55
17. Small NC (1986) Complications in arthroscopy: The knee and other joints. Arthroscopy 2/4: 253 – 258
18. Zippel H (1973) Meniskusverletzungen und -schäden. Barth, Leipzig

Technik der arthroskopischen Meniskusresektion

W. Glinz

Klinik für Unfallchirurgie, Universitätsspital Zürich, Rämistraße 100, CH-8091 Zürich

Konzept der partiellen Meniskektomie

Arthroskopische Operationen zeichnen sich durch eine außerordentlich geringe postoperative Morbidität aus. Dadurch sind kurze Hospitalisationszeiten möglich, und viele Eingriffe, auch solche am Meniskus, können ambulant durchgeführt werden. Der Hauptvorteil des arthroskopischen Vorgehens bei der Meniskusresektion liegt aber in der Möglichkeit der partiellen Meniskektomie [7, 11, 12, 13]. Es ist heute unbestritten, daß es wünschenswert ist, so viel Meniskussubstanz wie möglich zu erhalten. Andererseits muß aber auch ausreichend reseziert werden, so viel wie eben nötig. Erst die Arthroskopie mit dem besseren Einblick im

V. Bühren und H. Seiler (Hrsg.)
Hefte zur Unfallheilkunde, Heft 199
© Springer-Verlag Berlin Heidelberg 1988

Hinterhornbereich im Vergleich zur Arthrotomie hat die partielle Resektion generell ermöglicht.

Das Ziel ist, durch bogenförmige Resektion einen glatten, „stabilen" Resektionsrand zu erreichen, wobei im Restmeniskus keine Rißbildung mehr vorhanden sein darf. Der neu gebildete freie Rand darf keine Ecken aufweisen.

Allgemeine Prinzipien, Operationstaktik

Exakte Diagnose der Meniskusverletzung

Unabdingbare Voraussetzung für jedes operative Eingreifen am Meniskus ist eine genaue Erfassung der Art und des Ausmaßes der Rißbildung am Meniskus. Dazu ist einerseits eine ausreichende Sicht auf die verletzte Struktur notwendig. Andererseits kann die alleinige Inspektion einer Meniskusverletzung in der Regel nicht genügend Information geben; erst die Palpation der Rißbildung, das Bewegen verletzter oder teilweiser losgelöster Meniskusanteile und das Anheben des Meniskus zur Inspektion auch der Unterfläche gibt die notwendige genaue Auskunft, um das Ausmaß der Resektion und das operative Vorgehen zu planen.

Nach erfolgter Resektion werden wiederum die Resektionslinie und der Restmeniskus mit dem Tasthäkchen palpiert; es wird dabei beurteilt, ob das Ausmaß der Resektion ausreicht oder ob evtl. noch zusätzlich Meniskusgewebe entfernt werden muß.

Zugang

Operationsinstrumente werden heute immer durch einen *zweiten Zugang*, unabhängig von der Optik, ins Gelenk eingeführt (Prinzip der Triangulation [2]). In der Regel werden das optische System von der Gegenseite, die Operationsinstrumente auf der Seite der Meniskusverletzung eingebracht (Abb. 1).

Fast alles kann von einem vorderen Zugang aus reseziert werden; hintere Zugänge sind nur ausnahmsweise notwendig.

Bei Resektionen im Vorderhornbereich empfiehlt es sich, den vorderen Zugang für das Operationsinstrument weiter kranial und mehr gegen das Gelenkäußere als üblich zu legen.

Durchführen der Resektion

Wenn immer möglich, wird die *Rißbildung* selbst (z. B. bei einer Korbhenkelläsion oder bei einem Längsriß) als Resektionslinie verwendet. Die *Resektion in einem Stück* wird, wenn technisch ohne Schwierigkeiten möglich, einem stückweise erfolgenden Abtragen schon aus Zeitgründen vorgezogen. Bei Resektion im Hinterhornbereich ist wegen der engen Platzverhältnisse und der Unmöglichkeit, quer zur Blickrichtung zu schneiden, in der Regel allerdings eine Abtragung in kleinen Stücken durch Abknappern des Meniskus mit einer Stanze oder einem Punch günstiger.

Die Resektion sollte nach Möglichkeit von Anfang an *an optimaler Stelle* erfolgen, um eine spätere, oft schwierigere und zeitraubende Nachresektion zu vermeiden.

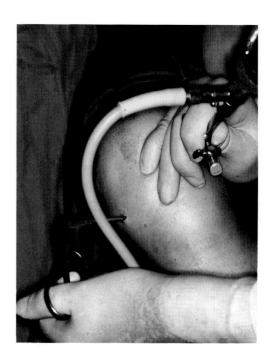

Abb. 1. Resektion im Hinterhornbereich des medialen Meniskus. Das Resektionsinstrument ist seitengleich, die Optik von der Gegenseite eingeführt

Die Schnittführung am Meniskus ist immer bogenförmig. Bei Läsionen in der Mittelzone und im Hinterhornbereich wird in der Regel mit Vorteil vom freien Rand her eingeschnitten und der Schnitt nach hinten weitergeführt, allenfalls in einen Längsriß mündend. Für diesen Resektionsbeginn am freien Rand, der recht schwierig sein kann, hat sich uns die Verwendung einer schmalen Operationsschere (Turmschere) bestens bewährt (Abb. 2).

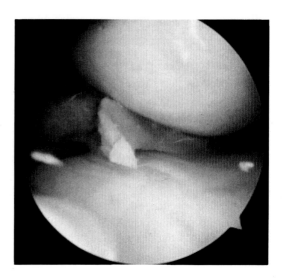

Abb. 2. Beginn der bogenförmigen Resektion im Bereich der Mittelzone des medialen Meniskus durch Einschnitt vom freien Rand her mit der Turmschere

Verwendung eines Halteinstrumentes

Besteht die Wahl zwischen einer Operationstechnik unter Verwendung nur eines einzelnen Resektionsinstrumentes oder von 2 Instrumenten, wobei eines zum Halten und Anspannen der verletzten Struktur, das andere zur Resektion verwendet wird, wird die Operation mit nur *einem Instrument* gleichzeitig bevorzugt. Ein zusätzliches Halteinstrument nimmt Platz weg und beschränkt die Bewegungsfreiheit des schneidenden Instrumentes, behindert überdies auch oft die freie Sicht.

Ausreichende Resektion

Hinsichtlich des belassenen Meniskusrests sollten keine Kompromisse eingegangen werden. Im Zweifelsfall resezieren wir großzügig nach. Die Analyse unserer Resultate zeigt, daß die meisten schlechten Resultate durch eine ungenügende Resektion im Hinterhornbereich bedingt waren.

Operationsdauer

Eine kurze Operationsdauer ist zwar angenehm, aber kein entscheidendes Kriterium. Das Schaffen einer glatten Resektionslinie am Restmeniskus und eine genügend ausgedehnte Meniskusabtragung sind um vieles wichtiger als eine kurze Operationszeit. Den Patienten interessiert später nur das Resultat, nicht die Operationsdauer.

Interessanterweise ist auch die Morbidität des Eingriffes nicht abhängig von der Operationsdauer, sondern nur vom schließlich belassenen Restmeniskus. Die Operationsdauer ist jedoch durch die von uns in der Regel verwendete Blutsperre auf maximal 2 h beschränkt.

Es ist richtig, daß durch Umbauprozesse am neu geschaffenen Meniskusrand im Laufe der Zeit in der Regel eine weitere Glättung stattfindet und dadurch Unebenheiten ausgeglichen werden. Trotzdem ist nicht einzusehen, warum nicht von Anfang an eine möglichst optimale Resektion mit optimalem Rand am Restmeniskus durchgeführt werden soll, auch wenn dies etwas mehr Zeit erfordert.

Beurteilung aller Strukturen im Kniegelenk

Aus der Freude über den eindrucksvollen Befund am Meniskus oder die gelungene Resektion dürfen die übrigen intraartikulären Strukturen nicht vergessen werden. Ist es nicht schon vor der Meniskusresektion geschehen, wird das *gesamte weitere Kniegelenk inspiziert*. Begleitschäden neben der Meniskusverletzung sind häufig [6]; oft sind auch Zusatzeingriffe im Innern des Gelenks wie zum Beispiel die Abtragung sich loslösender Knorpelanteile der Gelenkflächen notwendig.

Redon-Drainage

Bei der Resektion im durchbluteten Meniskusanteil oder bei mühsamer Operation legen wir immer eine intraartikuläre Redondrainage ein.

Operationsinstrumente

Heute sind die instrumentellen Voraussetzungen weitgehend gegeben, und es stehen hervorragende Operationsinstrumente zur Meniskusresektion zur Verfügung. Man wird allerdings mit wenigen ausgewählten Instrumenten auskommen und auch immer wieder die gleichen Instrumente bevorzugen.

Jeder Operateur hat 3 – 4 Instrumente, an die er besonders gewöhnt ist und auf die er immer wieder zurückgreift. Ich möchte hier auf 3 Instrumente hinweisen, die bei uns im täglichen Einsatz stehen und sich bei der Meniskusresektion besonders bewährt haben.

Eine feingliedrige, recht spitze, *gebogene Schere* (Turmschere) (Abb. 3) verwenden wir für Resektionen aller Art im vorderen und mittleren Abschnitt des Femorotibialgelenks. Das Einführen ist leicht und atraumatisch. Die zu durchtrennende Struktur, z. B. der freie Rand des Meniskus, kann gut mit den sich weit öffnenden Scherenblättern unterfahren werden. Es ist damit auch möglich, steil von kranial her in die Oberfläche eines Meniskus einzuschneiden. Wird die Schere im leicht geöffneten Zustand an eine zu durchtrennende Struktur, z. B. an den vorderen Anteil eines Korbhenkels, angesetzt und dann gegen die Synovialis des vorderen Gelenkabschnittes geführt, wird die Gelenkschleimhaut durch die geöffneten Tranchen weggeschoben: Die Schere dient als Retraktor und Schneideinstrument in einem.

Hervorragende Instrumente sind die beiden *Saugpunches* von Dyonics (5,2 mm und 3,4 mm), die abgetrennte Gewebestücke durch ihren Schaft nach außen absaugen. Werden sie ohne Sog verwendet und wird die Flüssigkeit nur über einen Schlauch in die Auffangflaschen des Saugers geleitet, genügt die Zufuhr der Spülflüssigkeit über den Arthroskopschaft selbst. Mit ihnen bleibt die Resektionsstelle immer frei; sie können überdies auch als „Staubsauger" für die Entfernung kleiner Gewebestücke, die durch andere Stanzen abgetrennt wurden, verwendet werden.

Von den vielen auf dem Markt angebotenen durchschneidenden Stanzen ist eine mit *im vordersten Teil aufwärts gebogenem Anteil* für die Meniskuschirurgie im Hinterhornbereich unerläßlich (Abb. 4). Auch wenn von vorne knapp über dem Meniskus eingegangen wird, kann wegen der Form des Femurkondylus mit einem geraden Instrument die obere Schicht des Meniskushinterhorns im gelenkkapselnahen Anteil nicht mehr erreicht werden.

Besonderheiten bei spezieller Lokalisation der Meniskusverletzung

Vorderhornläsionen

Für Resektionen im Vorderhornbereich wählen wir den Zugang vorne, aber doch fast 2 cm nach hinten versetzt und 2 cm höher, um zwischen dem Einführungsort des Operationsinstrumentes und dem Resektionsort möglichst viel Abstand und einen günstigen Arbeitswinkel zu schaffen [6]. So kann mit einer Resektionsschere oder mit dem Messer ein Vorderhornanteil fast senkrecht zum Meniskus durchtrennt werden, während die Einführung des Instrumentes durch den üblichen vorderen Zugang, auf Gelenkspalthöhe gerade oberhalb des Meniskus, einen so ungünstigen Winkel ergibt, daß eine Resektion kaum möglich ist.

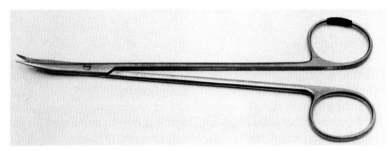

Abb. 3. Kleine, gebogene Operationsschere (Turmschere, Martin)

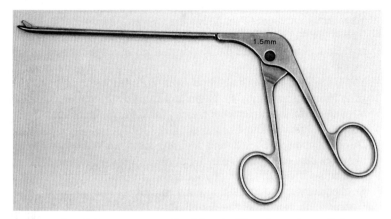

Abb. 4. Vorne aufwärtsgebogene Resektionsstanze, zum Erreichen des Hinterhorns des medialen Meniskus unerläßlich (Acufex)

Verletzung am medialen Hinterhorn

Hier ist zunächst die optimale Darstellung des Hinterhorns bei nur ca. 10°-Flexion, maximaler Valgisierung und Außenrotation des Unterschenkels entscheidend. Trotzdem bleibt in der Regel wenig Platz, wenn die Resektion nicht nur die Gegend des freien Randes betrifft, sondern weiter in die Meniskussubstanz hineingeführt werden soll. Es müssen hier deshalb *feine* Operationsinstrumente verwendet werden, denn das Instrument muß auch noch geöffnet werden können. Werden zu grobe Instrumente gebraucht, sind Knorpelschäden unvermeidbar.

In der Regel wird im Hinterhornbereich mit Vorteil der Meniskus stückweise mit einer Stanze oder einem Saugpunch abgetragen. Auf die Notwendigkeit eines an der Spitze nach oben gebogenen Resektionsinstrumentes wurde bereits hingewiesen. Der mediale Meniskus ist oft im Hinterhornbereich durch horizontale Rißbildung in eine obere und untere Schicht gespalten; der obere Meniskusanteil kann ohne gebogenes Instrument überhaupt nicht erreicht werden und entgeht auch oft der Inspektion, sofern nicht die Resektionslinie mit einem Tastinstrument gewissenhaft überprüft wird. So können unter Umständen erhebliche Meniskusanteile, auch mit Rißbildungen, unbemerkt zurück gelassen werden.

Typische Beispiele des operativen Vorgehens

Korbhenkelläsion

Der Korbhenkelanteil wird an seiner Ansatzstelle im Vorder- und Hinterhornbereich durchtrennt und entfernt, anschließend erfolgt die Inspektion des Restmeniskus und ggf. die Nachresektion an der Abrißstelle selbst oder an den Abtragungsstellen des Korbhenkelanteils.

Die Resektion kann auf 2 verschiedenen Wegen erfolgen: Entweder wird zuerst im Vorderhornanteil durchtrennt, oder die Durchtrennung erfolgt zuerst im Hinterhornbereich bei reponiertem Korbhenkel [1, 15]. Sofern im hinteren Gelenksabschnitt genügend Platz ist, ist der 2. Weg der leichtere.

Korbhenkelresektion mit Durchtrennung im Hinterhornbereich als 1. Schritt

- Ist der Korbhenkelanteil ins Gelenk eingeschlagen, wird er zunächst mit dem Tasthäkchen reponiert (Abb. 5 a). Ist die Reposition nicht möglich, kommt diese Technik nicht in Frage.
- Mit einem kleinen, nach oben gebogenen Punch wird nun vom freien Rand her ganz am Hinterhornansatz schräg so in den Meniskus reseziert, daß eine leicht bogenförmige Abtragungsstelle im Hinterhornbereich resultiert, die genau in die Spitze des Längsrisses mündet (Abb. 5 b; Abb. 6).
- Die Abtrennung in Fortsetzung des Längsrisses im Vorderhornbereich erfolgt in der Regel mit einer kleinen Schere (Abb. 5 c).
- Fassen des Meniskus in seinem Längsverlauf am vorderen Ende mit der kleinen geraden Kocherklemme und Extraktion aus dem Gelenk.
- Überprüfung des Restmeniskus mit dem Tastinstrument und allenfalls Nachresektion an der Rißstelle. War der Korbhenkel nicht auf Höhe der Rißlinie, sondern zu weit im eingeschlagenen Anteil selbst reseziert worden, wird der verbleibende Stummel im Vorderhornbereich mit der kleinen Schere, im Hinterhornbereich mit einem Punch nachreseziert. Stummelbildungen, also nicht exakte Abtragungen im Vorderhornbereich, sind später sehr störend, im Hinterhornbereich sind geringe Stummelbildungen wenig bedeutungsvoll, sofern sie in der Fossa liegen.

Horizontalriß im Hinterhornbereich („cleavage tear")

Es handelt sich dabei um eine häufige Rißbildung degenerativer Art mit Spaltung des Hinterhorns in eine obere und untere Schicht, wobei beide Schichten verschieden stark aufgefasert und auch zusätzlich eingerissen sein können. Das Ausmaß der Schädigung ist oft schwer zu erkennen und muß während des Resektionsvorgangs immer neu beurteilt werden, um sicher ausreichend zu resezieren.
- Beginn der Resektion am Übergang der Mittelzone zum Hinterhornbereich mit dem Saugpunch. Hier kann dieses selbstschneidende und die einzelnen Fragmente immer selbst evakuierende Instrument außerordentlich gut eingesetzt werden; die Resektion wird so lange mit diesem Punch fortgesetzt, wie keine Platzprobleme wegen dem Femurkondylus entstehen (Abb. 7 a).

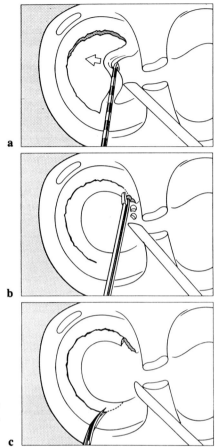

Abb. 5 a – c. Resektion eines Korbhenkelanteils nach vorgängiger Reposition (**a**), Abtrennung im Hinterhornbereich als 1. Resektionsschritt mit einer Stanze (**b**) und Abtrennung des Korbhenkels im Vorderhornbereich mit der Schere (**c**) [6]

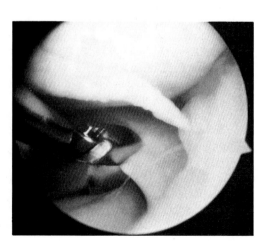

Abb. 6. Durchtrennung im Hinterhornbereich als 1. Schritt bei reponierter Korbhenkelläsion

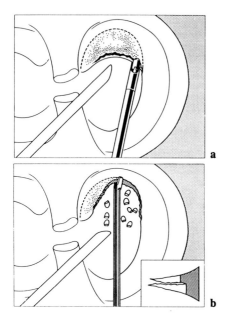

Abb. 7a, b. Cleavage tear im Hinterhornbereich. Stückweise wird abgetragen. So lange noch genügend Platz, Resektion mit dem Saugpunch (Dyonics) (a), nachher mit der nach oben gebogenen Stanze (Acufex) (b)

- Weiter gegen hinten muß die Resektion meist mit der aufwärts gebogenen Stanze fortgesetzt werden, da diese weniger Platz beansprucht (Abb. 7 b). Oft müssen die beiden Schichten des Meniskus getrennt reseziert werden, zunächst die untere, dann die obere.
- Ganz gegen das Gelenkinnere zu kann in der Regel der Saugpunch wieder verwendet werden. Dieser evakuiert auch die bei Gebrauch der normalen Stanze liegen gebliebenen Abbißstücke. Weiterführung der Resektion unter Abwechslung mit den beiden Instrumenten.
- Die Glätte der Resektionslinie und die Stabilität des verbleibenden Meniskusrandes werden mit dem Tasthäkchen überprüft; wenn nötig Nachresektion.

Längsriß im Vorderhornbereich

Bei Längsrissen wird in der Regel die Rißbildung als Resektionslinie benutzt. Die Resektionslinie führt vom freien Rand in die Rißbildung, gegen hinten von der Rißbildung wieder bogenförmig zum freien Rand.

- In Fortsetzung des Längsrisses wird vom Riß aus mit der kleinen Schere weiter bogenförmig zum freien Rand nach vorne reseziert. Der Zugang für dieses Instrument liegt etwas weiter gegen das Gelenkäußere und etwas höher, wie allgemein für Resektionen im Vorderhornbereich verwendet (Abb. 8 a).
- Ebenfalls vom Riß aus wird nun bogenförmig nach hinten mit der kleinen Schere reseziert (Abb. 8 b)
- Als Alternative kann diese Resektion im Vorderhornbereich auch mit einem Messer erfolgen, wobei sich ausfahrbare Messer mit Klingen zum Einmalgebrauch (3 M) bewährt haben. Messer sind potentiell gefährliche Instrumente, da sie beim Schneiden in die Struktur versinken und dann Gefahr besteht, den darunterliegenden Knorpel zu verletzen.

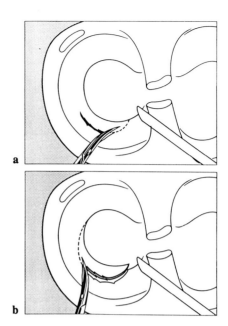

Abb. 8a, b. Längsriß im Vorderhornbereich. Resektion in Fortsetzung des Risses bogenförmig gegen vorne (**a**) und auslaufend gegen hinten (**b**) mit der Schere [6]

– Nachresektionen an der Rißlinie selber oder wegen Eckbildung in der Resektionslinie können mit der kleinen Schere, mit dem Messer oder mit einem seitwärts schneidenden Punch erfolgen.

Abschluß der Operation, Nachbehandlung

Nach der abschließenden Inspektion des übrigen Kniegelenks und dem Ausschwemmen evtl. liegengebliebener Resektionsfragmente wird immer dann ein Redon-Drain eingelegt, wenn eine Resektion im gefäßtragenden Meniskusanteil erfolgte oder wenn die Operation sehr mühsam war. Der Drain kann durch den Schaft des Arthroskops ins Innere des Gelenks eingebracht werden (Abb. 9). Er wird angenäht, und ein normaler Sog wird angeschlossen. Der Drain wird bei ambulanten Patienten abends vor der Entlassung nach Hause entfernt, bei hospitalisierten Patienten über Nacht belassen.

Meniskusresektionen werden bei uns in der Regel *ambulant* durchgeführt. Gegen Abend des Operationstages wird der Patient mit *voller Belastung* mobilisiert und nach Hause entlassen. Orale Schmerzmittel werden für 1 – 2 Tage mitgegeben. In der Regel wird eine *antiphlogistische Therapie* [meist mit Flurbiprophen (Froben) 3×100 mg] für insgesamt 14 Tage postoperativ eingeleitet. Es konnte eindeutig gezeigt werden, daß bei der Verwendung von Antiphlogistika die postoperative Phase wesentlich günstiger verläuft [14].

Schon am Abend des Operationstages wird auf einen möglichst *natürlichen und normalen Gang* mit vollständiger Extension des Gelenks geachtet. Die Flexion hingegen wird nicht besonders forciert, da sie anfänglich wegen des Zugs an den Operationswunden schmerzhaft sein kann. Die normale Flexion des Kniegelenks stellt sich ohnehin von selbst ein. Wir fanden keine Patienten nach arthroskopischer Meniskektomie, bei denen postoperativ eine Verminderung des Bewegungsausmaßes verglichen mit dem präoperativen Zustand eingetreten wäre.

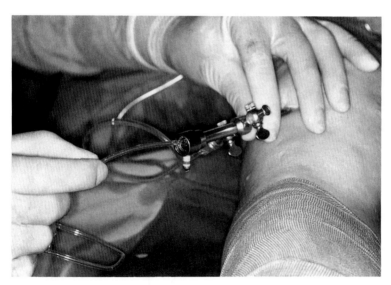

Abb. 9. Einbringen eines Redon-Drains durch den Trokarschaft am Schluß einer Meniskusresektion

Der Patient wird ermuntert, *seine Arbeit* und seine *normalen täglichen Aktivitäten* so früh wie möglich wieder aufzunehmen. Andererseits wird die Aufnahme der *sportlichen Betätigung* nicht forciert. Wir empfehlen für den nicht trainierten Gelegenheitssportler bei ausgedehnter Meniskusresektion eine Sportpause von 6 Wochen; bei geringen Resektionen von 4 Wochen. Beim trainierten Spitzensportler mit guter muskulärer Führung des Kniegelenkes kann eine Sportaufnahme je nach postoperativem Verlauf und Operationsbefund bereits wesentlich früher erfolgen.

Kontrolluntersuchungen, die zunächst der Beurteilung der Wundheilung und ggf. einer Erguß- oder Hämarthrosbildung dienen, aber auch der Beratung des Patienten bezüglich der Belastung, erfolgen am 1. – 3. Tag nach der Operation, nach 1 und 2 Wochen sowie nach 3 Monaten. Wenn nötig, wird auch nach 1 Monat kontrolliert. Die Fadenentfernung erfolgt 14 Tage postoperativ.

Eine *krankengymnastische Nachbehandlung* erübrigt sich in den meisten Fällen.

Literatur

1. Dandy DJ (1982) The bucket handle meniscal tear: A technique detaching the posterior segment first. Orthop Clin North Am 13: 369 – 385
2. DeHaven K (1982) Principles of triangulation for arthroscopic surgery. Orthop Clin North Am 13: 329 – 336
3. Gillquist J, Oretorp N (1982) Arthroscopic partial meniscectomy. Technique and longterm results. Clin Orthop 167: 29 – 33
4. Glinz W (1980) Arthroskopische partielle Meniskektomie. Helv Chir Acta 47: 115 – 119
5. Glinz W (1986) Indikation zum arthroskopisch-operativen Eingriff bei Meniskusverletzungen. Hefte Unfallheilkd 181: 764 – 770
6. Glinz W (1987) Diagnostische Arthroskopie und arthroskopische Operationen am Kniegelenk, 2. Aufl. Huber, Bern Stuttgart Toronto

7. Glinz W, Ghafier M (1986) Arthroskopische Meniskusresektion: Resultate 1 – 7 Jahre nach der Operation. In: Tiling T (Hrsg) Arthroskopische Meniskuschirurgie. Enke, Stuttgart, S 61 – 71
8. Holder J (1982) Die arthroskopische Operation am Kniegelenk. Aktuel Traumatol 12: 222 – 227
9. Klein W, Schulitz KP (1983) Arthroscopic meniscectomy. Arch Orthop Trauma Surg 101: 231 – 237
10. Löhnert J, Raunest KP (1982) Die partielle arthroskopische Meniskusresektion. Chirurg 55: 474 – 479
11. Martens MA, Backaert M, Heyman E, Mulier JC (1986) Partial arthroscopic meniscectomy versus total open meniscectomy. Arch Orthop Trauma Surg 105: 31 – 35
12. McGinty JB, Geuss LF, Marvin RA (1977) Partial or total meniscectomy. J Bone Joint Surg [Am] 59: 763 – 766
13. Patel D (1982) Superior lateral-medial approach to arthroscopic meniscectomy. Orthop Clin North Am 13: 299 – 305
14. Ogilvie-Harris DJ, Bauer M, Corey P (1985) Prostaglandin inhibition and the rate of recovery after arthroscopic meniscectomy. A randomized double-blind prospective study. J Bone Joint Surg [Br] 67: 567 – 571
15. Sprague NF (1982) The bucket-handle tear: Technique using two incisions. Orthop Clin North Am 13: 337 – 348
16. Whipple TL (1985) Arthroscopic medial meniscectomy. Operative techniques and problems. Orthopaedics 8: 109 – 114

Miniarthrotomie als Alternative zur arthroskopischen Meniskuschirurgie

K. Neumann[1], A. Ekkernkamp[1], A. Fisseler-Eckhoff[2]

[1] Chirurgische Universitätsklinik, Berufsgenossenschaftliche Krankenanstalten, „Bergmannsheil" Bochum (Direktor: Prof. Dr. med. G. Muhr), Gilsingstr. 14, D-4630 Bochum 1
[2] Institut für Pathologie, Berufsgenossenschaftliche Krankenanstalten, „Bergmannsheil" Bochum, Universitätsklinik, (Direktor: Prof. Dr. K. M. Müller) Gilsingstr. 14, D-4630 Bochum 1

Die rein diagnostische Arthroskopie war bei klinisch sicher diagnostizierten Meniskusläsionen oder akut eingeklemmten Menisci vor der früher ohnehin notwendigen Arthrotomie nicht sinnvoll. Erst die Einführung eines verfeinerten Instrumentariums machte die arthroskopische Meniskuschirurgie möglich [2, 3, 5].

Die besonderen Vorteile dieses Verfahrens sind die geringe Morbidität des Eingriffes mit kurzem stationärem Aufenthalt oder gar der Möglichkeit des ambulanten Operierens sowie die schnelle Rehabilitation und frühzeitige Belastungsfähigkeit der Patienten. Allerdings sind arthroskopische Operationen technisch äußerst anspruchsvoll und verlangen bei immensem technischem Fortschritt ein ständiges Training des Arthroskopikers im Umgang mit neuen Instrumenten [7, 9, 10]. Insbesondere korreliert der Zeitaufwand arthroskopischer Operationen mit der Erfahrung des Operateurs. Mögliche Komplikationen der arthroskopischen Meniskektomie bestehen in der Wahl der Zugänge, Eintrübung der Sicht, ungenauer Exzision von Gewebeanteilen, intraartikulärem Instrumentenbruch und iatrogener Knorpelschädigung [11].

Vor dem Hintergrund der Berufskrankheit nach Ziffer 2102 der Berufskrankheitenverordnung und bei der Begutachtung von Zusammenhängen mit einem adäquaten Trauma erlangt

V. Bühren und H. Seiler (Hrsg.)
Hefte zur Unfallheilkunde, Heft 199
© Springer-Verlag Berlin Heidelberg 1988

44

die pathologisch-anatomische Untersuchung von operativ gewonnenen Meniskuspräparaten besondere Bedeutung. Durch die fraktionierte Entfernung per Arthroskop gelangen vielfach nur kleine Meniskusteile zur Untersuchung (Abb. 1 a, b). Im Regelfall sind diese Fragmente aus dem Zusammenhang gelöst und können nur selten rekonstruiert werden (Abb. 2). Mehr als 50% der histologischen Befunde arthroskopisch gewonnener Meniskusfragmente sind unzureichend oder können kaum mit den klinischen Angaben korreliert werden. Damit hat die morphologische Untersuchung arthroskopisch entfernter Meniskusresektate für die Versicherungsmedizin entscheidend an Wert verloren [3, 12]

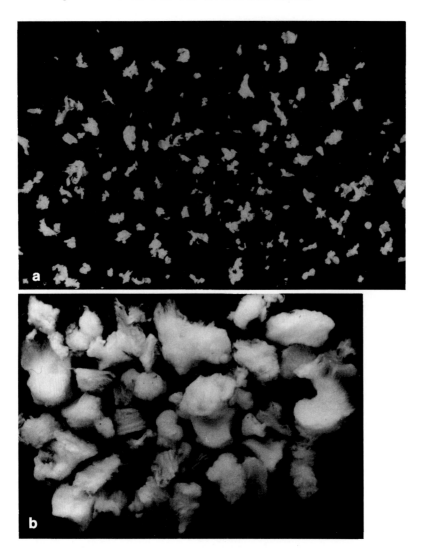

Abb. 1a, b. Präparate nach arthroskopischer Meniskuschirurgie mit fraktionierter Entfernung von Meniskusteilen

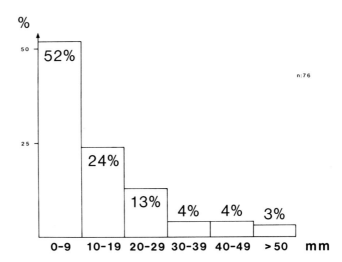

Abb. 2. Größe der Menis-
kuspartikel für die pathologisch-histologische
Untersuchung

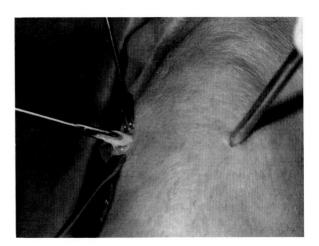

Abb. 3. Meniskusexzision über
eine Miniarthrotomie

Indikationen zur Miniarthrotomie sind das kombinierte intra- und extraartikuläre Vorgehen bei Meniskusganglien, die Außenmeniskusrefixation, Entfernung großer freier Gelenkkörper und Instrumentenbruch. Weiter kann die Miniarthrotomie in der arthroskopischen Meniskuschirurgie bei Überschreiten des Zeitlimits von 45 Min. oder technischen Schwierigkeiten angewendet werden.

Die präzise arthroskopische Diagnose ist die entscheidende Grundlage dieses operativen Eingriffes. Daraus leitet sich die Indikation zur partiellen, subtotalen oder totalen Meniskektomie oder zu möglichen rekonstruktiven Eingriffen ab.

Nach arthroskopischer Sicherung der Diagnose wird der betroffene Meniskusanteil mit dem Instrumentarium für die operative Arthroskopie fixiert und über eine Miniarthrotomie, die gewöhnlich nicht länger als 1,5 – 2 cm ist, exzidiert (Abb. 3). Durch die erfolgte Arthrotomie besteht die Möglichkeit der Gewinnung größerer zusammenhängender Partikel, die dann dem Pathologen zugeführt werden können.

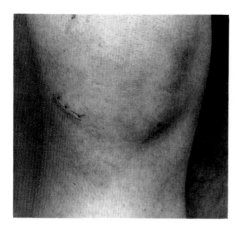

Abb. 4. Miniarthrotomie nach Wundverschluß

Die Miniarthrotomie und die Stichinzisionen werden mit Rückstichnähten oder Klammerpflaster verschlossen (Abb. 4). Anschließend wird ein Wattekompressionsverband angelegt.

Von November 1984 bis 1986 wurden 42 Meniskektomien durch Miniarthrotomie am Kniegelenk durchgeführt, wovon 32 den Innen- und 10 den Außenmeniskus betrafen. Im Vergleich der Literatur ist die Operationszeit bei der Miniarthrotomiemodifikation kürzer als bei der arthroskopischen Meniskektomie [4, 8, 13] (Tabelle 1). Sie betrug in unserem Krankengut für den kombinierten Eingriff durchschnittlich 46 Min. Die sich anschließende Physiotherapie erfolgte überwiegend ambulant. Nach Ablauf der 4. postoperativen Woche hatten 37 der 42 Patienten die Arbeit wieder aufgenommen. Bei 4 Patienten trat ein intraartikulärer Erguß unmittelbar postoperativ auf, wobei in 3 Fällen eine Punktion notwendig war. Komplikationen konnten nicht beobachtet werden.

Die Vorteile dieses Verfahrens liegen in der simplen Handhabung, der kurzen Operationszeit, der geringen Morbidität, sowie der verminderten Gewebetraumatisierung durch den Unerfahrenen [1, 8, 13]. Damit vereinigt diese Technik die Vorteile von Arthroskopie und Arthrotomie und stellt für den Arthroskopiker eine angenehme Rückzugsmöglichkeit in zeitraubenden oder technisch anspruchsvollen Situationen dar.

Tabelle 1. Operationsdauer bei arthroskopischer Meniskektomie (Min.)

Oretorp et al.	1979	62
Bergström et al. [1]	1983	55,9
Hamberg et al. [8]	1984	51,5

Literatur

1. Bergström R, Hamberg P, Lysholm J, Gillquist J (1983) Comparison of open and endoscopic meniscectomy. Clin Orthop 184: 133 – 136
2. Dandy J (1978) Early results of closed partial meniscectomy. Br Med 1: 1099 – 1101
3. Fisseler A, Witt J, Krämer J, Müller KM (1986) Morphologie arthroskopisch gewonnener Meniskusresektate – Versicherungsmedizinische Aspekte. Pathologe 7: 305 – 309

4. Fritzsch M (1981) Frühergebnisse arthroskopischer Operationen am Kniegelenk. Med Dissertation, Universität Homburg/Saar
5. Gillquist J, Hamberg G (1976) A new modification of the technique of arthroscopy of the knee joint. Acta Chir Scand 143/2: 123 – 130
6. Gillquist J, Hamberg G, Oretorp N (1978) Therapeutic arthroscopy of the knee. Injury 10: 128 – 132
7. Glinz W (1979) Diagnostische Arthroskopie und arthroskopische Operationen am Kniegelenk. Huber, Bern
8. Hamberg P, Gillquist J, Lysholm J (1984) A comparison between arthroscopic meniscectomy and modified open meniscectomy. J Bone Surg [Br] 66: 189 – 192
9. Jackson RW, Dandy J (1976) Arthroscopy of the knee. Grune & Stratton, London
10. Johnson LL (1981) Diagnostic and surgical arthroscopy: The knee and other joints. Mosby, London
11. Klein W, Kurze V (1986) Arthroscopic Arthropathy: Iatrogenic arthroscopic joint lesions in animals. Arthroscopy 2/3: 163 – 168
12. Müller KM, Fisseler A (im Druck) Begutachtung des Meniskusschadens aus der Sicht des Pathologen. Bericht Unfallmed. Tagung des LV Rheinland-Westfalen der gew. BG
13. Northmore-Ball MD, Dandy J, Jackson RW (1983) Arthroscopic open partial and total meniscectomy. J Bone Joint Surg [Br] 65: 400 404
14. Oretorp N, Gillquist J (1979) Transcutaneous meniscectomy under arthroscopic control. Int Orthop 3: 19 – 25

Offene oder arthroskopische Meniskuschirurgie?

P. Hertel und E. Lais

Unfallchirurgische Abteilung, Rudolf-Virchow-Krankenhaus, Augustenburger Platz 1, D-1000 Berlin 65

Die Vorwürfe, die von sehr erfahrenen orthopädischen Chirurgen an die jüngere Generation hinsichtlich der Arthroskopie gemacht werden, zielen auf wichtige Details: 80% der Meniskusläsionen seien klinisch diagnostizierbar, die klinische Untersuchung werde zunehmend vernachlässigt, die Arthroskopie sei zum Spielzeug der Chirurgen geworden; sie sei mehr ein Beiwerk als eine Hauptoperation, diene in erster Linie zur Vervollkommnung des Operationskataloges und treibe die Kosten hoch [22].

Viele dieser Vorwürfe bestehen sicher zu Unrecht oder sind durch die Entwicklung der operativen Arthroskopie überholt. Andere Vorwürfe müssen ernst genommen werden: Die klinische Diagnostik darf keinesfalls im Hinblick auf die bevorstehende Arthroskopie vernachlässigt werden, sondern sollte, wie es in jedem arthroskopischen Lehrbuch betont wird, dieser in sorgfältiger Weise vorausgehen. Für akute Fälle ist wegen der Gefahr, Bandläsionen zu übersehen, eine Narkoseuntersuchung vor der Arthroskopie zu fordern. Insgesamt wird die klinische Diagnostik von der arthroskopischen Diagnostik profitieren.

Ein Vorwurf ist jedoch besonders herauszuheben und später zu diskutieren: Die arthroskopische Meniskuschirurgie verursache im Vergleich zum offenen Verfahren vermehrt Knorpelschäden, da die Technik wesentlich schwieriger zu erlernen sei und das Manipulieren im Gelenk mit Instrumenten bei schlechter Sicht zwangsläufig zu solchen Schäden führe [22].

Die arthroskopische Meniskuschirurgie befindet sich in einem kräftigen Aufwärtstrend. Die offene Meniskuschirurgie droht zur Außenseitermethode zu werden. Der Druck der privaten

V. Bühren und H. Seiler (Hrsg.)
Hefte zur Unfallheilkunde, Heft 199
© Springer-Verlag Berlin Heidelberg 1988

und öffentlichen Einschätzung auf die ärztliche Methodenwahl nimmt zu. Die wissenschaftliche Auseinandersetzung zwischen offenem und arthroskopischem Vorgehen hält an. Sie orientiert sich an Morbidität, Frühkomplikation, Häufigkeit der Reoperation, Spätergebnissen sowie technischen Fragen.

Morbidität

Die Morbidität ist durch die arthroskopische Meniskuschirurgie allgemein verkürzt worden. Das gilt für das subjektive Befinden, Mobilisierung, stationäre Behandlungsdauer, Arbeitsunfähigkeit und Sportunfähigkeit.

Für die offene Meniskusresektion wird die durchschnittliche stationäre Verweildauer von verschiedenen Autoren mit zwischen 3,3 und 20 Tagen angegeben [7, 13, 15]. Die Zahlen nach arthroskopischer Resektion liegen deutlich niedriger: So wird die Operation z. B. in den Kliniken von Zürich und Linköping in der Regel ambulant durchgeführt [1, 7]. In anderen Kliniken betrug die Hospitalisierungszeit nach arthroskopischer Meniskusoperation 1 – 5 Tage [7, 15].

Die Arbeitsunfähigkeit wird übereinstimmend bei arthroskopischer Resektion wesentlich verkürzt [7, 15, 26]. Herausragend sind dabei die Angaben von Glinz u. Ghafier [7] mit 6,2 Tagen, die aber auf die besondere Situation des Patientengutes zurückzuführen sein dürften. In Deutschland liegen die Verhältnisse bisher anders, da z. B. die Nachbehandlung nicht von den operierenden Ärzten vorgenommen werden kann. Der nachbehandelnde Arzt ist nach seiner Niederlassung selten weiterhin operativ tätig und behandelt auch die arthroskopisch operierten Patienten nach den altbekannten Vorstellungen weiter, selbst wenn andere Empfehlungen gegeben wurden.

Die Dauer der Sportunfähigkeit ist von Mona u. Segantini [18] nach offener Resektion mit 90 Tagen, nach geschlossener Resektion mit 20 Tagen angegeben worden. Glinz u. Ghafier [7] geben Durchschnittszahlen von 5 Wochen Sportunfähigkeit an. Simpson et al. [26] haben festgestellt, daß nach offener Resektion 25%, nach arthroskopischer Resektion jedoch 86% der Patienten innerhalb von 6 Wochen wieder sportfähig geworden sind. Hamberg et al. [8] fanden die Kraft des Quadrizeps eine Woche nach offener Meniskusoperation um 70% reduziert, nach arthroskopischer Operation nur um 30%.

In vereinfachender Weise kann resümiert werden, daß durch die arthroskopische Technik bei der Meniskusoperation die Krankenhausverweildauer von 2 Wochen auf maximal 1 Woche, die Arbeitsunfähigkeit von 2 Monaten auf 2 – 3 Wochen und die Sportunfähigkeit von 2 – 3 Monaten auf 4 – 6 Wochen reduziert wurde.

Die sozialökonomischen Folgen sollten nur dadurch angedeutet werden, daß Produktionsausfälle und Lohnfortzahlungen bei Arbeitsunfällen 1985 pro Tag und Person DM 863, – kosteten [20]. Bei 250 geschätzten Meniskusoperationen an Arbeitstätigen pro Arbeitstag (ca. 200 pro Jahr) in der Bundesrepublik Deutschland bedeutete dies eine jährliche Einsparung von ca. 43 Mio. DM je gewonnenem Arbeitstag.

Komplikationen

Die Komplikationen der offenen Meniskuschirurgie sind gekennzeichnet durch relativ hohe Raten an Thrombosen (1,8 – 46%) [2, 17, 25]), Infektionen (0,8% [17]) und Nervenläsionen

Tabelle 1. Komplikationen der arthroskopischen Meniskuschirurgie gegenüber der offenen Meniskuschirurgie

Verringert:	Thrombose
	Embolie
	Infektion
	Nervenläsion
	Hämarthros
	Sudeck-Dystrophie
Gleich, aber weniger schwer:	Erguß
	subkutane Einblutung
	Wunddehiszenz
	Synoviafistel
Vermehrt:	Subkutane Flüssigkeit (Gas)
	Bandläsion
Beschrieben, nicht vergleichbar:	Arterienverkalkung
	motorische Nervenverletzung
	Luftembolie
	Oberschenkelfrakturen
Fraglich:	Knorpelläsion

(R. infrapatellaris des N. saphenus [29]). Direkte Vergleiche zwischen offener und arthroskopischer Chirurgie aus einer Klinik bestätigen dies, sind aber zu selten und verfügen oft nur über geringe Fallzahlen [1, 26] (Tabelle 1).

Zu den Komplikationen nach arthroskopischer Chirurgie sind zwei große Sammelstatistiken erschienen. Eine Arbeit [25] stammt aus einer Gemeinschaftspraxis, in der vier gleichberechtigte Partner nahezu ausschließlich arthroskopisch operieren. Bei 2600 Fällen ergaben sich im Durchschnitt 8% Komplikationen, wobei die Komplikationsrate am medialen Meniskus bei 12,5%, beim lateralen Meniskus bei 8,5% lag. Insgesamt ereigneten sich bei arthroskopischen Meniskusoperationen 30,5% aller Komplikationen. Besonders wird auf die Abhängigkeit der Komplikationsrate von der Operation unter Blutsperre hingewiesen. Die Blutsperre an sich war kein negativer Faktor, wenn die Blutsperrezeiten unter 1 h lagen. Bei Blutsperrezeiten über 1 h stieg die Komplikationsrate signifikant an. Dabei läßt die lange Operationsdauer auf einen schwierigen Eingriff schließen. Erhöhte Komplikationen wurden auch bei den über 50jährigen Patienten beobachtet, besonders, wenn eine Blutsperre angelegt wurde. Die Autoren schließen daraus, daß bei älteren Patienten auf eine Blutsperre möglichst verzichtet werden soll. Überraschenderweise wurde in dieser Arbeit kein Zusammenhang zwischen Komplikationsrate und Erfahrung des Operateurs gefunden.

Der Vergleich mit der anderen größeren Übersichtsarbeit von Small [27] mit noch höheren Zahlen bestätigt in vielen Bereichen die Größenordnung der Komplikationsrate (Tabelle 1).

Erwähnenswert sind weiter aus der großen Statistik von Small [27] 160 Bandrupturen, 3 Femurfrakturen sowie 12 Gefäßverletzungen. Beim AGA-Kongreß 1987 wurde über 2 Fälle von tödlicher Luftembolie bei Luftarthroskopien von Verletzungen mit frischen Frakturen berichtet. Diese Komplikation, wie auch subkutaner Flüssigkeits- oder Gasaustritt, ist als spezifisch für das arthroskopische Vorgehen anzusehen (Tabelle 2). Hingegen werden Verletzungen der großen Gefäße, Sudeck Dystrophie und Bandläsionen [11, 14, 30] sowohl bei offenen als auch arthroskopischen Meniskusoperationen beobachtet. Die Anzahl der Bandläsionen bei Arthroskopien erscheint hoch und ist durch gewaltsames Aufhalten, zu tiefes

Tabelle 2. Komplikationen der Arthroskopie (Angaben in Prozent)

	Sherman et al. [25] n = 2640	Small [27] n = 375069
Infektion	0,1	0,05
Thromben, Embolien	0,8	0,17
Instrumentenbruch	0,2	0,1
Nervenläsion	0,6	0,06
Sudeck-Dystrophie	0,3	0,05

Tabelle 3. Mittelfristige Ergebnisse von Meniskusoperationen (Angaben in Prozent)

	Simpson et al. [26] n = 230 34 Mon.		Northmore-Ball et al. [19] n = 219, 52 Mon.		
	sehr gut – gut	mäßig – schlecht		sehr gut – gut	mäßig – schlecht
Offen total (n = 94)	74	26	(n = 103)	68	32
Offen partiell (n = 64)	70	30	(n = 45)	85	15
Arthroskopischpartiell (n = 72)	78	22	(n = 71)	90,5	9,5

Operieren (Innenbrand) als auch durch falsches Operieren (vorderes Kreuzband) erklärbar. Die genannten Komplikationen liegen deutlich unter 1%.

Kritisch muß zur großen Statistik von Small [27] angemerkt werden, daß es sich lediglich um Gedächtniszahlen einer großen Anzahl von Operateuren in Nordamerika für das gesamte Jahr 1985 handelte.

Eine postoperative Ergußbildung ist bis zum gewissen Grade üblich, die Bewertung als Komplikation sollte eher an der Punktionshäufigkeit abgelesen werden (0,7% Haemarthrospunktion bei Sherman et al. [25], 23% Kniegelenkspunktionen bei Glinz u. Ghafier [7]). Synovialfisteln und leichte Wundheilungsstörungen stellen ebenfalls keine wesentliche Problematik dar, ein Vergleich mit der offenen Operation ist nicht zu führen. Knorpelschäden als Operationskomplikation kommen in keiner Statistik vor. Dies entspricht sicher nicht den Tatsachen.

Reoperationen

Rezidivoperationen sind ein Indiz für die Wertigkeit einer Methode bzw. den Ausbildungsstand der Operateure hinsichtlich Indikation und persönlicher Technik. Das quantitative Problem der Meniskusresektion wird seit Jahren kontrovers diskutiert und ist durch das Voranschreiten der Arthroskopie aktualisiert worden. Krömer [13] bezeichnet die Rezidivoperationen als Folge von übersehenen Rissen oder belassenen Meniskusanteilen, was auch bei Bergström et al. [1] für die relativ hohe Anzahl von Nachoperationen nach offener oder arthroskopischer Meniskektomie zutrifft. Auch bei der offenen konventionellen Meniskektomie ist die Rate an Reoperationen nicht unbeträchtlich. Nach Angaben von Fox et al. [5] wurden 25% der Patienten nach konventioneller Meniskektomie innerhalb von 2 Jahren rearthrotomiert. Nach arthroskopischen Meniskusoperationen fand Glinz [6] bei 67 Rearthroskopien in 1/3 Risse in einem zu groß belassenen Hinterhorn, in einem weiteren Drittel die von der Vorarthroskopie bekannte Diagnose und im Rest der Fälle andere, meist kleinere Veränderungen.

Dies bestätigt die Annahme von Krömer [13], daß Reoperationen nach Meniskusresektionen meist wegen sogenannter falscher Rezidive vorgenommen werden müssen. Neuerliche Rißbildungen, die vom Resektionsrand des partiell resezierten Meniskus infolge des unterbrochenen Faserverlaufes ihren Anfang nehmen, sind eine Seltenheit. Im Grunde wird dadurch der Wert der partiellen Resektion bestätigt. In einer Serie von 50 Hinterhornresektionen, die wegen mehrfacher degenerativer Rißbildung bis an den Kapselrand durchgeführt wurden, war nach mehrjähriger Beobachtung keine Reoperation wegen einer neuen Rißbildung notwendig [10].

Die Diskussion innerhalb der arthroskopischen Chirurgie wird fortgeführt werden, wie weit eine partielle Meniskusresektion gestaltet werden muß, um Rezidivoperationen zu vermeiden, und wie weit sie gehen darf, um die in biomechanischen Experimenten nachgewiesene Pufferfunktion des peripheren Meniskusrandes zu erhalten [3, 16, 24]. In Abb. 1 ist schematisch verdeutlicht, welchen Spielraum *(schraffierte Zone)* die partielle Meniskusresektion bei einem degenerierten Hinterhorn hat. Nach unserer Auffassung muß in den meisten derartigen Fällen bis in die periphere Randzone hinein reseziert werden. Die über die Zirkulärfasern erhaltenen Verbindungen des Restmeniskus mit der Randzone im Resektionsbereich garantieren eine weitgehende Erhaltung der Pufferung und der Stabilisierung.

Degenerative Hinterhornläsionen lassen sich nur auf arthroskopischem Wege partiell resezieren. Bei offenem Vorgehen war und ist in der Regel eine subtotale Resektion notwendig.

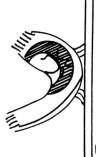

MCL

Abb. 1. Schematische Darstellung der variablen Resektionsgrenzen bei degenerativen Hinterhornläsionen. Die peripheren Zirkulärfasern bleiben über die Kapselverbindungen erhalten.
MCL = Innenband

Ergebnisse

Mittelfristige Ergebnisse, die offene totale, offene partielle und arthroskopische partielle Meniskusresektionen miteinander vergleichen, werden aus der letzten Zeit in 2 Veröffentlichungen dargestellt [19, 26] – s. Tabelle 2). In beiden Analysen schneidet die arthroskopische partielle Meniskektomie am besten ab, jedoch ähneln die Ergebnisse der offenen partiellen Meniskektomie teils denen der offenen kompletten Meniskektomie [26], teils denen der arthroskopischen partiellen Meniskektomie [19]. Der wesentliche Grund dafür mag sein, daß es sich im ersten Fall um mehrere Operateure einer großen orthopädischen Klinik, im zweiten Fall um wenige spezialisierte Operateure handelt, wofür auch das im zweiten Fall deutlich bessere Gesamtergebnis spricht. In einer eigenen Serie von 50 partiell am Innenmeniskushinterhorn arthroskopisch resezierten Menisken zeigten sich mit 84% guten und sehr guten Ergebnissen ähnliche mittelfristige Resultate, wie bei größeren Serien, die alle Rißformen einschließlich einer größeren Anzahl von Korbhenkelrissen einschlossen [10].

Langfristige Ergebnisse von partiellen Meniskusresektionen liegen nur bei offenen Operationen vor [13, 28]. Diese entsprechen durchaus den mittelfristigen Ergebnissen der arthroskopischen partiellen Meniskusresektion [6, 10, 15]. So berichtete Streli [28] von über 90% guten und sehr guten Ergebnissen nach offener partieller Meniskusresektion bei 82 Patienten nach über 20 Jahren. Die in letzter Zeit mitgeteilten langfristigen Ergebnisse der offenen totalen Meniskektomie sind schlecht [12, 21]. Auch der Versuch, nach totaler Meniskektomie aus der geringen Rate an Reoperationen bzw. Korrekturoperationen an der derselben Klinik auf die Unbedenklichkeit der totalen Meniskektomie zu schließen [23], vermag die Befunde einer tatsächlichen Nachuntersuchung nicht zu entkräften.

Technische Aspekte

Die offene Meniskusresektion ist ein technisch anspruchsvoller Eingriff, der oft genug mit Komplikationen und Fehlern behaftet ist, wovon Nacharthroskopien Zeugnis geben [7]. Iatrogene Knorpelschäden werden selten dokumentiert oder als Komplikation aufgeführt. Offene Operationen am Vorderhorn sind technisch einfacher als arthroskopische Operationen in diesem Bereich; ein degenerativ verändertes Hinterhorn läßt sich offen in den meisten Fällen nur durch einen zusätzlichen dorsalen Zugang entfernen, da der Meniskus bei Präparation von ventral im Degenerationsbereich abreißt. Die Entwicklung der arthroskopischen Technik hat auch das Instrumentarium für die offene Meniskusoperation verbessert (feine und gebogene Operationsinstrumente, Entwicklung des Beinhalters, Verbesserung der Ausleuchtung durch Lichtleitkabel).

Die arthroskopische Meniskusoperation bringt in der Regel eine optimale Sicht und Beurteilbarkeit. Durch geeignetes Instrumentarium und korrekte Wahl der Zugänge können alle Regionen beider Menisken erreicht und ohne Knorpelschädigung operiert werden. Knorpelschäden können entstehen; das gilt für offene und arthroskopische Techniken gemeinsam. Bei Verwendung eines Beinhalters (nach oben geschlossen) und geeigneter Aufhaltetechniken kann bei kontinuierlicher Aufdehnung auch ein straff geführtes Hinterhorn eingesehen und operativ behandelt werden. Das Risiko einer Bandläsion durch forciertes Aufhalten ist gegenüber einer Knorpelschädigung als gering einzuschätzen und kann durch geduldiges Aufdehnen vermieden werden. Die Lern- und Übungsphase ist gegenüber der offenen Meniskusoperation verlängert und wird durch Videokameraausrüstung sowie Arthroskopien in der Pathologie erleichtert.

An der Operationszeit sollte sich ein Vergleich zwischen offener und arthroskopischer Operation nicht orientieren. Zu Beginn jeder neuen Technik dauern Eingriffe i. allg. länger. Bei der arthroskopischen Meniskuschirurgie verlängert sich die Operationszeit durch den diagnostischen Teil des Eingriffes (u. U. mit dem Wechsel des Arthroskops) sowie durch Erfordernisse der Dokumentation. Bei erfahrenen arthroskopischen Operateuren und adäquater Ausrüstung wird kein wesentlicher Unterschied zu den Operationszeiten der erfahrenen Operateure bei offener Meniskuschirurgie bestehen [1].

Die Refixation abgerissener Menisken ist bei randständigen Rissen sinnvoll, sofern sie im Zusammenhang mit einer Bandläsion entstanden sind und peripher liegen [4]. Die Refixation isolierter Meniskusrisse ist hingegen eingeschränkt für kürzere Längsrisse bei jungen Leuten. Korbhenkelrisse sind problematisch, da sie oft spontan durch Substanzschädigung im Zentrum des Meniskus entstehen.

Die arthroskopische Refixation ist möglich, muß aber von einigen Vorsichtsmaßnahmen begleitet sein [9]. Eine dorsale Kapselfreilegung ist zum Schutz des Gefäß- und Nervensystems notwendig. Da durch diesen Schnitt bei peripheren Rissen auch eine offene Nahtversorgung ohne wesentliche Erweiterung der Operation möglich ist, ist der Vorteil einer arthroskopischen Operation nicht recht einsehbar.

Technisch erforderlich wäre eine arthroskopische Meniskusnaht bei zentralen Längsrissen sowie Lappen- und Radiärrissen, da diese Risse wegen der Enge der Kondylen offen nicht operiert werden können [9]. Ob eine derartige Technik sinnvoll ist, muß die Zukunft zeigen.

Zusammenfassung

Die Abwägung der einzelnen Fakten spricht für die arthroskopische Meniskusresektion: Deutlich geringere Morbidität, weniger Komplikationen, sozialökonomische Faktoren. Die schon bei offener Meniskuschirurgie erkennbaren Vorteile der partiellen Resektion gehören von vornherein zur arthroskopischen Methode. Arthroskopische subtotale oder totale Meniskektomien sind selten notwendig. Rezidive sind meist auf ungenügende Resektion im Hinterhornbereich zurückzuführen. Die Degenerationszonen im Hinterhornbereich reichen meist tiefer als die präprimär sichtbare Läsion, weswegen in der Regel eine partielle Resektion bis in die Nähe der peripheren Zirkulärfasern durchgeführt werden muß.

Ob die guten langfristigen Ergebnisse der offenen partiellen Resektion erreicht werden, ob die arthroskopische Technik mehr Knorpelschäden verursacht oder ob sie im Gegenteil generell in Zukunft von allen Operateuren knorpelschonender als eine offene Operation durchgeführt wird, können nur langfristige Untersuchungen beweisen. Unverkennbar ist, daß die Kritiker der arthroskopischen Methode davon ausgehen, daß die offene Operation immer atraumatisch verläuft, was nicht zuletzt durch arthroskopische Kontrollen der offenen Operation widerlegt ist. Auch den arthroskopischen Operateuren muß eine technische Entwicklungsfähigkeit zugestanden werden können. In der Lernphase wird der geeignete Ort dafür die Klinik sein.

Literatur

1. Bergström R, Hamberg P, Lysholm J, Gillquist J (1984) Comparison of open and endoscopic meniscectomy. Clin Othop 184: 133 – 136
2. Cohen SH, Ehrlich GE, Kauffman MS, Cope C (1973) Thrombophlebitis following knee surgery. J Bone Joint Surg [Am] 55: 106 – 112

3. Cox JS, Neye CE, Schaefer WW, Woodstein IJ (1975) The degenerative effects of partial and total resection of the medial meniscus in dogs knees. Clin Orthop 109: 178 – 183
4. De Haven KE (1985) Meniscus repair – open vs arthroscopic. Arthroscopy 1: 173 – 174
5. Fox JM, Blazina ME, Carlson GJ (1979) Multiphasic view of medial meniscectomy. Am J Sports Med 7: 161 – 164
6. Glinz W (1988) Arthroskopische Diagnostik der Meniskusläsion. Arthroskopie 1: 17 – 24
7. Glinz W, Ghafier M (1986) Arthroskopische Meniskusresektion: Resultate 1 – 7 Jahre nach der Operation. In: Hofer H, Glinz W (Hrsg) Fortschritte in der Arthroskopie – arthroskopische Meniskuschirurgie. Enke, Stuttgart, S. 61 – 71
8. Hamberg P, Gillquist J, Lysholm J Oberg P (1983) The effect of diagnostic and operative arthroscopy and open meniscectomy on muscle strength in the thigh. Am J Sports Med 11: 289 – 292
9. Henning CE, Lynch MA, Clark JR (1987) Vascularity of healing of meniscus repair. Arthroscopy 3: 13 – 18
10. Hertel P (1988) Results of posterior horn resection of the medial meniscus. In: Müller W, Hackenbruch W (eds) Surgery and arthroscopy of the knee. Springer, Berlin Heidelberg New York Tokyo, pp 345 – 348
11. Jeffries JT, Gainor BJ, Allen WC, Cikrit D (1987) Injury to the popliteal artery as a complication of arthroscopic surgery. J Bone Joint Surg [Am] 69: 783 – 785
12. Jorgensen, U, Sonne-Holm S, Lauridsen F, Rosenklint A (1987) Long-term follow-up of meniscectomy in athletes. J Bone Joint Surg [Br] 69: 80 – 83
13. Krömer K (1955) Der verletzte Meniskus. Maudrich, Wien Bonn
14. Kvist E, Kjaergaard E (1979) Vascular injury complicating meniscectomy. Acta Chir Scand 145: 191 – 193
15. Löhnert J, Raunest J (1986) Arthroskopische Meniskusresektion und offene Meniskektomie – eine vergleichende Studie. Chirurg 57: 723 – 727
16. Lynch MA, Henning CE, Glick KR (1983) Knee joint surface changes. Long-term follow-up meniscus tear treatment in stable anterior cruciate ligament reconstructions. Clin Orthop 172: 148 – 153
17. McGinty JB, Geuss LF, Marvin RA (1977) Partial or total meniscectomy. A comparative analysis. J Bone Joint Surg [Am] 59: 763 – 766
18. Mona D, Segantini P (1986) Sportliche Rehabilitation nach arthroskopischer und offener Meniskektomie. In: Hofer H, Glinz W (Hrsg) Fortschritte in der Arthroskopie – Arthroskopische Meniskuschirurgie. Enke, Stuttgart, S 82 – 85
19. Northmore-Ball MD, Dandy DJ, Jackson RW (1983) Arthroscopic open partial, and total meniscectomy. A comparative study. J Bone Joint Surg [Br] 65: 400 – 404
20. Oestern HJ (1988) Unfallchirurgie aus ökonomischer Sicht. In: Hierholzer G (Hrsg) Unfallchirurgie – Aufgabenstellung in der Chirurgie. Springer, Berlin Heidelberg New York Tokyo, S 83 – 85
21. Pfister U, Gareis V, Keller E, Weller S (1986) Spätergebnisse nach Meniskektomie. Aktuel Traumatol 16: 90 – 93
22. Schlegel KF (1986) Die Meniskektomie – Rückblick und Ausblick. In: Hofer H, Glinz W (Hrsg) Fortschritte in der Arthroskopie – Arthroskopische Meniskuschirurgie. Enke, Stuttgart, S 1 – 4
23. Schwarz B, Heisel J, Mittelmeier H (1986) Die Bedeutung der früheren Meniskektomie für die Entstehung von schweren Kniearthrosen. Aktuel Traumatol 16: 84 – 89
24. Seedhom BB, Hargreaves DJ (1979) Transmission of the load in the knee joint with special reference to the role of the menisci. II. Experimental results, discussion and conclusion. Eng Med 8/4: 220 – 228
25. Sherman OH, Fox JM, Snyder St J, Del Pizzo W, Friedman MJ, Ferkel RD, Lawley MJ (1986) Arthroscopy – "No Problem Surgery". J Bone Joint Surg [Am] 68: 256 – 265
26. Simpson DA, Thomas NP, Aichroth PM (1986) Open and closed meniscectomy. A comparative analysis. J Bone Joint Surg [Br] 68: 301 – 304
27. Small NC (1986) Complications in arthroscopy: The knee and other joints. Arthroscopy 2: 253 – 258
28. Streli R (1955) Spätergebnisse nach partieller Meniskusresektion bei 82 Fällen. Chirurg 26: 97 – 103
29. Swanson AJG (1983) The incidence of prepatellar neuropathy following medial meniscectomy. Clin Orthop 181: 151 – 153
30. Zippel H (1973) Meniskusverletzungen und -schäden. Barth, Leipzig

Prinzipien der arthroskopischen Meniskusrefixation

V. Bühren und G. Henneberger

Abt für Unfallchirurgie, Chirurgische Universitätsklinik, D-6650 Homburg/Saar

Von der Totalentfernung zur Meniskusnaht

Funktion und Wert des intakten Meniscus für die komplexe Biomechanik und den Abnut-
zungsprozeß des Kniegelenks haben nicht erst die intensiven Studien der letzten Jahre belegt
[4, 26]. Die halbmondförmigen Zwischenknorpelscheiben wirken als Gelenkstabilisatoren,
reduzieren die Knorpelbelastung durch Kontaktflächenvergrößerung und elastische Druck-
spitzenabsorption und gewährleisten die Knorpelernähung [28, 40]. Der Ausfall dieser wichtigen Funktionen nach totaler oder subtotaler Meniskektomie zieht in einem hohen Prozentsatz der Fälle progressive und irreversible degenerative Veränderungen des hyalinen Knorpels nach sich [5, 27]. Klinisch kommt es letztendlich zur Gelenkinstabilität und zum Voll-
bild des Arthroseknies [24, 38]. Als Konsequenz aus diesen Erkenntnissen folgte die Propa-
gierung der partiellen Meniskektomie mit dem Ziel, möglichst viel funktionstüchtiges
Gewebe zu erhalten [8, 31]. Mit der Einführung endoskopischer Techniken hat sich das
Konzept der arthroskopischen Teilmeniskektomie zu einem heute anerkannten und standardisierten Operationsverfahren entwickelt [14, 15, 29]. In bezug auf die frühe postoperative Morbidität und in den mittelfristigen Ergebnissen fallen die Resultate günstiger als bei
vergleichbaren offenen Verfahren aus [3, 30]. Einschränkend muß jedoch kritisch angemerkt
werden, daß wirkliche Spätergebnisse nach arthroskopischer Meniskusteilentfernung noch
nicht vorliegen.

Aus der klinischen Erfahrung wurde schon frühzeitig die Rekonstruktion akuter, kapsulärer
Meniskusabrisse beispielsweise als Mitverletzung bei kompletten Innenbandrupturen gefordert [23, 33]. Histologische Untersuchungen brachten Klarheit über die Durchblutungsverhältnisse am Meniskus und damit über die Heilungschancen in Abhängigkeit von der Verlet-
zungslokalisation [1, 36]. Tierexperimentelle Studien belegen die wichtige Rolle, die das
synoviale Gewebe bei der Gefäßeinsprossung übernimmt [39].

Erste umfangreichere klinische Erfahrungen mit der Meniskusnaht wurden nach offenen
Refixationstechniken berichtet [18, 19]. Erfahrene Arthroskopiker entwickelten sehr rasch
endoskopische Nahttechniken, um der exakten Diagnose die sofortige Therapie folgen zu
lassen [6, 13, 21].

Indikationen zur arthroskopischen Meniskusnaht

Zur arthroskopischen Meniskusnaht bestehen einige harte Indikationen sowie klare Gegen-
anzeigen. Dazwischen liegt eine relativ breite Grauzone, die zum einen aus der Tatsache resultiert, daß die bisherigen klinischen Resultate naturgemäß nur für kurze Nachuntersu-
chungsintervalle und relativ kleine, oft nicht vergleichbare Kollektive mitgeteilt worden sind
[17, 22, 25]. Dies gilt insbesondere auch für Befunde bei Kontrollarthroskopien [35, 37].
Weiter wird die arthroskopische Methode in ihrer Indikation durch die alternative Möglichkeit eines offenen Vorgehens eingeschränkt, die sich v. a. bei gleichzeitiger Versorgung liga-
mentärer Hauptverletzungen anbietet [12, 16].

V. Bühren und H. Seiler (Hrsg.)
Hefte zur Unfallheilkunde, Heft 199
© Springer-Verlag Berlin Heidelberg 1988

Günstige allgemeine Voraussetzungen bestehen bei jugendlichem Lebensalter des Patienten und bei einem relativ akuten Verletzungsgeschehen oder Beschwerdebild. Lokale Positivfaktoren stellen eine basisnahe Lage der Ruptur sowie singuläre, vertikale Rißformen bei intaktem zentralgelegenem Gewebe dar. Dabei ist zu beachten, daß gut adaptierte, traumatische Längsrisse unter 15 mm erfahrungsgemäß unter Ruhigstellung auch spontan ausheilen.

Negative Voraussetzungen bestehen bei einem hohen Lebensalter, lange bestehenden oder gar multiplen Rissen, weiter bei Rupturen, die sich nicht exakt reponieren lassen, vorwiegend in den zentralen Dritteln lokalisiert sind oder radiär verlaufen. Zentral stark aufgefranste oder erweichte Menisken sollten nicht refixiert werden. Ein kleiner singulärer radialer Einriß hingegen sollte geglättet werden und stellt keine Kontraindikation dar.

Den wichtigsten limitierenden Faktor bilden begleitende Bandverletzungen mit resultierender Gelenkinstabilität. Die meisten beobachteten Rerupturen waren einem insuffizienten vorderen Kreuzband anzulasten. Die vorherige oder gleichzeitige ligamentäre Rekonstruktion ist unabdingbar, in der Regel wird dann jedoch eine Meniskusnaht in offener Technik zu bevorzugen sein.

Grundzüge der arthroskopischen Technik (Abb. 1, Abb. 2)

Die gefürchtetste Komplikationsmöglichkeit der arthroskopischen Meniskusnaht besteht in einer Verletzung der dorsalen, poplitealen Leitungsbahnen bei der Versorgung der häufig betroffenen Hinterhörner [11]. Medial ist zudem der N. saphenus, lateral der N. peronaeus gefährdet. Die verschiedenen technischen Modifikationen und Lagerungen dienen zu einem großen Teil der Vermeidung dieser schwerwiegenden Komplikationsmöglichkeiten [32, 34, 41].

Der arthroskopische Operationsablauf gliedert sich in 3 Hauptabschnitte: Exakte Gelenkdiagnostik, Präparation der Ruptur und Nahtversorgung.

Der diagnostische Part hat unter Kenntnis des Stabilitätsbefundes bei der Narkoseuntersuchung die Indikation zur Refixation zu klären. Wesentliche Kriterien sind der Zustand von

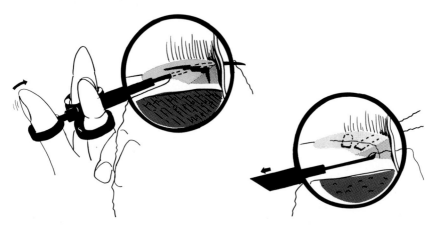

Abb. 1. Prinzip der Innen-Außen-Technik. *Links:* Der Meniskus wird vom Gelenkbinnenraum aus gestochen, der Faden, hier mit einer Ahle, nachgeführt. *Rechts:* Durch doppeltes Stechen und Durchführen beider Fadenenden entstehen U-Nähte

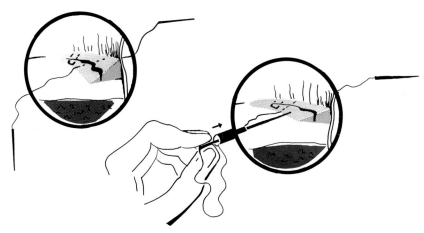

Abb. 2. Innen-Außen-Technik mit doppelt armiertem Faden. *Links:* Zunächst wird über eine Führhülse eine Nadel nach dorsal gestochen. *Rechts:* Anschließend wird das zweite Ende über die gleiche Hülse leicht versetzt gestochen. Es entstehen U-Nähte

Bandapparat, Knorpel und Synovia, die exakte Rißlokalisation sowie die Beschaffenheit der zentral der Ruptur gelegenen Meniskusanteile.

Die Präparation erfolgt im Sinne eines anfrischenden Débridements mit kleinem Rangeur, scharfen Löffeln oder Minishaver sowohl für den Riß selbst als auch für das angrenzende synoviale Gewebe. Bei angelegter Blutsperre kann ein kurzfristiges Öffnen die sichere Identifikation durchbluteter Bezirke erleichtern. Zur Naht muß sich der Meniskuslappen anatomisch reponieren lassen.

Zur arthroskopisch kontrollierten Naht existieren 2 prinzipielle Techniken. Die Innen-Außen-Methode perforiert den Meniskus vom Gelenkbinnenraum aus und wird dann durch die dorsalen Weichteile vor die Haut geführt. Bei der Außen-Innen-Technik wird der Meniskus von dorsal transkapsulär gestochen und der Faden anschließend intraartikulär aufgenommen.

Die Punktion erfolgt vorzugsweise auf der leichter erreichbaren, kranial gelegenen femoralen Meniskusoberfläche. Um v. a. bei größeren Rupturen ein Aufstellen des Meniskuslappens zu vermeiden, muß jedoch zusätzlich auch kaudal an der tibialen Kontaktfläche fixiert werden.

Die Nähte können einzeln mit Knoten armiert auf dem Meniskus verankert werden. Gebräuchlicher sind U-Nähte, die entweder durch vorheriges Knoten zweier Fäden oder aber, eleganter, mit extraartikulär liegendem Knoten nach Doppelstich angebracht werden. In der Innen-Außen-Technik geschieht dies durch 2faches Stechen z. B. mit doppelt armiertem Faden. Bei der Außen-Innen-Methode wird der intraartikulär liegende Faden von einem durch den zweiten Stichkanal eingebrachten Fadenfänger aufgenommen und wieder extraartikulär nach dorsal zurückgezogen.

Beim komplett geschlossenen Eingriff werden die Fäden auf der Haut über Polstern verknotet. Beim halboffenen Vorgehen wird die Gelenkkapsel über einen Minischnitt freigelegt. Die Fäden werden dann direkt auf der Kapsel unter Sicht verknotet. Als Nahtmaterial müssen schnell resorbierbare Fäden gemieden werden, da die Heilungszeiten über 6 Wochen betragen und entsprechend Rerupturen für dieses Material berichtet worden sind. Anwendung finden sowohl dauerhafte wie spät resorbierbare (PDS der Fa. Ethicon bzw. Maxon der Fa. Braun) Fäden der Stärke 2X0.

58

Bei Naht des Innenmeniskus ist zur Schonung des N. saphenus sowie zur besseren Adaptation der Kapsel eine Gelenkstellung von 15- bis 20°-Beugung empfehlenswert. Lateral sollte bei 90°-Flexion fixiert werden, da in dieser Stellung der N. peronaeus relativ kaudal liegt. Am sichersten wird er gemieden, wenn kranial der Bizepssehne eingegangen bzw. ausgestochen wird.

Diskussion der Methoden (Abb. 3, Abb. 4)

Die kritische Wertung sowie eine verbindliche Empfehlung zur Methodenwahl kann nur die persönliche Erfahrung wiederspiegeln und ist entsprechend subjektiv gefärbt. Maßstäbe zum Vergleich der Verfahren sind der notwendige instrumentelle Aufwand, die Sicherheit und die Handhabung v. a. im schwierig zu erreichenden Hinterhornbereich mit der heiklen Nachbarschaft der großen Gefäß- und Nervenbahnen.

Die Innen-Außen-Verfahren bieten den Vorteil der gut kontrollierbaren Reposition des Meniskuslappens sowie der exakten Punktion am Meniskus selbst. Sie besitzen den prinzipiellen Nachteil, daß der Ausstichkanal in den dorsalen Weichteilen nicht absolut sicher kontrolliert werden kann. Intraartikulär müssen die Nadeln um die Kondylenwangen geführt werden, was insbesondere im bandstabilen Gelenk schwierig sein kann. Zur Erleichterung und annähernden Richtungspositionierung des Stiches wurden verschiedene bogenförmige Instrumentarien entwickelt. Auch bei deren Verwendung sind mitunter mehrere vordere Zugangsportale zur exakten Stichführung notwendig.

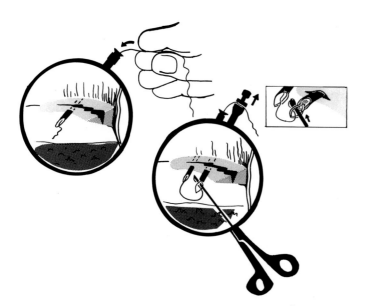

Abb. 3. Außen-Innen-Technik mit gerader Kanüle. *Links:* Über die von dorsal gestochene Kanüle wird ein Faden in das Gelenk vorgeschoben. *Rechts:* Die Kanüle wird ein zweites Mal leicht versetzt eingebracht, eine Metallöse wird als Fadenfänger vorgeschoben. *Kleines Rechteck:* Der Faden wird mit einer Faßzange aufgenommen und in die Öse geführt. Beim Zurückziehen der Öse entsteht eine U-Naht

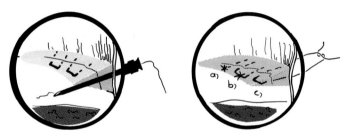

Abb. 4. Stich- und Knotenanordnung zur Meniskusrefixation. *Links:* Bei mehreren kranial-femoral eingestochenen Nähten muß durch kaudal-tibiale Nähte ein Aufstellen des Meniskus verhindert werden, empfohlenes Verhältnis femoral: tibial 3 : 1. *Rechts:* Die Fadenverankerung kann erfolgen: *a)* einzeln durch endständigen Knoten, *b)* durch Verknoten zweier Einzelfäden, *c)* durch U-Naht-Techniken, indem beide Enden eines Fadens durchstochen werden

Ein halboffenes Vorgehen mit Kapselfreilegung wird überwiegend empfohlen. Neben der sicheren Vermeidung der Nervenbahnen bietet es den Vorteil, die Nähte direkt über der Kapsel knoten zu können. Bei perkutaner Fadenführung und der relativ langen Gipsruhigstellung besteht zumindest theoretisch die Gefahr einer Keimeinwanderung über das Nahtmaterial. Der Knüpfvorgang sollte unbedingt arthroskopisch kontrolliert werden, um sowohl Verwerfungen des Meniskus bei zu festem als auch Dehiszenzen bei zu losem Zug zu vermeiden.

Kombiniert mit der Kapselfreilegung bietet die Außen-Innen-Methode den Vorteil einer sicheren Schonung der Leitungsbahnen. Als Instrumentarium sind beispielsweise einfache (und billige) Spinalnadeln völlig ausreichend. Die schon genannten monofilen resorbierbaren Fäden sind so starr, daß sie mühelos über die Kondylen in die vorderen Gelenkabschnitte vorgeschoben werden können. Dort können sie leicht mit einer Faßzange aufgenommen werden. Zum Legen von U-Nähten ist eine Metallöse als Fadenfänger hilfreich. Das exakte Anstechen des Meniskus ist schwieriger als bei der Innen-Außen-Methode, gelingt jedoch bei etwas Übung exakt. Die Lappenreposition kann dabei durch Gegenhalten von innen erleichtert werden. Bei großen Lappenrissen kann der unproblematische vordere Anteil zunächst in Innen-Außen-Technik angeheftet werden, für das Hinterhorn wird dann auf die Außen-Innen-Technik übergegangen.

Nachbehandlung

Bisher existieren noch keine einheitlichen Standards zur Nachbehandlung: Dies betrifft sowohl die Gelenkstellung wie die Dauer der Immobilisation, weiterhin die anschließende Entlastungs- und Übungsphase bis zur Erlaubnis, sportliche Aktivitäten wieder aufzunehmen. Die meisten Autoren behandeln im Gipstutor unter Entlastung für 6 Wochen. Dabei ist ein Trend weg von einer 45°-Beugung zu einer geringeren Knieflexion von nur 15 – 20° zu beobachten [35]. In dieser Kniestellung werden die am häufigsten betroffenen Hinterhörner durch Kondylendruck reponiert und vom Kapselzug entlastet. Anschließend wird zunächst isometrisch unter zunehmender Teilbelastung bei Vorgabe eines Bewegungslimits geübt [10]. Wiederaufnahme von Leistungssport mit Sprints und extremen Rotationsbelastungen wird nach 6 Monaten gestattet [20]. Solchen strikten ruhigstellenden Schemata [25] stehen jedoch auch vereinzelte Vorschläge nach guten Erfahrungen mit frühfunktioneller Beübung und Nachtschiene gegenüber [17].

Bei relativer Beschwerdefreiheit ist in jedem Fall der Patient über den monatelangen Heilprozeß des Meniskusgewebes intensiv aufzuklären, um eine zu rasche Belastung mit unvermeidlicher Reruptur zu vermeiden. Eine Kontrollarthroskopie ist zur Befunddokumentation zwar wünschenswert, individuell bei Beschwerdefreiheit jedoch sicher nicht indiziert.

Fazit

Die operative Meniskusrefixation ist eine logische Entwicklung im Bestreben, die für Gelenkfunktion und -stabilität wichtigen Zwischenknorpelscheiben möglichst erhaltend zu therapieren. Gute Indikationen bestehen beim jungen Patienten, wenn die Ruptur im durchbluteten Bezirk liegt und der zentrale Anteil gut erhalten und reponibel erscheint. Begleitende Bandinstabilitäten müssen unbedingt mitbehandelt werden, der Meniskus sollte dann offen refixiert werden. Die endoskopische Meniskusnaht bedarf einer anspruchsvollen Indikationsstellung und stellt einen technisch schwierigen Eingriff dar. Sie sollte dem versierten Arthroskopiker vorbehalten bleiben.

Literatur

1. Arnoczky SP, Warren RF (1982) Microvasculature of the human meniscus. Am J Sports Med 10: 90 – 95
2. Barber FA (1987) Meniscus repair: Results of an athroscopic technique. Arthroscopy 3: 25 – 30
3. Bergström R, Hamberg P, Lysholm J, Gillquist J (1984) Comparison of open and endoscopic meniscectomy. Clin Orthop 184: 133 – 136
4. Böhler L (1955) Behandlung, Nachbehandlung und Begutachtung von Meniskusverletzungen. Erfahrungen an 1000 operierten Fällen. Langenbecks Arch Klin Chir 282: 264 – 276
5. Bourne RB, Finlay B, Papadopoulos P, Andreae P (1984) The effect of medial meniscectomy on strain distribution in the proximal part of the tibia. J Bone Joint Surg [Am] 66: 1431 – 1437
6. Clancy WG, Graf BK (1983) Arthroscopic meniscal repair. Orthopaedics 6: 1125 – 1129
7. Dandy DJ (1978) Early results of closed partial meniscectomy. Br Med J 1: 1099 – 1101
8. Dann P, Haike H, Rosenbauer K (1969) Experimentelle Untersuchungen zur Frage der totalen oder partiellen Meniskusresektion. Arch Orthop Unfallchir 65: 209 – 219
9. DeHaven KE (1981) Peripheral meniscus repair: An alternative to meniscectomy. Orthop Trans 5: 399 – 400
10. DeHaven KE (1985 a) Meniscus repair in the athlete. Clin Orthop 198: 31 – 35
11. DeHaven KE (1985 b) Editorial comments. Contemp Orthop 10: 50
12. De Haven KE (1985 c) Meniscus repair – open vs. arthroscopic. Arthroscopy 1: 173 – 174
13. DiStefano VJ, Bizzle P (1983) A technique of arthroscopic meniscoplasty. Orthopaedics 6: 1135 – 1139
14. Gillquist J, Oretorp N (1982) Arthroscopic partial meniscectomy. Clin Orthop 167: 29
15. Glinz W (1980) Arthroskopische partielle Meniskektomie. Helv Chir Acta 47: 115 – 119
16. Glinz W (1986) Indikation zum arthroskopisch-operativen Eingriff bei Meniskusverletzungen. H Unfallheilkd 181: 764 – 770
17. Hackenbruch W, Baumgartner R, Müller W, Mendelin R (1987) Meniskusrefixation. Unfallchirurg 90: 73 – 78
18. Hamberg P, Gillquist J, Lysholm J (1983) Suture of new and old peripheral meniscus tears. J Bone Joint Surg [Am] 65: 193 – 197
19. Heatley FW (1980) The meniscus – can it be repaired? J Bone Joint Surg [Br] 62: 397 – 402
20. Hendler RC (1984) Arthroscopic meniscal repair. Clin Orthop 190: 163 – 169
21. Henning CE (1983) Arthroscopic repair of meniscus tears. Orthopaedics 6: 1130 – 1132

22. Henning CE, Jolly BL, Scott GA (1984) Intraarticular meniscus repair: An examination of healing parameters. Orthop Trans 8: 500 – 501
23. Hughston JC, Eilers AF (1973) The role of the posterior oblique ligament in repairs of acute medial (collateral) ligament tears in the knee. J Bone Joint Surg [Am] 55: 923 – 940
24. Jackson JP (1968) Degenerative changes in the knee after meniscectomy. Br Med J 2: 525 – 527
25. Jakob RP, Stäubli HU (1985) Indikation, instrumentelle Technik und Ergebnisse der arthroskopischen Meniscus-Refixation. In: Hofer H (Hrsg) Fortschritte in der Arthroskopie. Enke, Stuttgart, S 58 – 72
26. King D (1936) The healing of semilunar cartilages. J Bone Joint Surg 18: 333 – 342
27. Krause MS, Pope MH, Johnson RJ, Wilder DJ (1976) Mechanical changes in the knee after meniscectomy. J Bone Joint Surg [Am] 58: 599 – 604
28. Kurosawa H, Fukabayashi T, Nakajima H (1980) Load-bearing mode of the knee joint. Clin Orthop 149: 283 – 290
29. Löhnert J, Raunest J (1984) Die partielle arthroskopische Meniskusresektion. Chirurg 55: 474 – 479
30. Lysholm J, Gillquist J (1981) Endoscopic meniscectomy – a follow-up study. Int Orthop 5: 265 – 270
31. McGinty JB, Geuss LF, Marvin RA (1977) Partial or total meniscectomy. J Bone Joint Surg [Am] 59: 763 – 766
32. Morgan CD, Casscells SW (1986) Arthroscopic meniscus repair: A safe approach to the posterior horns. Arthroscopy 2: 3 – 12
33. Price CT, Allen WC (1978) Ligament repair in the knee with preservation of the meniscus. J Bone Joint Surg [Am] 60: 61 – 65
34. Rosenberg T, Scott S, Paulos L (1985) Arthroscopic surgery: Repair of peripheral detachment of the meniscus. Contemp Orthop 10: 43 – 50
35. Rosenberg TD, Scott SM, Coward DB, Dunbar WH, Ewing JW, Johnson CL, Paulos LE (1986) Arthroscopic meniscal repair evaluated with repeat arthroscopy. Arthroscopy 2: 14 – 20
36. Scapinelli R (1968) Studies of the vasculature of the human knee joint. Acta Anat 70: 305 – 331
37. Stone RG, VanWinkle GN (1986) Arthroscopic review of meniscal repair: Assessment of healing parameters. Arthroscopy 2: 77 – 81
38. Tapper EM, Hoover NW (1969) Late results after meniscectomy. J Bone Joint Surg [Am] 50: 517 – 526
39. Veth RP, Heeten GJ, Jansen HW, Nielsen HK (1983) Repair of the meniscus: An experimental investigation in rabbits. Clin Orthop 175: 258 – 262
40. Walker PS, Erkman MJ (1975) The role of the menisci in force transmission across the knee. Clin Orthop 109: 184 – 192
41. Warren RF (1985) Arthroscopic meniscal repair. Arthroscopy 1: 170 – 172
42. Wirth CR (1981) Meniscus repair. Clin Orthop 157: 153 – 160

Meniskustransplantation

D. Kohn, K. A. Milachowski und C. J. Wirth

Orthopädische Klinik der MH Hannover im Annastift e. V., Heimchenstraße 1 – 7,
D-3000 Hannover 61

Die totale Meniskektomie verändert die Lastübertragung im Kniegelenk [4]. Sie fördert das Entstehen einer Gonarthrose [2]. Die totale Meniskektomie verursacht eine Knieinstabilität [1]. Das Innenmeniskushinterhorn ist ein Synergist des vorderen Kreuzbandes [8]. Sein Fehlen gefährdet den Erfolg nach vorderer Kreuzbandrekonstruktion [14].

V. Bühren und H. Seiler (Hrsg.)
Hefte zur Unfallheilkunde, Heft 199
© Springer-Verlag Berlin Heidelberg 1988

Aus diesen Tatsachen ergibt sich die Notwendigkeit der bestmöglichen Erhaltung des Meniskus, seiner Wiederherstellung oder seines Ersatzes. Für den Ersatz bieten sich 3 Möglichkeiten an: Der autoplastische Ersatz [5], der alloplastische Ersatz [12] oder die Meniskustransplantation unter Verwendung eines homologen Transplantates [7]. Die vorliegende Studie beschreibt die tierexperimentellen Ergebnisse und erste klinische Erfahrungen mit der Meniskustransplantation.

Material und Methodik

Tierexperimentelle Vorarbeiten

Der Schafmeniskus ist in Form, Funktion und Ernährung dem menschlichen Meniskus ähnlich [7]. Unsere Tierversuche erfolgten sämtlich an einjährigen weiblichen Merinoschafen. 30 Tiere wurden operiert. Ersetzt wurde jeweils der mediale Meniskus. 15mal haben wir nach Meniskektomie einen autologen, tiefgefrorenen Meniskus transplantiert. 15mal wurde ein autologer lyophilisierter und gammastrahlensterilisierter Meniskus implantiert. Das Transplantat wurde mit atraumatischem nichtresorbierbarem Nahtmaterial an der Gelenkkapsel fixiert. Durch eine partielle Achillessehnenresektion wurden die Tiere zur temporären Entlastung des operierten Beines gezwungen. Nach 12 Wochen hatte sich die Sehne bei allen Schafen regeneriert, und es wurden beide Hinterläufe gleich belastet. Nach 6, 12, 24 und 48 Wochen erfolgte die Auswertung der Versuchsgruppen.

Zu keinem Zeitpunkt waren Abstoßungsreaktionen histologisch nachweisbar. Bereits nach 6 Wochen war der Meniskus eingeheilt. Nach 12 Wochen zeigte die Mikroangiographie die Ausbildung eines neuen Gefäßnetzes im transplantierten Meniskus. Während sich im histologischen Präparat des lyophilisierten Transplantates ein vollständiger Umbau des Meniskus mit Fibroblastenproliferation und neugebildeter kollagener Faserstrukturierung fand, hatte beim tiefgefrorenen Transplantat kein Umbau, sondern lediglich eine Revaskularisierung stattgefunden. Die biomechanische Auswertung der Transplantate ließ eine zunehmende Belastbarkeit über den Versuchszeitraum von 6 – 48 Wochen erkennen. Auch nach 48 Wochen war jedoch keine dem normalen Meniskus identische Festigkeit vorhanden. Nur 75 – 80% der normalen Belastbarkeit wurden erreicht.

Klinische Anwendung

Patienten

Aufgrund der durchgeführten Tierexperimente erschien die Meniskustransplantation auch für die klinische Anwendung erfolgversprechend. Wir führten sie seit dem 24. 5. 84 in 23 Fällen durch. Die Indikation wurde gestellt bei symptomatischer anteromedialer Knieinstabilität und Zustand nach totaler medialer Meniskektomie. Es handelt sich um 20 Männer und 3 Frauen mit einem Durchschnittsalter von 30 Jahren (21 – 45 Jahre). Die Knieverletzung lag zum Operationszeitpunkt 11 Monate bis 8 Jahre zurück. Bei allen Patienten erfolgte gleichzeitig der Ersatz des vorderen Kreuzbandes durch das freie mittlere Patellarsehnendrittel [13].

In 20 Fällen war eine zusätzliche Approximierung des femoralen Innenbandansatzes erforderlich.

Um eine frühfunktionelle Nachbehandlung zu ermöglichen, wurde bei 22 Patienten eine äußere Umleitung durchgeführt [3]. In einem Fall erfolgte bei lateraler Instabilität die Traktopexie.

Transplantate

17 lyophilisierte und 6 tiefgefrorene Menisken wurden transplantiert. Die tiefgefrorenen Menisken wurden nach den für die Knochentransplantation gültigen Richtlinien entnommen, untersucht und aufbewahrt. Die immunologische Verträglichkeit wurde nach der Methode von Terasaki [10] sowie Terasaki u McClelland [11] beurteilt. Dieses Verfahren beruht auf dem HLA-System.

Operationstechnik

Die Operationstechnik entspricht weitgehend unserem Routineverfahren zur Behebung einer veralteten anteromedialen Knieinstabilität vom Grad II oder III [14].

Der Zugang zum Gelenk erfolgt über einen medialen Hockeyschlägerschnitt. Bei Elongation des medialen Kollateralbandes wird dieses femoral ausgemeißelt und nach distal umgeklappt. Damit ist die gesamte Randleiste des medialen Meniskus einsehbar (Abb. 1). Auch bei intaktem Seitenband gelingt die Darstellung der Randleiste über eine zweite Kapselinzision an der Hinterkante des Innenbandes. Der Meniskusersatz wird vor dem Kreuzbandersatz durchgeführt.

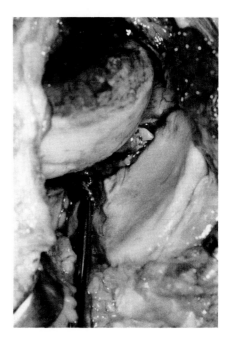

Abb. 1. Medialer Kondylus und mediales Plateau sind nach Ausmeißeln des Innenbandes einsehbar. Bei veralteter anteromedialer Instabilität fehlt das vordere Kreuzband, der Innenmeniskus wurde zu einem früheren Zeitpunkt exstirpiert. Indikation zu Kreuzbandersatz und Meniskustransplantation

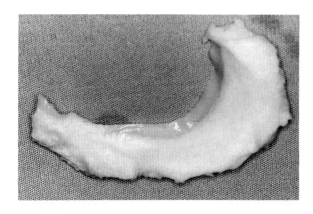

Abb. 2. Lyophilisiertes gammastrahlensterilisiertes, bereits rehydriertes Meniskustransplantat. Zunächst erfolgt das Einpassen und Zurechtschneiden auf die erforderliche Größe

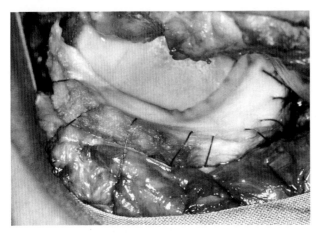

Abb. 3. Meniskustransplantat in situ. Die Fäden, die den Meniskus mit der Kapsel verbinden, sind noch nicht verknüpft

Zunächst wird das Transplantat passend zugeschnitten (Abb. 2). Dann erfolgt die Verankerung von Hinterhorn und Vorderhorn und schließlich die Fixierung an der Kapsel (Abb. 3).

Nachbehandlung

Nach 4 Tagen wird ein Bewegungsspielraum von 0 – 30 – 60° freigegeben. Bei Entlassung sind 0 – 30 – 90° erlaubt. Die limitierende Bewegungsschiene wird 12 Wochen postoperativ getragen. Vollbelastung ist nach 14 Wochen erlaubt. Metallentfernung und Arthroskopie erfolgen 3 Monate bis 2 Jahre postoperativ.

Ergebnisse

Komplikationen traten bei 3 Patienten auf. In 2 Fällen kam es zu rezidivierenden Kniegelenkergüssen in den ersten beiden postoperativen Wochen. In 1 Fall mußte bei intraartikulärer Infektion mit Staphylococcus aureus die erneute Arthrotomie mit Débridement und Gelenkspülung erfolgen. Unter hochdosierter resistenzgerechter Antibiotikatherapie kam der Infekt zur Ausheilung.

22 der 23 Patienten konnten klinisch nachuntersucht werden. Der Nachuntersuchungszeitraum betrug 5 Monate bis 2,5 Jahre. 16 Patienten wurden zusätzlich anläßlich der Metallentfernung arthroskopiert.

Alle Kniegelenke waren subjektiv und objektiv stabil. Eine Druckschmerzhaftigkeit in Höhe des medialen Gelenkspalts fand sich bei 2 Patienten. Im 1. Fall war es 15 Monate nach der Kapselbandrekonstruktion zu einem neuerlichen Rotationstrauma des Kniegelenkes gekommen. Arthroskopisch zeigte sich ein Lappenriß im Hinterhornbereich des transplantierten Meniskus, der unter Sicht des Endoskops saniert werden konnte. Im 2. Fall war bei fest angeheiltem Transplantat lediglich eine erhebliche synoviale Reaktion im Randleistenbereich arthroskopisch als Ursache des klinischen Befundes zu identifizieren.

In 2 Fällen fand sich arthroskopisch ein nicht eingeheiltes, weitgehend resorbiertes Meniskustransplantat. Die Operation lag 5 Monate bzw. 2 Jahre zurück. Klinisch waren beide Patienten beschwerdefrei. In 5 Kniegelenken war der Meniskus auf 1/3 seiner ursprünglichen Größe zusammengeschrumpft (Abb. 4).

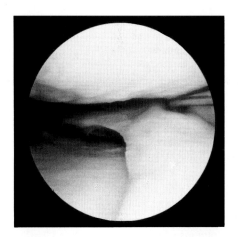

Abb. 4. Lyophilisierter Meniskus 1 Jahr nach Implantation. Der Meniskus ist auf 1/3 seiner ursprünglichen Masse geschrumpft. Die Verankerung ist stabil

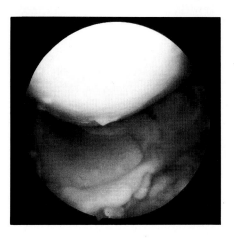

Abb. 5. Tiefgefrorener Meniskus 6 Monate nach Implantation. Der Meniskus ist auf 2/3 seiner ursprünglichen Masse geschrumpft. Die Verankerung ist stabil

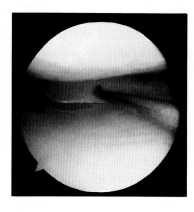

Abb. 6. Lyophilisierter Meniskus 1 Jahr nach der Implantation. Der Meniskus ist fest eingeheilt, er ist endoskopisch von einem intakten medialen Meniskus kaum zu unterscheiden

Tabelle 1. Arthroskopische Nachkontrollen nach Meniskustransplantation

	Anzahl	Eingeheilt	Größe		Fehlend/Riß
			Unverändert	Reduziert	
<1 Jahr implantiert	15	14 (93%)	8 (53%)	6 (40%)	1 (7%)
>1 Jahr implantiert	8	6 (75%)	2 (25%)	6 (75%)	2 (25%)

In 5 Fällen war eine Reduktion auf etwa 2/3 erfolgt (Abb. 5). Bei 4 Patienten war das Transplantat von einem intakten Meniskus arthroskopisch nicht zu unterscheiden (Abb. 6). Tabelle 1 gibt eine Übersicht über die arthroskopischen Befunde.

Diskussion

Folgt man den biomechanischen Überlegungen von W. Müller, so ist der mediale Meniskus als wichtiger Bestandteil der dorsomedialen Kapselecke ein Synergist des vorderen Kreuzbandes [8]. Ein Ersatz des Kreuzbandes ohne gleichzeitigen Ersatz eines zu einem früheren Zeitpunkt exstirpierten Meniskus erscheint damit fragwürdig. Zumindest wird der Bandersatz in seiner Umbauphase [9] bereits erheblichen mechanischen Belastungen unterworfen und erleidet so möglicherweise eine Elongation. Weder die frühen Versuche von Lexer [5] noch der alloplastische Meniskusersatz [12] führten zu brauchbaren Ergebnissen. Über das Schicksal der Menisken beim Ersatz des gesamten Tibiaplateaus mit frischen autologen Transplantaten nach Tibiakopffrakturen ist nichts bekannt, da nur radiologische Nachkontrollen erfolgten [6].

Nachdem unsere Tierexperimente die Einheilung tiefgefrorener und lyophilisierter Menisken beim Schaf gezeigt hatten, ohne daß es zu Abstoßreaktionen kam, wurde die Methode in die Klinik übernommen. Die bisherigen Resultate erlauben keine abschließende Beurteilung. Einerseits war die Kniestabilität bei allen nachuntersuchten Patienten gut und sehr gut, andererseits zeigen die endoskopischen Kontrollen eine Abnahme der Masse des implantierten Materials im Laufe der Zeit.

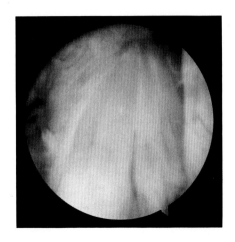

Abb. 7. Intaktes straffes und vaskularisiertes Patellar-sehnendrittel 18 Monate nach dem Einbau. Bei diesem Patienten war gleichzeitig der Meniskus ersetzt worden

Beim Fehlen immunologischer Reaktionen bietet das synergistische Meniskustransplantat dem Kreuzbandersatz in der kritischen Umbauphase Schutz vor mechanischer Überlastung (Abb. 7). Wir halten die Meniskustransplantation im Rahmen des vorderen Kreuzbandersatzes beim meniskektomierten Knie für gerechtfertigt.

Literatur

1. Cargill AO, Jackson JP (1976) Bucket-handle tear of the medial meniscus. A case for conservative surgery. J Bone Joint Surg [Am] 58: 248 – 251
2. Fairbank TJ (1948) Knee joint changes after meniscectomy. J Bone Joint Surg [Br] 30: 664 – 670
3. Kohn D, Kolb M, Münch OE, Wirth CJ (1986) Verlust des vorderen Kreuzbandes – extraartikuläre Stabilisierung. Prakt Sporttraumatol Sportmed 2: 20 – 24
4. Kummer B (1987) Biomechanische Bedeutung der Kreuzbänder und der Menisci. In: Refior HJ, Hackenbroch MH, Wirth CJ (Hrsg) Der alloplastische Ersatz des Kniegelenks. Thieme, Stuttgart New York S 6 – 10
5. Lexer E (1931) Die gesamte Wiederherstellungschirurgie. Barth, Leipzig
6. Locht RC, Gross AE, Langer F (1984) Late osteochondral allograft resurfacing for tibial plateau fractures. J Bone Joint Surg [Am] 66: 328 – 335
7. Milachowski KA (1985) Meniskusrefixation – Meniskustransplantation – tierexperimentelle Untersuchungen am Schaf. Habilitationsschrift, Universität München
8. Müller W (1982) Das Knie: Form, Funktion und ligamentäre Wiederherstellungschirurgie. Springer, Berlin Heidelberg New York
9. Noyes Fr, Butler DL, Grood ES et al. (1984) Biomechanical analysis of human ligament grafts used in knee-ligament repair and reconstruction. J Bone Joint Surg [Am] 66: 344 – 352
10. Terasaki PJ (1980) Histocompatibility testing. UCLA Tissue Typing Laboratory, Los Angeles CA
11. Terasaki PJ, McClelland JD (1964) Microdroplet assay of human serum cytotoxins. Nature 204: 998
12. Toyonaga T, Uezaki N, Chikama H (1983) Substitute meniscus of teflon-net for the knee joint of dogs. Clin Orthop 179: 291
13. Wirth CJ, Münch OE (1986) Eine neue Technik der vorderen Kreuzbandplastik. Orthop Praxis 22: 781 – 784
14. Wirth CJ, Jäger M, Kolb M (1984) Die komplexe vordere Knieinstabilität. Thieme, Stuttgart

III. Vorderes Kreuzband

Principles for reconstruction of the Anterior Cruciate Ligament

Jan Gillquist

Department of Orthopaedic surgery, University Hospital, S-581 81 Linköping, Sweden

No matter what treatment modality is used, there will remain a group of patients for whom rehabilitation is not enough and who need a reconstruction of the anterior cruciate ligament (ACL). The first treatment modality in cases with chronic instability should be rehabilitation because at least 2/3 of nonselected patients will become satisfied with their knee function after a training program. The remaining fraction, which in our situation is about 20% of all treated patients with old ACL instability, will need some surgery. There are many techniques for reconstruction of the ACL. Initially intraarticular techniques based on autologous tissue transfer were mostly used. The procedure described by Jones (1963) was popular until its drawbacks led to the development of extraarticular procedures but when bad long term results became apparent a return to intraarticular reconstruction of the ACL took place.

Anatomy

In order to achieve better results than with the old Jones technique, results of studies of ACL anatomy were integrated into a more refined technique for reconstruction. Our studies on cadaver knees showed that the normal ACL has a mean length of 31 mm. In 90° knee flexion the ligament makes a 28° angle with the midcoronal plane of the femur. The anterior width of the femoral notch was 21 ± 3 mm (Odensten and Gillquist 1985). The posterior opening of the notch measured in the mean 23 mm (Good et al. 1987). In a consecutive series of patients with old instability, the mean notch width measured 15 mm. In cases with acute ruptures of the ACL, the anterior notch width was significantly smaller than in normal persons (Good et al. 1987). The midpoints of the femoral and tibial attachments of the ACL were placed at an isometric distance from each other over the full range of motion. Attachment sites outside these points led to change in the inter attachment distance with flexion and extension. The biggest change (30%) was found with an over-the-top position on the femur (Odensten and Gillquist 1985). A position posterior to the anatomic insertion led to relaxation of the graft with flexion of the knee whereas an anterior position resulted in increased tension. The tolerance to position depends on the substitute used. With a stiff and strong substitute, precision becomes mandatory. Then, placement outside the isometric position will lead to either rupture of the substitute or a decreased range of motion. The precision with a new instrumentation described by us (Odensten and Gillquist 1985) is much higher than with free hand positioning of the drill channels. Drilling is done within ± 2 mm of the anatomic attachment in more than 70% of the cases.

V. Bühren und H. Seiler (Hrsg.)
Hefte zur Unfallheilkunde, Heft 199
© Springer-Verlag Berlin Heidelberg 1988

Operative technique

This anatomic information was used to design an operative procedure based on a drill guide system.

Principles

The drill guide is designed to reproduce the normal length and position of the anterior cruciate. The substitute describes a straight line in both the frontal and lateral planes. This is desirable in order to diminish the load at the bone-ligament interface and to avoid abrasion of bone or ligament. A straight line in the lateral plane can obviously not be achieved in all positions within the range of motion. The ideal would probably be to have a straight line in both planes somewhere within the working range of motion, e. g., 0° – 70° of flexion. Under operating conditions 35° of flexion would be difficult to identify. Therefore we selected 90° of flexion as an easily defined compromise. Thus the drill guide system will result in an isometric position of the substitute with a straight line in both planes in 90° of flexion. In the frontal plane the angle between the ligament and the long axis of the femur should be as close to 10° as possible. A larger angle will result in unacceptable torque at the femoral insertion site which may lead to rupture.

Technique

The system includes a guide frame, a guide pin, cannulated drills, a two way router, a notch measuring tool and a strain gauge/tensioning device. The system can be used with arthroscopy but the preparation of the notch to the normal 21-mm width is more predictable with a miniarthrotomy through a 4 – 5 cm incision. The notch plasty, which involves only the opening of the notch, is very important for the survival of the graft. The knee is flexed to 90°. This position must be maintained until the ligament is pulled through the channels. The drill guide is inserted over the midpoint of the tibial attachment for the ACL. It is important to remove all soft tissue from the tibial insertion site otherwise the alignment will be incorrect. Before inserting the guide pin, the drill guide handle should be horizontal. The guide pin exits on the lateral aspect of the lateral femur condyle, where a separate incision is made. The guide pin is overdrilled with a cannulated reamer of the desired size. For an artificial substitute like the Stryker dacron prosthesis, a 5-mm channel is selected, for a patellar tendon strip an 8-mm reamer would be used. The two way router is used to bevel the inner ends of the bony channels. A test ligament with an X-ray-opaque thread is pulled through, coupled to the strain gauge distally, and clamped on the outside of the lateral condyle. A change in intraarticular length during extension and flexion can be observed on the strain gauge with an accuracy of 0.5 mm (1.5%). Furthermore, the test ligament can be seen on the X-ray image intensifier screen. This is necessary to exclude impingement of osteophytes or bony edges on the substitute in the notch. Impingement is destructive especially to a synthetic ligament. When the course of the test ligament in both extension and flexion is within set tolerances, the real substitute is implanted. It is put under tension with the tensioning device applied to the tibial end. The tensioning device is locked and the laxity of the knee is examined with a laxity tester (Stryker Corp., Kalamazoo, USA). The tension of the substitute is adjusted until the total laxity of the normal and operated knees are the same.

This technique has been used in more than 120 operations with artificial ligaments. Our experiences have been good and no adverse reactions have been encountered. Our experience leads to some important factors in reconstruction of the ACL with a prosthesis:

1. An isometric position is necessary. Ingrowth into the tunnels is dependent on the fixation of the prosthesis. Motion in the tunnels will destroy ingrowth. Motion also increases the risk of synovial leakage.

2. A tight fit between the tunnels and the prosthesis will increase stability and ingrowth and diminish motion and synovial leakage.

3. Motion and nonaxial load transmitted to the tunnel openings will lead to erosion of bone or ligament rupture and laxity.

4. Tension of the substitute should be adjusted to equal the laxity of the normal knee.

5. Fibrous ingrowth into the intraarticular portion of the prosthesis occurs if it is properly placed.

6. Excessive rotation of the tibia or excessive extension will eventually rupture the substitute. The ligament depends on competent peripheral structures.

7. A notchplasty to create a normal width is necessary to avoid abrasion and rupture of the ligament.

8. Measurement of the laxity with a laxity tester is important during surgery and during follow up.

References

Jones KG (1970) Reconstruction of the anterior cruciate ligament using the central one-third of the patellar ligament. J Bone Joint Surg 52-A: 1302

Odensten M, Gillquist J (1985) Functional anatomy in anterior cruciate ligament surgery. J Bone Joint Surg 67A: 257 – 262

Odensten M, Gillquist J (1985) A modified technique in anterior cruciate ligament surgery using a new drillguide. Clin Orthop 198: 87 – 93

Good L, Odensten M, Gillquist J (1987) Intercondylar notch measurement with special implications on ACL reconstructive surgery. In manuscript.

Ersatz des vorderen Kreuzbandes mit alloplastischem Material

Frühergebnisse mit dem PTFE-Band

K. P. Benedetto

Universitätsklinik für Unfallchirurgie, Anichstraße 35, A-6020 Innsbruck

Durch zahlreiche experimentelle Untersuchungen über die Anatomie des vorderen Kreuzbandes [19, 31, 33, 35], die primäre Zugfestigkeit von autologen Ersatzmaterialien [2, 21, 31, 33, 34], die Vaskularisation und Remodellierung von Transplantaten [2, 3, 5, 6, 7, 14, 18, 30,

V. Bühren und H. Seiler (Hrsg.)
Hefte zur Unfallheilkunde, Heft 199
© Springer-Verlag Berlin Heidelberg 1988

31, 33], die Bedeutung der Sekundärstabilisatoren und die frühfunktionelle Nachbehandlung [2, 22, 31] wurden die Ergebnisse der autologen Kreuzbandersatzplastiken verbessert.

Als häufigstes autologes Ersatzmaterial werden das Lig. patellae in verschiedenen Variationen [1, 6, 10, 16, 18, 24, 25], die Semitendinosus- und Grazilissehne [12, 27, 40] und der Tractus iliotibialis [15, 17, 28, 32] verwendet.

Das nach erfolgloser Rekonstruktion mit autologem Material noch immer instabile Kniegelenk stellt aber auch heute noch ein Problem dar. Für diese Problemfälle ist neben dem Allograft der alloplastische Bandersatz eine Alternative [4, 8, 11, 23, 26, 36, 37, 38]. Der Vorteil der Kunststoffimplantate liegt in ihrer stabilen Verankerung femoral und tibial und der damit unmittelbar postoperativ möglichen Belastungsstabilität.

Von seiten der Industrie wurden im letzten Jahrzehnt verschiedene Kunststoffbänder entwickelt, die entweder als Kreuzbandprothese allein oder zur Augmentation von autologem Material verwendet werden können.

Die wesentlichen derzeit am Markt befindlichen Implantate sind:
– Dacronband,
– Gore-Tex-Prothese,
– Kohlefaserband,
– Kennedy-LAD-Band,
– Leeds-Keio-Band
– Trevira-Höchst-Band,
– Xenograftimplantat.

Die Implantate unterscheiden sich alle untereinander in ihrem Verhalten bezogen auf primäre Zugfestigkeit, Elastizität, das Einwachsen im Knochen und im Durchwachsenwerden von Synovia [1, 8, 9, 13, 26, 36, 37, 38]. Entsprechend den Laboruntersuchungen der einzelnen Implantate unterscheiden sich diese jedoch auch hinsichtlich ihrer Zugfestigkeit, Elastizität und dem Verhalten beim Einwachsen in den Knochen sowie der Remodellierung gegenüber dem normalen Kreuzband.

Material und Methodik

In der folgenden Studie wurde das PTFE-Band als alleiniger Ersatz des vorderen Kreuzbandes verwendet. Diese Kreuzbandprothese besteht aus reinem gerecktem Polytetrafluorethylen, dessen Einzelfaden in 180 Schlingen gelegt und an beiden Enden verschmolzen wird, so daß Ringe für die Schraubenfixation entstehen. Mikrostrukturell besteht das PTFE-Band aus 70% Luft und ist charakterisiert durch geknüpfte Fibrillen mit mindestens 60 μ Länge.

Das poröse Material erlaubt das Einwachsen von Osteozyten.

Die primäre Zugfestigkeit beträgt 5300 N und verringert sich im Laborversuch nach zyklischer Dauerbeanspruchung, getestet mit der Instronmaschine, nach 85 Mio. Zyklen auf 1300 N [8, 9].

Die erforderliche Ausreißkraft aus dem Knochenkanal 6 Monate postoperativ nach Implantation im Tierversuch beträgt 1800 N.

Die Steifheit des Materials ist wesentlich höher als die des normalen vorderen Kreuzbandes.

An der Universitätsklinik für Unfallchirurgie in Innsbruck wurden seit November 1983 20 Gore-Tex-Prothesen als alleiniger Ersatz des vorderen Kreuzbandes implantiert. Die Implantation dieser Kunststoffprothese erfolgte in allen Fällen arthroskopisch. In 3 Fällen wurde ein Ersatz des vorderen Kreuzbandes mit dem Gore-Tex-Band durch eine Miniarthrotomie durchgeführt, kombiniert jedoch mit einer korrigierenden Osteotomie am Unterschenkel und gleichzeitiger Plattenstabilisierung wegen bestehender Achsenfehlstellung.

In 3 weiteren Fällen wurde das Gore-Tex-Band als Ersatz des hinteren Kreuzbandes verwendet, wenn auch die Implantation dieses Kunststoffbandes von seiten der Firma für das hintere Kreuzband wegen der vermehrten Angulation der Bohrkanäle nicht offen empfohlen wird.

In 3 weiteren Fällen wurde in einer Sitzung sowohl das vordere als auch das hintere Kreuzband mit einer Gore-Tex-Bandprothese in der Cross-over-Technik implantiert (Tabelle 1).

Tabelle 1. Gore-Tex-Prothesen

Ersatz des vorderen Kreuzbandes arthroskopisch	Geschlecht	Alter	Implantation	Voroperation
		34	11. 11. 83	4
		26	26. 01. 84	3
		39	02. 03. 84	5
		38	30. 03. 84	3
		47	18. 05. 84	2
		49	25. 09. 84	4
		38	28. 09. 84	2
		59	17. 01. 85	2
		61	03. 04. 85	–
		48	17. 04. 85	2
		19	21. 08. 85	5
		43	10. 09. 85	3
		47	09. 12. 85	2
		29	09. 02. 85	3
		26	19. 02. 86	2
		51	23. 05. 86	3
		49	21. 01. 87	2
		58	04. 03. 87	1 (Myelomeningozele)
		21	05. 02. 87	2
		19	27. 05. 87	2
Vorderes Kreuzband + Osteotomie				
		39	14. 02. 86	1
		55	11. 07. 86	1
		56	21. 02. 87	1
Hinteres Kreuzband				
		43	06. 03. 85	4
		21	26. 03. 85	–
		39	05. 05. 86	1
Vorderes + hinteres Kreuzband				
		21	01. 03. 85	–
		39	29. 04. 87	4
		47	20. 05. 87	1

Für die Nachuntersuchung wurden die Patienten ausgewertet, bei denen ein vorderer Kreuzbandersatz arthroskopisch bzw. in Kombination mit einer Osteotomie durchgeführt wurde und deren Operation mindestens 6 Monate zurücklag.

Operationsindikation (Tabelle 2)

Tabelle 2. Indikation zur Operation

1. Instabilität im täglichen Leben nach bereits zwei vorangegangenen erfolglosen autologen Rekonstruktionen
2. Patienten mit genereller Bandlaxität
3. Instabilität kombiniert mit Varus- oder Valgusgonarthrose
4. Patienten, die nicht mit Krücken mobilisiert werden können (zervikaler Plexusschaden nach Motorradunfall)
5. Patienten mit Amputation des anderen Beines
6. Rekonstruktion bei Patienten über 50 Jahre
7. Soziale Indikation

Operationstechnik

In Allgemein- oder Epiduralanästhesie wird nach Anlegen der pneumatischen Blutsperre bei rechtwinklig gebeugtem Kniegelenk eine diagnostische Arthroskopie durchgeführt und evtl. vorhandene Meniskusschäden behoben.

Interkondyläre Osteophyten werden durch Einbringen einer Zapfenfräse medial-paraligamentär abgeschliffen.

Anschließend wird über dem lateralen Femurkondylus eine 3 cm lange Inzision angelegt, die Faszie längsgespalten und der Vastus lateralis nach ventral weggehoben. Nun wird von der Lateralseite des Femurs ein 2-mm-Stift zum lateralen Anteil des Planum popliteum eingebracht. Dabei ist wegen einer möglichen Schädigung des Gefäß-Nerven-Bündels besonders vorsichtig vorzugehen.

Anschließend wird der 2-mm-Stift mit einer 8-mm-Fräse überbohrt, die scharfen Kanten werden abgerundet. Nun wird mit einem gebogenen Raspatorium zwischen dorsaler Gelenkkapsel und der lateralen Femurrolle im Over-the-top-Bereich in das Kniegelenk eingegangen. Zur Verbesserung der Isometrie wird im Over-the-top-Bereich mit der gebogenen Feile eine Grube gefräst, damit das Transplantat näher zum natürlichen Ursprung zu liegen kommt.

Anschließend wird von dorsal ein Mersilenband nach intraartikulär durchgezogen und mit dem Häkchen über die anteromediale Stichinzision herausgeführt. Nach Anlegen einer 3 cm langen Inzision über der medial-proximalen Schienbeinfläche wird subperiostal auf die Kortikalis eingegangen. Unter arthroskopischer Sicht wird nun ein 2-mm-Stift zum Ansatz des vorderen Kreuzbandes eingebracht und anschließend mit der 8-mm-Fräse überbohrt.

Wiederum werden die scharfen Kanten mit der Zapfenfräse abgerundet.

Mit einem Häkchen wird durch den tibialen Bohrkanal das Mersilenband intraartikulär gefaßt und tibial herausgeführt, so daß ein femoral-tibialer Durchzug entsteht.

Nach Längenmessung wird das Gore-Tex-Band der entsprechenden Länge zuerst durch den tibialen Bohrkanal intraartikulär und anschließend durch den femoralen Bohrkanal herausgeführt.

Das Transplantat wird zuerst femoral mit einer Schraube verankert. Anschließend wird distal des tibialen Schraubenloches die Kortikalis abgefräst um wegen des dort dünnen Haut-Weichteil-Mantels ein Vorstehen der Schraube und des Bandes zu vermeiden.

Nach Vorspannen des Transplantates wird das Gore-Tex-Band tibial ebenfalls mit einer Kortikalisschraube fixiert.

Nachbehandlung

Noch am Unfalltag erfolgt die physikotherapeutische Übungsbehandlung mit Bewegungsübungen und isometrischem Muskeltraining.

Postoperativ wurde bei allen Patienten eine Brace angelegt, um durch unvorhergesehene Hyperextension des Kniegelenks eine eventuelle Schraubenlockerung oder einen -ausriß zu vermeiden. Die Brace wurde 6 Wochen getragen, die Mobilisation mit voller Belastung unmittelbar postoperativ begonnen.

Ergebnisse

In dieser Studie sind 22 Patienten eingeschlossen (12 weibliche, 10 männliche). Der Nachuntersuchungszeitraum betrug 6 – 45 Monate (im Mittel 20,5 Monate).

Postoperative Beweglichkeit (Tabelle 3)

Bei 3 Patienten kam es zu einem Extensionsverlust von 5°, bei einem Patienten zu einem Extensionsverlust von 10°.

Bei 2 Patienten kam es zu einer Einschränkung der Beugung im Seitenvergleich um 5°.

Stabilität

Während beim Lachman-Test sich eine gute klinische Stabilität zeigte, trat beim vorderen Schubladentest in 90° bei 2 Patienten eine Instabilität von ++ als Folge des nicht isometrischen, sondern femoral zu weit dorsal herausgeführten Bandverlaufs auf.

Tabelle 3. Beweglichkeit

Extensionsverlust		Flexionsverlust	
5°	3	5°	2
5° – 10°	1	5° – 10°	–
>10°	–	>10°	–

Messung mit dem Arthrometer Kt 1000 (Tabelle 4, Abb. 1)

Die Messung mit dem Arthrometer Kt 1000 bei 90 N ergab in 2 Fällen weniger Tibiatranslation in der Sagialtebene auf der operierten als auf der gesunden Seite. Dies wurde durch maximale Spannung und Fixation der Kreuzbandprothese in 30°-Flexion verursacht und zeigt die verminderte Elastizität.

Die vermehrte Stabilität resultierte in einer verminderten Extension.

Tabelle 4. Stabilität

Lachmann	(20°)	Schublade	(90°)
negativ	16	negativ	6
+	5	+	8
++	1	++	6
+++	–	+++	–
	Pivot Shift		
	negativ	22	
	positiv	–	

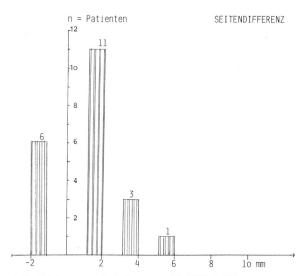

Abb. 1. Messung mit Arthrometer Kt 1000, 90 N

Komplikationen (Tabelle 5)

Bei einem Patienten kam es nach Mobilisierung zum Auftreten eines Hämatoms femoralseitig, das jedoch unter konservativer Therapie ausheilte.

Eine Synovitis, die häufigste Komplikation, trat bei 3 Patienten während des 1., bei 4 weiteren Patienten während der ersten 3 postoperativen und bei einem Patienten während 9 Monaten auf. Bei diesem Patienten wurde wegen persistierender Ergußbildung nach 6 Monaten eine arthroskopische Synovektomie durchgeführt. Trotzdem hielt die chronische Synovitis bei diesem Patienten, dem in der vorangegangenen Stabilisierung alio loco ein Xenograftimplantat eingesetzt wurde, an.

Es erfolgte nach 9 Monaten wegen Schraubenlockerung und beginnender Synovialfistel der Prothesenausbau.

Eine komplette Ruptur der Gore-Tex-Prothese wurde im bisherigen Nachuntersuchungszeitraum nicht beobachtet. Bei einer Kontrollarthroskopie anläßlich der Metallentfernung nach Korrekturosteotomie wurde der Bruch einiger Gore-Tex-Fasern verifiziert, trotz erhaltener Kniestabilität.

Tabelle 5. Komplikationen

Hämatom		1
Synovitis	(1 Monat)	3
	(3 Monate)	4
	(3 Monate)	1[a]
Infektion		–
Ruptur der Prothese		
	komplett	–
	inkomplett	1
Schraubenlockerung		1[a]
Synoviafistel		1[a]
Prothesenausbau		1[a]

[a] Derselbe Patient

Diskussion

Beim Ersatz des vorderen Kreuzbandes unter Verwendung von autologem Material wie Patellarsehne, Grazilis- bzw. Semitendinosussehne oder Fascia lata werden in der Literatur zwischen 70 und 85% guter bis sehr guter Ergebnisse berichtet [2, 6, 7, 10, 12, 16, 24, 25, 27, 31, 32, 39, 40].

Durch vermehrte Grundlagenforschung hinsichtlich Transplantatfestigkeit, Stabilität der Verankerung, Revaskularisation sowie durch subtile Operationstechnik und mit Rekonstruktion der sekundären Stabilisatoren des Kniegelenks sind die Ergebnisse jedoch verbessert worden [2, 3, 18, 19, 21, 22, 30, 31, 33, 34, 35].

Kosmetisch störende Narben können heute nicht mehr als Negativum bei der autologen Ersatzplastik angesehen werden, da die Inzisionen für die Transplantatentnahme klein sind und eine arthroskopisch oder arthroskopisch assistierte Implantation ebenso möglich ist wie bei Kunststoffbändern. Der wesentliche Nachteil der autologen Bandrekonstruktion ist die aufwendige und langwierige Rehabilitation, die durch das Einwachsen und die Remodellierung des Transplantats erforderlich ist.

Der Vorteil der Kunststoffimplantate liegt darin, daß sie uneingeschränkt zur Verfügung stehen und daß sie arthroskopisch unter geringer Traumatisierung des Kniegelenks implantiert werden.

Dennoch bedürfen diese Implantate einer kritischen Betrachtung, da es sich dabei um nicht biologische Materialien handelt.

Den Laboruntersuchungen zufolge handelt es sich zwar um biologisch inerte Materialien, die jedoch bei Fragmentierung eine Fremdkörperreaktion hervorrufen können, welche zu einer chronischen Synovitis führt. Die mechanischen Eigenschaften, bezogen auf Zugfestigkeit, sind teilweise besser als beim normalen Kreuzband, die Elastizität dieser Fremdmaterialien verhält sich jedoch umgekehrt proportional ihrer Zugbelastung [1, 8, 9, 13, 20, 23, 26, 36, 37, 38].

Nach langen experimentellen Untersuchungen und nach klinischer Erprobung wurde im Juni dieses Jahres von der FDA (Food and Drug Administration) in Amerika lediglich das Gore-Tex-Band als permanente Prothese nach mindestens einer erfolglosen Kreuzbandersatzoperation mit autologem Material und das Kennedy-LAD nur in der Augmentationstechnik nach Marshall zugelassen.

Wir haben die Gore-Tex-Prothese bei konservativer Indikationsstellung seit 1983 verwendet. Die klinischen Ergebnisse sind bisher zufriedenstellend, insbesondere wenn man berücksichtigt, daß es sich um eine negative Auslese eines zu operierenden Patientengutes handelt. Dennoch sind diese Ergebnisse in ihrer Gesamtheit als Frühergebnisse zu betrachten.

Alle Patienten müssen weiterhin sorgfältig und regelmäßig kontrolliert werden, denn eine objektive Aussage über die Haltbarkeit und die Wertigkeit dieses Implantates kann frühestens 5 Jahre nach Implantation bei großem Patientenkollektiv, aber kleiner Anzahl der Operateure gemacht werden.

Literatur

1. Alexander H, Parsons RJ, Strauchler DJ (1981) Canine patellar replacement with polyactic acid polymer-filamentous carbon degrading scaffold to form new tissue. Orthop Rev. 10: 41 – 51
2. Alm A (1973) Survival of part of patellar tendon transposed for reconstruction of the anterior cruciate ligament. Acta Chir Scand 139: 443 – 447
3. Arnoczky SP, Targuin GB, Marshall JL (1982) Anterior cruciate ligament replacement using patellar tendon. An evaluation of graft revascularization in the dog. J Bone Joint Surg [Am] 64: 217 – 224
4. Benedetto KP (1984) Die Technik der arthroskopischen KZB-Plastik. Chirurg 55: 756 – 759
5. Benedetto KP (1985 a) Der Ersatz des vorderen Kreuzbandes mit dem vasculär gestielten zentralen Drittel des Ligamentum patellae. I Morphologische Grundlagen. Unfallchirurg 88: 182 – 188
6. Benedetto KP (1985 b) Der Ersatz des vorderen Kreuzbandes mit dem vasculär gestielten zentralen Drittel des Ligamentum patellae. II Operationstechnik und Ergebnisse. Unfallchirurg 88: 189 – 197
7. Benedetto KP, Glötzer W (1987) ACL-Replacement by vascularized patellar tendon. Ital J Sports Traumatol 9/Vol 4: 255 – 270
8. Bolton W (1985) The Gore-Tex expanded PTFE prosthetic ligament – A biomechanical update. 2nd Annual Symposium: Prosthetic Ligament Reconstruction of the Knee, Palm Springs
9. Bolton W, Bruchmann B (1983) Mechanical and biological properties of the Gore-Tex expanded polytetrafluoroethylene (PTFE) prosthetic ligament. Aktuel Probl Chir Orthop 26: 40 – 51
10. Brückner J (1966) Eine neue Methode der Kreuzbandersatzplastik. Chirurg 37: 413 – 414
11. Burri C, Neugebauer R (1981) Technik des alloplastischen Bandersatzes mit Kohlefaser. Unfallchirurgie 7: 289 – 297

12. Cho KO (1975) Reconstruction of the anterior cruciate ligament by semitendinosus tenodesis. J Bone Joint Surg [Am] 57: 608 – 612
13. Contzen H (1983) Alloplastischer Bandersatz im Tierversuch. Aktuel Probl Chir Orthop 25: 66 – 69
14. Crock HV (1967) The blood supply of the lower limb bones in man. Livingstone, Edinburgh London
15. Ellison AE (1979) Distal iliotibial band transfer for anterolateral rotatory instability of the knee. J Bone Joint Surg [Am] 61: 330 – 337
16. Eriksson E (1976) Reconstruction of the anterior cruciate ligament. Orthop Clin North Am 7: 167 – 179
17. Fox JM (1980) Extraarticular stabilization of the knee joint for anterior instability. Clin Orthop 147: 56 – 61
18. Ginsberg JH, Whiteside LA, Piper TL (1980) Nutrient pathways in transferred patellar tendon used for anterior cruciate ligament reconstruction. Am J Sports Med 8: 15 – 18
19. Girgis FG, Marshall JL, Monajem A (1975) The cruciate ligaments of the knee joint. Anatomical, functional and experimental analysis. Clin Orthop 106: 216 – 231
20. Grood ES, Noyes FR (1976) Cruciate ligament prosthesis; strength creep and partigue proberties. J Bone Joint Surg [Am] 58: 1083 – 1088
21. Hertel P (1980) Verletzung und Spannung von Kreuzbändern. Hefte Unfallheilkd 142
22. Hughston JC, Eilers AF (1973) The role of the posterior oblique ligament tears in repairs of acute medial ligament tears of the knee. J Bone Joint Surg [Am] 55: 923 – 940
23. Jenkins DHR, McKibbin G (1980) The role of flexible carbon-fibre implants as tendon and ligament substitutes in clinical practice. J Bone Joint Surg [Br] 62: 497 – 499
24. Johnson RJ, Eriksson E, Haggmark T, Pope MH (1984) Five to ten year fellow-up after reconstruction of the anterior cruciate ligament. Clin Orthop. 183: 122 – 140
25. Jones KG (1963) Reconstruction of the anterior cruciate ligament. A technique using the central one third of the patellar ligament. J Bone Joint Surg [Am] 45: 925 – 932
26. Kai-Nan AN (1985) Biomechanical Evaluation of Xenograft CLR. 2nd Annual Symposium: Prosthetic Ligament Reconstruction of the Knee, Palm Springs
27. Lindemann K (1950) Über den plastischen Ersatz der Kreuzbänder durch gestielte Sehnenverpflanzung. Z Orthop 79: 316 – 334
28. Losee RE, Johnston TR, Southwick WD (1978) Anterior subluxation of the lateral tibial plateau. J Bone Joint Surg [Am] 60: 1015 – 1030
29. Malcolm LL, Dale MD, Stone ML, Sachs R (1985) The measurement of anterior knee laxity after ACL reconstructive surgery. Clin Orthop 196: 35 – 41
30. McFarland EG, Morrey BF, Kai AN, Wood MB (1986) The relationship of vascularity and water content to tensile strength in a patellar tendon replacement of the ACL in dogs. Am J Sports Med 14: 436 – 448
31. Müller W (1982) Das Knie. Springer, Berlin Heidelberg New York
32. Nicholas JA, Minkoff J (1978) Iliotibial band transfer through the intercondylar notch for combined anterior instability (JTPT procedure). Am J Sports Med 6: 341 – 353
33. Noyes FR, Butler DL, Paulos LE, Grood ES (1983) Intraarticular cruciate reconstruction – Perspectives on graft stength, vascularization and immediate emotion after replacement. Clin Orthop 172: 71 – 77
34. Noyes FR, Butler DL, Grood ES, Zernicke RF, Hefzy MS (1984) Biomechanical analysis of human ligament grafts used in knee ligament repair and reconstruction. J Bone Joint Surg [Am] 66: 344 – 352
35. Odensten M, Gillquist J (1985) Functional anatomy of the anterior cruciate ligament and a rationale for reconstruction. J Bone Joint Surg [Am] 67: 257 – 262
36. Park JP, Grana WA, Chitwood JS (1985) High-strength Dacron augmentation for cruciate ligament reconstruction. 2nd Annual Symposium: Prosthetic Ligament Reconstruction of the Knee, Palm Springs
37. Roth JH (1985) Simultaneous clinical follow-up of polyprophylene augmented and non-augmented anterior cruciate ligament reconstruction. 2nd Annual Symposium: Prosthetic Ligament Reconstruction of the Knee, Palm Springs
38. Seedholm BB (1985) The Leeds Keio ligament. 2nd Annual Symposium: Prosthetic Ligament Reconstruction of the Knee, Palm Springs

39. Zariczny B (1983) Reconstruction of the anterior cruciate ligament using free tendon graft. Am J Sports Med 3: 164 – 176
40. Zarins B, Rowe CR (1986) Combined anterior cruciate ligament reconstruction using semitendinosus tendon and iliotibial tract. J Bone Joint Surg [Am] 68: 160 – 177

Augmentationsplastik mit synthetischen Bandmaterialien bei der vorderen Knieinstabilität

L. Gotzen und T. Werlich

Klinik für Unfallchirurgie, Klinikum der Philipps-Universität, Baldinger Straße, D-3550 Marburg

Die chirurgische Rekonstruktion eines frisch verletzten vorderen Kreuzbandes (VKB) und sein autologer Ersatz stellen nach wie vor ein schwieriges, noch nicht zufriedenstellend gelöstes traumatologisches Problem dar. Dafür ist das VKB eine zu komplexe Struktur. Aber auch keine der z. Z. angebotenen Bandprothesen aus synthetischem Material kann für sich in Anspruch nehmen, das VKB mit seinen einzigartigen mechanischen und biologischen Eigenschaften vollwertig und langfristig zu ersetzen.

Obwohl wir wissen, daß wir mit unseren operativen Maßnahmen nur näherungsweise physiologische Kreuzbandverhältnisse erreichen können, ist es unser Bestreben, das VKB nach einer Ruptur zu rekonstruieren und, wenn dies nicht möglich ist oder eine veraltete Verletzung vorliegt, durch körpereigenes Material zu ersetzen, um die Gelenkstabilität dauerhaft mit biologisch aktivem Bandgewebe, das regenerations- und an funktionelle Beanspruchung adaptationsfähig ist, sicherzustellen.

Sowohl nach einer Rekonstruktion als auch nach einem autologen Ersatz des VKB bedarf es jedoch langer Zeiträume, bis sich das reparierte Band und das Biotransplantat zu einem belastbaren, biomechanisch funktionierenden Stabilisator regeneriert haben [1, 8, 12, 20, 21]. In der frühen postoperativen Phase weisen die Strukturen nur eine geringe Zugfestigkeit auf, die sich erst mit zunehmender Bandheilung und Transplantatrevaskularisierung allmählich steigert. Auch Biotransplantate mit hoher Primärstabilität erfahren infolge nekrotisierender Prozesse einen beträchtlichen Festigkeitsverlust [3, 7, 16].

Repariertes Band und Transplantat sind daher in hohem Maße gefährdet, durch mechanische Überlastung eine Überdehnung, Lockerung oder Zerreißung zu erleiden, wenn nicht über einen genügend langen Zeitraum eine effektive Band- und Transplantatprotektion vorgenommen wird [4, 6, 23].

Andererseits sind auf die biologischen Strukturen einwirkende, auf den Regenerationsprozeß abgestimmte funktionelle Belastungen erforderlich als mechanischer Stimulus für einen bandstabilen morphologischen Umbau [5, 24].

Um mit mehr Sicherheit bei der Rekonstruktion und beim Ersatz des VKB das Behandlungsziel der bioligamentären Gelenkstabilität zu erreichen, bietet es sich an, eine Verstärkungsplastik mit synthetischem Material durchzuführen.

V. Bühren und H. Seiler (Hrsg.)
Hefte zur Unfallheilkunde, Heft 199
© Springer-Verlag Berlin Heidelberg 1988

Biomechanisches Konzept der Augmentation

Charakteristika des Augmentationsmaterials

Das biomechanische Konzept der Augmentationsplastik besteht zum einen darin, mit Hilfe des synthetischen Partners die primäre Stabilitätslücke zu schließen und damit die biologischen Strukturen in der vulnerablen Frühphase vor mechanischer Überlastung zu schützen, ohne auf eine frühfunktionelle Nachbehandlung und forcierte Rehabilitation zur Vermeidung von Immobilisationsschäden verzichten zu müssen.

Der zweite wesentliche biomechanische Aspekt der Augmentation ist der graduell zunehmende Belastungstransfer von dem synthetischen Bandmaterial auf das körpereigene Bandgewebe, damit sich dieses ohne schädliche Traumatisierung morphologisch an die vermehrte Belastung anpassen kann und letztlich vollständig die Stabilitätsfunktion übernimmt.

Für die Augmentation der Rekonstruktion des VKB verwenden wir ein 10 mm breites PDS-Band mit initialer Reißfestigkeit von 700 N (Abb. 1). PDS ist ein alipathischer Polyester, dessen Abbau ausschließlich durch Hydrolyse erfolgt. Der Reißkraftabfall des geflochtenen PDS-Bandes ist gegenüber dem PDS-Faden deutlich verzögert. Wie tierexperimentelle Untersuchungen gezeigt haben, weist das PDS-Band nach 8 Wochen noch ca. 60% seiner Ausgangsfestigkeit im Kniegelenk auf [25]. Weiterhin konnte nachgewiesen werden, daß das PDS-Band als Leitschiene für einsprossendes Bindegewebe wirkt. Aus Abb. 2 ist die biomechanische Konzeption der Verstärkungsplastik mit PDS-Band bei der Rekonstruktion des VKB ersichtlich.

Für die Verstärkung des Ersatzes des VKB, den wir als osteoligamentäres Transplantat aus dem Kniescheibenband entnehmen, wird das aus Polypropylen gefertigte, 6 mm breite Kennedy-LAD verwendet (s. Abb. 1). Es besitzt eine Zugfestigkeit von 1500 N und eine Reißdehnung von 22%. Nach 1 Mio. Belastungszyklen zwischen 50 und 500 N wurde ein Festigkeitsverlust von 9% festgestellt. Biokompatibilität und Langzeitverhalten sind ausgiebig untersucht worden. Es wurde kein Abbau und nur eine geringe Materialzerrüttung beim tierexperimentellen Kreuzbandersatz nachgewiesen. Einwachsen von fibrösem Gewebe konnte nur an der Bandoberfläche nachgewiesen werden. Einwachsen von Knochensubstanz in das Polypropylengeflecht findet nicht statt [20]. In Abb. 3 wird die biomechanische Konzeption der Verstärkungsplastik mit dem Kennedy-LAD beim autologen Ersatz des VKB gezeigt.

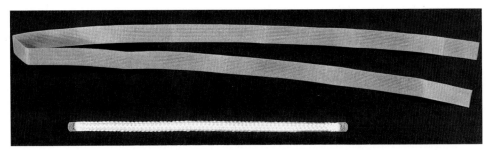

Abb. 1. 10 mm breites PDS-Band zur Augmentation der Rekonstruktion des VKB, 6 mm breites Kennedy-LAD zur Augmentation des Ersatzes des VKB

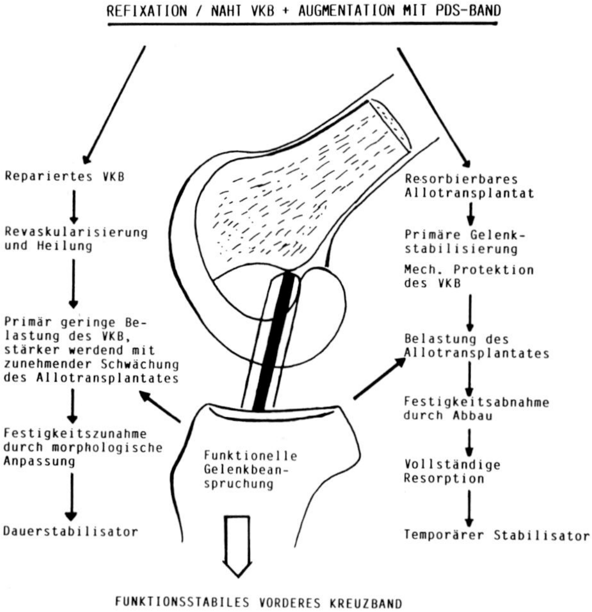

REFIXATION / NAHT VKB + AUGMENTATION MIT PDS-BAND

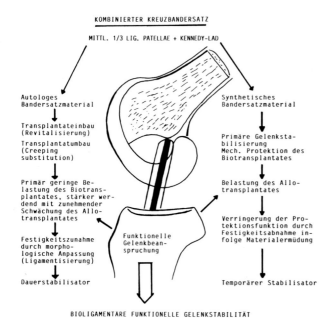

Repariertes VKB

Revaskularisierung
und Heilung

Primär geringe Be-
lastung des VKB,
stärker werdend mit
zunehmender Schwächung
des Allotransplantates

Festigkeitszunahme
durch morphologische
Anpassung

Dauerstabilisator

Resorbierbares
Allotransplantat

Primäre Gelenk-
stabilisierung

Mech. Protektion
des VKB

Belastung des
Allotransplantates

Festigkeitsabnahme
durch Abbau

Vollständige
Resorption

Temporärer Stabilisator

Funktionelle
Gelenkbean-
spruchung

FUNKTIONSSTABILES VORDERES KREUZBAND

Abb. 2. Biomechanische Konzeption der kombinierten Rekonstruktion des VKB

KOMBINIERTER KREUZBANDERSATZ

MITTL. 1/3 LIG. PATELLAE + KENNEDY-LAD

Autologes
Bandersatzmaterial

Transplantateinbau
(Revitalisierung)

Transplantatumbau
(Creeping
substitution)

Primär geringe Be-
lastung des Biotrans-
plantates, stärker wer-
dend mit zunehmender
Schwächung des Allo-
transplantates

Festigkeitszunahme
durch morpho-
logische Anpassung
(Ligamentisierung)

Dauerstabilisator

Synthetisches
Bandersatzmaterial

Primäre Gelenksta-
bilisierung
Mech. Protektion des
Biotransplantates

Belastung des Allo-
transplantates

Verringerung der Pro-
tektionsfunktion durch
Festigkeitsabnahme in-
folge Materialermüdung

Temporärer Stabilisator

Funktionelle
Gelenkbean-
spruchung

BIOLIGAMENTÄRE FUNKTIONELLE GELENKSTABILITÄT

Abb. 3. Biomechanische Konzeption des kombinierten Ersatzes des VKB

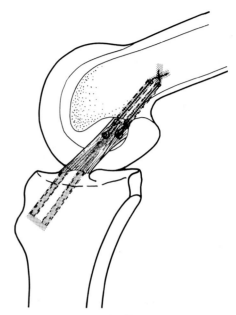

Abb. 4. Transossäre Refixation des VKB bei femoralem Abriß und femurnaher Ruptur, Augmentation mit PDS-Band

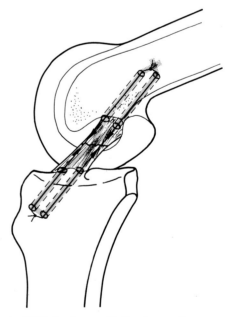

Abb. 5. Nahtvereinigung bei intraligamentärer Ruptur des VKB durch gegenläufige transossäre Fadenführung. Augmentation mit PDS-Band

Rekonstruktion des vorderen Kreuzbandes

Bei den femoralen Abrissen und den femoralen Bandrupturen mit kurzem Reststumpf an der proximalen Insertionsstelle wird das VKB entsprechend seiner beiden Hauptbündel mit 2 hintereinander plazierten monophilen, langsam resorbierbaren Fäden (PDS, Stärke 0) gefaßt. Um die femoralen Durchzugskanäle korrekt zu plazieren, was für die Bandisometrie unbedingt erforderlich ist, wird das Kniegelenk um 120 – 130° gebeugt. Dadurch kommt die Bandansatzstelle weit nach vorne, und unter Sicht werden mit dem 2,7-mm-Bohrer im Zentrum der Bandinseration 2 parallele Durchzugskanäle nach lateral außen gebohrt.

Durch den Tibiakopf wird von ventromedial aus ebenfalls mit dem 2,7-mm-Bohrer jeweils ein Durchzugskanal in den anteromedialen und posterolateralen Ansatz des VKB gebohrt.

Durch diese Kanäle wird das PDS-Band in das Gelenk eingezogen, ohne das VKB wesentlich zu traumatisieren. Die beiden Schenkel des PDS-Bandes werden überkreuzt und zusammen mit den PDS-Fäden durch die femoralen Durchzugskanäle nach lateral außen geführt. Die Überkreuzung des PDS-Bandes soll den physiologischen Verlauf des VKB nachahmen und die Isometriebedingungen verbessern. Bei 20°-Kniebeugung wird das PDS-Band angespannt und über die Knochenbrücke zwischen den beiden Bohrkanälen in sich verknotet. Das gleiche geschieht mit den PDS-Fäden, mit denen das VKB angeschlungen ist (Abb. 4).

Beim wesentlich selteneren tibialen Abriß des VKB gehen wir identisch vor. Besondere Sorgfalt ist beim Bohren der femoralen Durchzugskanäle geboten, um das Band nicht weiter zu schädigen. Das PDS-Band wird von femoral in das Gelenk geführt, überkreuzt und zusammen mit den PDS-Fäden, mit denen das abgerissene VKB gefaßt ist, durch die tibialen Bohrkanäle nach außen geleitet. PDS-Band und PDS-Fäden werden bei 20°-Kniebeugung über die Knochenbrücke in sich verknotet.

Bei intraligamentärer Ruptur erscheint uns eine Nahtvereinigung des VKB nur dann sinnvoll, wenn die Fäden eine feste Verankerung in den Bandstümpfen finden und diese unter Straffung breitbasis adaptiert werden können. Dazu werden die Bandenden jeweils mit 2 PDS-Fäden gefaßt. Die Anlage der tibialen und femoralen Durchzugskanäle erfolgt in gleicher Weise wie bei der femoralen und tibialen Fixation des VKB. Die PDS-Fäden werden gegenläufig durch die tibialen und femoralen Bohrkanäle nach außen geleitet. Das PDS-Band wird von tibial aus in das Gelenk eingezogen, überkreuzt und durch die femoralen Durchzugskanäle nach außen geführt. Es wird bei 20°-Kniebeugung angespannt und in sich verknotet. Die PDS-Fäden werden tibial und femoral über die jeweilige Knochenbrücke verknotet (Abb. 5).

Ersatz des vorderen Kreuzbandes

Den Ersatz des VKB nehmen wir mit einem freien Transplantat aus dem mittleren Drittel des Lig. patellae mit beidseits anhängendem Knochen vor.

Als Vorteile dieses Transplantatmaterials sind anzuführen:
– einfache Gewinnung des Transplantates,
– keine wesentliche Beeinträchtigung des Streckapparates,
– keine Opferung anderer Stabilisatoren,
– ausreichende Transplantatlänge,
– hohe Ausgangszugfestigkeit,
– stabile Verankerungsmöglichkeit,

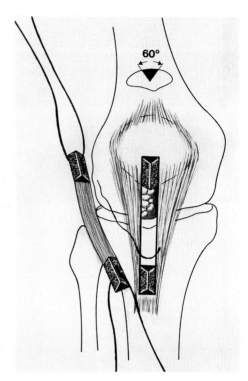

Abb. 6. Entnahme des osteoligamentären Transplantates. Die Knochenblöcke werden mit einem Trochanterband angeschlungen. Adaptation der beiden Schenkel des Lig. patellae mittels fortlaufender Naht

- sichere biologische Fixation durch knöcherne Einheilung,
- rasche Revaskularisierung und gute morphologische Integration.

Die Knochenlamellen des Transplantates aus der Patella und Tuberositas tibiae werden mit einem Trochanterband angeschlungen (Abb. 6). Das zur Verstärkung verwendete Kennedy-LAD wird nicht auf den Patellarsehnenstreifen aufgesteppt, sondern wir umhüllen mit fortlaufender Naht den synthetischen mit dem biologischen Partner, so daß das LAD als zentraler Stabilisator in dem Biotransplantat liegt (Abb. 7). Entscheidend für die Transplantatisometrie, der für den Behandlungserfolg größere Bedeutung zukommt, ist die korrekte Plazierung der Durchzugstunnel. Wie entsprechende Untersuchungen gezeigt haben [14, 15, 29], muß der femorale Tunnel im proximalen und kranialen Bereich der Ansatzstelle liegen. Der tibiale Tunnel muß im anteromedialen Areal der Bandinsertion im Gelenk münden.

Clancy et al. [8] nennen diese exzentrische Tunnelplazierung „off center placement" (Abb. 8). Die Knochentunnel werden über zuvor korrekt plazierte Kirschner-Drähte gefräst. Bei 120- bis 130°-Kniebeugung wird der Kirschner-Draht durch die vordere Arthrotomie hindurch unter Sicht im dorsokranialen Bereich der lateralen Kondylenwange angesetzt und parallel zum Tibiakopfplateau unter einem Winkel von ca. 30° zur Femurlängsachse nach lateral außen gebohrt, so daß er ventral das Septum intermusculare und ca. 4 cm proximal des Epicondylus lateralis suprakondylär austritt. Über den Draht wird retrograd der Knochentunnel von 9 mm Durchmesser gefräst. Der tibiale Tunnel wird in Höhe der Tuberositas tibiae von ventromedial aus in den anteromedialen Ansatzbereich des VKB gebohrt (Abb. 9 und 10).

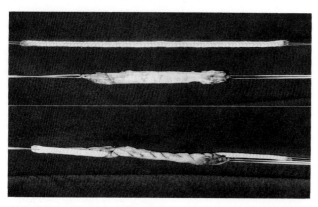

Abb. 7. Transplantat und Kennedy-LAD. Das Polypropylenband wird auf die Außenfläche des Transplantates plaziert, um die ossäre Einheilung der Knochenblöcke nicht zu gefährden, und in das biologische Material eingenäht

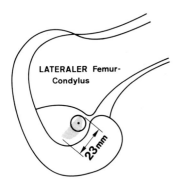

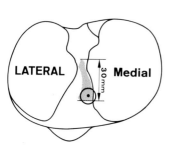

Abb. 8. Off center placement der Knochentunnel in den Bandansatzstellen zur Erlangung einer optimalen Transplantatisometrie

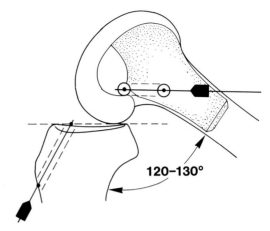

Abb. 9. Anlage der Transplantattunnel mit einer Fräse über zuvor plazierte Kirschner-Drähte. Für das korrekte Einbringen des femoralen Kirschner-Drahtes wird das Kniegelenk um 120 – 130° gebeugt. Retrogrades Fräsen des proximalen Tunnels

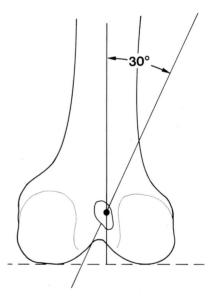

Abb. 10. Verlaufsrichtung des femoralen Tunnels. Um eine stärkere Abknickung des Transplantates zu vermeiden, wird der Tunnel in einem Winkel von ca. 30° zur Femurlängsachse angelegt

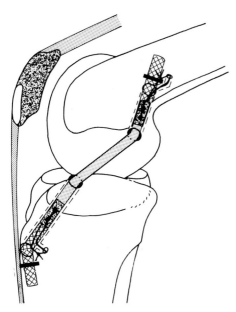

Abb. 11. Lage des Kombitransplantates in den Knochentunneln und im Gelenk. Tibiale und femorale Staplefixation des Kennedy-LAD. Transossäre Verankerung des Trochanterbandes beidseits

Das Kombitransplantat wird durch den tibialen Tunnel in das Gelenk eingeführt und anschließend durch den femoralen Kanal nach außen geleitet. Abweichend von der Kennedy-Technik [26] fixieren wir das LAD beidseitig (Abb. 11).

Zunächst wird das tibiale Ende mit einem Staple stabil verankert, das Trochanterband hingegen separat über eine Knochenbrücke verknotet. Dann wird das Transplantat angespannt und das Kniegelenk durchbewegt. Die Isometriebedingungen können dann als optimal erfüllt gelten, wenn in einem Bewegungsausmaß von 0 – 90° die Transplantatverschiebung im femoralen Tunnel unter 2 mm liegt [13]. Bei 20°-Kniebeugung und unter einem Zug von 40 N wird das Kennedy-LAD mit einem Staple an die Femurmetaphyse fixiert, während das Trochanterband wiederum über eine Knochenbrücke verankert wird. Mit dem gewonnenen Bohrmehl werden die Durchzugstunnel dicht ausgestopft.

Sowohl bei der Rekonstruktion als auch beim Ersatz des VKB führen wir zusätzlich eine Traktopexie durch, indem der Tactus iliotibialis mit 3 – 4 kräftigen, im Septum intermusculare laterale verankerten Nähten an die Linea aspera herangezogen wird.

Nachbehandlung und Rehabilitation

Aufgrund der wirksamen Verstärkung des autologen Bandmaterials gestalten sich Nachbehandlung und Rehabilitation wesentlich einfacher und effektiver. Vom 1. postoperativen Tag an wird mit isometrischen Muskelanspannungsübungen und passiver Kniebewegung auf der Motorschiene begonnen. Die Patienten werden frühzeitig an Gehstützen mit angelegtem

Knieprotektor mobilisiert. Zur Zeit der Entlassung am 8. – 10. postoperativen Tag, wobei auf der Motorschiene meist ein Bewegungsausmaß von 10 – 90° erreicht ist, erhalten die Patienten einen Oberschenkelbewegungsverband aus Kunststoff, in dem das Kniegelenk zwischen 10 und 80° bewegt werden kann und der bis zur 6. postoperativen Woche getragen wird. Danach wird wiederum ein Knieprotektor angelegt, den die Patienten für die krankengymnastischen Kräftigungs- und Bewegungsübungen ohne Limitierung des Bewegungsumfanges abnehmen. Im Knieprotektor dürfen sie eine Teilbelastung von 20 kg durchführen. Volle Belastbarkeit kann in der Regel nach 10 – 12 Wochen gestattet werden.

Krankengut und Ergebnisse

Im Zeitraum von Januar 1985 bis Juni 1987 wurden an der Unfallchirurgischen Klinik der Philipps-Universität Marburg 95 akute und 55 chronische vordere Instabilitäten des Kniegelenks operativ versorgt. Während die Verstärkung mit dem PDS-Band von Anfang an bei der Rekonstruktion des VKB zur Anwendung kam und bei insgesamt 46 Patienten in dem genannten Zeitraum durchgeführt wurde, ist die Augmentationsplastik mit dem Kennedy-LAD beim Ersatz des VKB mit freiem Lig.-patellae-Transplantat erst seit März 1986 in Anwendung. Sie wurde bis Juni 1987 14mal bei akuten und 18mal bei chronischen Instabilitäten vorgenommen.

Aus Tabelle 1 ist die Versorgung der Läsion des VKB bei den 95 akuten vorderen Instabilitäten ersichtlich. An dieser Stelle sollen nur die Behandlungsergebnisse von den Patienten vorgestellt werden, bei denen eine PDS-Augmentationsplastik vorgenommen wurde und der Eingriff zum Zeitpunkt der Nachuntersuchung über 1 Jahr zurücklag. Von 22 Patienten konnten 18 im Durchschnitt 21 Monate (12 – 29 Monate) nach der Operation einbestellt werden. Neben der klinischen Evaluation wurde das Kniearthrometer KT 1000 zur Überprüfung der Stabilitätssituation eingesetzt [10]. Weiterhin wurden zur Ergebnisklassifizierung der Marshall-Score [19] und der Lysholm-Score [18] herangezogen.

Bei den nachuntersuchten 18 Patienten handelte es sich um 11 Männer und 7 Frauen mit einem Durchschnittsalter von 32 Jahren. In 14 Fällen war sportliche Betätigung die Ursache für die Knieverletzung.

Bei 10 Patienten wurde allein das VKB rekonstruiert, während bei 8 Patienten zusätzlich mediale Kapselbandläsionen versorgt werden mußten. Meniskusläsionen wurden bei 7 Patienten in Form einer Teilresektion oder Refixation, schwere Knorpelschäden bei 6 Patienten mittels Chondrektomie und Pridie-Bohrung mitversorgt.

Tabelle 1. Versorgungstechniken der Läsion des VKB bei 95 akuten vorderen Knieinstabilitäten

Naht/Refixation	13
Naht/Refixation + PDS-Band	46
Schraubenrefixation	5
Straffung + PDS-Band	3
Ersatz (1/3 Lig. patellae)	10
Ersatz (1/3 Lig. patellae) + PDS-Band	4
Ersatz (1/3 Lig. patellae) + Kennedy-LAD	14

Bei den Läsionen des VKB handelte es sich 9mal um einen femoralen Abriß, 5mal um eine femurnahe Bandruptur und 4mal um eine intraligamentäre Ruptur im mittleren und distalen Banddrittel.

Die Ergebnisse der klinischen Stabilitätsuntersuchung sind aus Tabelle 2 ersichtlich. Bei 9 Patienten wurde eine geringe vordere Restinstabilität mit einem Lachman-Test und einer vorderen Schublade von 1+ festgestellt, während der Pivot-shift-Test bei 15 Patienten negativ war. Die Messungen mit dem Kniearthrometer KT 1000 bestätigen die Resultate der klinischen Untersuchung. Außer bei den beiden Kniegelenken mit deutlich positivem Lachman-Test wurde instrumentell ein fester Anschlag für das rekonstruierte VKB festgestellt, was sich in einer Compliance ausdrückt, die mit der gesunden Seite vergleichbar war (Tabelle 3).

Die Einteilung der Behandlungsergebnisse nach Marshall- und Lysholm-Score ergab bei 14 bzw. 15 Patienten ein exzellentes und gutes Resultat und bei 4 bzw. 3 Patienten ein befriedigendes Behandlungsergebnis (Tabelle 4). Im Durchschnitt kamen die Patienten beim Marshall-Score auf 43 von 50 möglichen Punkten und beim Lysholm-Score auf 92 von 100 möglichen Punkten.

Tabelle 2. Ergebnisse der klinischen Stabilitätsuntersuchung (n = 18), Rekonstruktion des VKB + PDS-Band, Nachuntersuchung ≈ 21 Monate postoperativ)

	0	+	++	+++
Lachman	7	9	2	–
Vordere Schublade	7	9	1	1
Pivot shift	15	1	2	–

Tabelle 3. Ergebnisse der KT-1000-Messungen (n = 18, Rekonstruktion des VKB + PDS-Band, Nachuntersuchung ≈ 21 Monate postoperativ)

		Operiertes Knie	Kontralaterals Knie	Seitendifferenz
Passive vordere Schublade:	67 N	7,7 ± 2,2	6,0 ± 1,3	1,7 ± 2,0
	89 N	9,1 ± 2,3	7,0 ± 1,4	2,1 ± 2,2
	Compliance	1,4 ± 0,5	1,0 ± 0,3	0,3 ± 0,6
Maximale passive vordere Schublade:		11,4 ± 3,7	9,2 ± 2,0	2,8 ± 3,0
Aktive vordere Schublade		7,9 ± 2,3	6,5 ± 1,7	1,5 ± 2,4

Tabelle 4. Behandlungsresultate nach dem Marshall-Score und Lysholm-Score (n = 18, Rekonstruktion des VKB + PDS-Band, Nachuntersuchung ≈ 21 Monate postoperativ)

	Marshall-Score	Lysholm-Score
Excellent/good	14	15
Fair	4	3
Poor	–	–

Wenn man die 4 Patienten, die nach dem Marshall-Score mit befriedigend einzustufen waren, näher analysiert, so lag bei 2 Patienten eine deutliche Restinstabilität vor. Einer dieser Patienten hatte bereits 4 Wochen nach der Operation sein Kniegelenk voll belastet, bei dem anderen war das PDS-Band tibial nicht über eine Knochenbrücke, sondern nur mit Nähten an das Periost verankert worden. Bei den anderen 2 Patienten standen Schmerzen im Vordergrund. Bei einem dieser Kniegelenke war zum Zeitpunkt der Kapselbandoperation ein ausgeprägter Knorpelschaden mitzuversorgen. Weiter zeigte sich bei beiden Patienten noch ein deutliches Muskeldefizit und eine endgradige Bewegungseinschränkung.

Diskussion

Sowohl bei der Rekonstruktion als auch beim Ersatz des VKB stellt sich das Problem der Band- und Transplantatprotektion, um ohne traumatisierende mechanische Überlastung eine gute Revaskularisation und Regeneration der Bindegewebestrukturen zu erreichen.

Die Ruhigstellung im Stützverband über einen langen Zeitraum verursacht Immobilisationsschäden an allen Gelenkstrukturen [z. B. 11, 17, 27] und kann nicht sicher verhindern, daß es nicht doch zu schädlicher Belastung auf Band und Transplantat kommt.

Andererseits ist das biologische Material auf Belastungsreize angewiesen, um sich zu einem funktionsstabilen Stabilisator transformieren zu können. Dabei stellt sich wiederum das Problem, daß die Beanspruchungen dem Revitalisierungs- und Regenerationsprozeß angepaßt sein müssen. Einerseits müssen sie hoch genug sein, den morphologischen Adaptationsvorgang zu fördern, andererseits niedrig genug, die Bandheilung und den Transplantatumbau nicht zu gefährden.

Eine synthetische Verstärkung stellt für das autologe Material einen wirksamen Schutz in der frühen Heilphase dar.

Ausgehend davon, daß im Laufe der Zeit eine zunehmende Schwächung des synthetischen Materials stattfindet, sei es beim PDS durch hydrolytische Aufspaltung oder beim Kennedy-LAD durch Dehnung und Materialermüdung, vollzieht sich ein allmählicher Belastungstransfer zum autologen Gewebe.

Die Zeit und die Qualität, mit denen dieser Belastungstransfer erfolgt, ist sicherlich von entscheidender Bedeutung für die mechanische Qualität des Bandgewebes sowohl bei der Rekonstruktion als auch beim Ersatz des VKB. Über die biologischen Reaktionen des Band- und Transplantatgewebes auf die wechselnde Biomechanik der kombinierten Bandrekonstruktion liegen noch nicht genügend Erkenntnisse vor, um die morphologischen Regenerations- und Adaptationsvorgänge mit verläßlichen Daten untermauern zu können.

In Übereinstimmung mit Blauth u. Hassenpflug [2] und Tscherne et al. [28], die ebenfalls bei der Refixation des VKB eine Augmentationsplastik mit dem PDS-Band vornehmen, kommen wir nach unseren eigenen Untersuchungen zu dem Schluß, daß die Verstärkung mit diesem Material ein geeigneter Weg ist, mit mehr Sicherheit zu einem funktionsstabilen VKB zu gelangen. Ob dies auch für die Naht der intraligamentären Ruptur gilt, kann anhand unseres derzeit kleinen Nachuntersuchungskollektivs nicht beantwortet werden. Von Tscherne et al. [28] wird eine Nahtvereinigung als wenig aussichtsreich angesehen, was mit der ungünstigen Rupturmorphologie und der schlechten Blutversorgung der Bandstümpfe begründet wird. Sie wird von uns auch dann nur vorgenommen, wenn eine breitbasige Adaptation der Bandenden erreicht wird und das Bandgewebe nicht durch interstitielle Rupturen zusätzlich zu stark traumatisiert ist.

92

Während über das In-vivo-Verhalten des PDS-Materials vom Tierexperiment auf das menschliche Kniegelenk übertragbare Fakten vorliegen, ist dies für das Kennedy-LAD in der von uns vorgenommenen Ersatztechnik nicht der Fall. In einer klinischen Studie berichten Roth et al. [26] über bessere Resultate beim Ersatz des VKB mit Polypropylenbandaugmentation im Vergleich zu einer Kontrollgruppe ohne diese Verstärkung.

Abweichend von der Original-Kennedy-Technik nehmen wir eine femorale und tibiale Staplefixation des Polypropylenbandes vor. Wagner (pers. Mitteilung), der ebenfalls beidseitig eine Bandverankerung vornimmt, hebt die tibiale Verankerung nach 9 Monaten auf, um das nicht knöchern eingeheilte LAD zu lockern und so zu einem Dynamisierungseffekt auf das Biotransplantat zu gelangen. Wir führen keine vorzeitige Stapleentfernung durch und gehen davon aus, daß trotz der beidseitigen Fixation bei forcierter Nachbehandlung und Rehabilitation sowie im Verlauf der vermehrten Beanspruchung der Kniegelenke ein adäquater Belastungstransfer auf das autologe Transplantatgewebe erfolgt. Da es nicht zu einem durch Abbau bedingten Festigkeitsverlust des Polypropylenbandes kommt, kann der Belastungstransfer nur über eine Schwächung des LAD infolge Dehnung und Materialermüdung geschehen. Dieser vollzieht sich sicherlich über einen längeren Zeitraum, worauf die materialtechnischen Prüfungsergebnisse des Polypropylenbandes hinweisen. Wir beabsichtigen, die Staples 2 Jahre nach der Operation zu entfernen und dabei gleichzeitig die Kniegelenke zu arthroskopieren, um neben der klinischen Beurteilung der Behandlungsergebnisse eine direkte visuelle und instrumentelle Kontrolle des Ersatzes des VKB vornehmen zu können.

Literatur

1. Arnoczky SP, Tarvin GB, Marshall JL (1982) Anterior cruciate ligament replacement using patellar tendon: a surgical and morphologic study in dogs. J Bone Joint Surg [Am] 64: 217 – 224
2. Blauth W, Hassenpflug J (1985) Gedanken zur Kreuzbandrekonstruktion unter besonderer Berücksichtigung von synthetischem Ersatzmaterial. Unfallchirurg 88: 118 – 125
3. Butler DL, Noyes FR, Grood ES, Olmstead ML, Hohn RB (1983) The effects of vascularity on the mechanical properties of primate anterior cruciate ligament replacements. Trans Orthop Res Soc 8: 93
4. Cabaud HE, Rodkey WG, Feagin JF (1979) Experimental studies of acute anterior cruciate ligament injury and repair. Am J Sports med 7: 18 – 22
5. Cabaud HE, Chatty A, Gildendorin V, Feltman RJ (1980) The effects of exercise on the strength of the rat anterior cruciate ligament. Am J Sports Med 8: 79 – 86
6. Cabaud HE, Feagin JA, Rodkey WG (1982) Acute anterior cruciate ligament injury and repair reinforced with a biodegradable intraarticular ligament. Am J Sports Med 10: 259 – 265
7. Chiroff RT (1975) Experimental replacement of the anterior cruciate ligament. J Bone Joint Surg [Am] 57: 1124 – 1127
8. Clancy WG, Narechania RG, Rosenberg TD, Gmeiner JG, Wisnefske DD, Lange TA (1981) Anterior and posterior cruciate ligament reconstruction in rhesus monkeys. J Bone Joint Surg [Am] 63: 1270 – 1284
9. Clancy WEG, Nelson DA, Reider B (1982) Anterior cruciate ligament reconstruction using one-third of the patellar ligament, augmented with extraarticular tendon transfers. J Bone Joint Surg [Am] 64: 352 – 359
10. Daniel DM, Malcom LL, Losse G, Stone ML, Sachs R, Burks R (1985) Instrumented measurement of anterior laxity of the knee. J Bone Joint Surg [Am] 67: 720 – 726
11. Enneking WF, Horowitz M (1972) The intraarticular effects of immobilisation on the human knee. J Bone Joint Surg [Am] 54: 973 – 985
12. Eriksson E (1976) Reconstruction of the anterior cruciate ligament. Orthop Clin North Am 7: 167 – 179
13. Graf B (in press) Isometric placement of substitutes for the anterior cruciate ligament. In: Jackson DW (ed) The anterior cruciate deficient knee

14. Hassenpflug J, Blauth W, Rose D (1985) Zum Spannungsverhalten von Transplantaten zum Ersatz des vorderen Kreuzbandes. Unfallchirurg 88: 151 – 158
15. Hoogland T, Hillen B (1984) Intra-articular reconstruction of the anterior cruciate ligament. Clin Orthop 185: 197 – 202
16. Kennedy JC, Roth JH, Mendenhall HV, Sanford JB (1980) Intraarticular replacement in the anterior cruciate ligament deficient knee. Am J Sports Med 8: 1 – 8
17. Laros GS, Tipton CM, Cooper RR (1971) Influence of physical activity on ligament insertions in the knees of dogs. J Bone Joint Surg [Am] 53: 275 – 286
18. Lysholm J, Gillquist J (1982) Evaluation of knee ligament surgery results with special emphasis on use of a scoring scale. Am J Sports Med 10: 150 – 154
19. Marshall JL, Fetto JF, Botero PM (1977) Knee ligament injuries: A standardized evaluation method. Clin Orthop 123: 115 – 129
20. McPherson GK, Mendenhall HV, Gibbons DF et al. (1985) Experimental, mechanical and histological evaluation of the Kennedy ligament augmentation device. Clin Orthop 196: 186 – 195
21. O'Donoghue DH, Rockwood Ca, Frank GR, Jack SC, Kenyon R (1966) Repair of the anterior cruciate ligament in dogs. J Bone Joint Surg [Am] 48: 503 – 519
22. O'Donoghue DH, Frank GR, Jeter GL, Johnson W, Zeiders JW, Kenyon R (1971) Repair and reconstruction of the anterior cruciate ligament in dogs. J Bone Joint Surg [Am] 53: 710 – 718
23. Paulos L, Noyes FR, Grood ES, Butler DL (1981) Knee rehabilitation after anterior cruciate ligament reconstruction and repair. Am J Sports Med 9: 140 – 149
24. Piper TL, Whiteside LA (1980) Early mobilisation after knee ligament repair in dogs: experimental study. Clin Orthop 150: 277 – 282
25. Rehm KE, Schultheis KH (1985) Bandersatz mit Polydioxanon (PDS®). Unfallchirurgie 11: 264 – 273
26. Roth JH, Kennedy JC, Lockstadt H, McCallum CL, Cunning LA (1985) Polypropylene braid augmented and nonaugmented intraarticular anterior cruciate ligament reconstruction. Am J Sports Med 13: 321 – 336
27. Salter RB, Field P (1960) The effects of continous compression on living articular cartilage: An experimental investigation. J Bone Joint Surg [Am] 42: 31 – 49
28. Tscherne H, Lobenhofer P, Blauth M, Hoffmann R (1987) Primäre Rekonstruktion von Kapselbandverletzungen des Kniegelenkes. Orthopäde 16: 113 – 129
29. Wirth CJ, Jäger M, Kolb M (1984) Die komplexe vordere Knie-Instabilität. Thieme, Stuttgart New York

Ersatz des vorderen Kreuzbandes mit autologem Material

Patellarsehne in verschiedenen Variationen

K. P. Benedetto, W. Glötzer, J. Oberhammer und W. Winkler

Universitätsklinik für Unfallchirurgie Innsbruck, Anichstraße 35, A-6020 Innsbruck

Die funktionelle Anatomie des vorderen Kreuzbandes und seine Bedeutung für den physiologischen Bewegungsablauf bei der Roll-Gleit-Bewegung ist Gegenstand zahlreicher experimenteller Untersuchungen [17, 21, 25, 26, 40, 41, 42, 44, 47].

Die pathophysiologischen Folgen der vorderen Knieinstabilität, die gestörte Gelenkmechanik, führen zu sekundären Meniskusschäden, malazischen Veränderungen der Knorpeloberfläche durch rezidivierende Subluxationen des lateralen Tibiaplateaus und zu zunehmender arthrotischer Degeneration des Kniegelenkes [15, 18, 22, 29, 30, 40, 41, 52, 54].

V. Bühren und H. Seiler (Hrsg.)
Hefte zur Unfallheilkunde, Heft 199
© Springer-Verlag Berlin Heidelberg 1988

Zahlreiche Operationsverfahren werden in der Literatur angegeben, um die Instabilität eines Kniegelenkes zu beheben und somit auch die pathophysiologischen Folgen zu verhindern.

Bei den autologen Ersatzplastiken werden verschiedene extraartikuläre Verfahren beschrieben, bei denen durch extraartikuläre Umlenkung der Zug- und Rotationskräfte der Sehnen entsprechender Muskeln oder durch extraartikuläre Fesselung die Subluxation und die Instabilität beseitigt wird [3, 15, 36, 38, 43].

Bei den intraartikulären Ersatzplastiken wird das fehlende vordere Kreuzband direkt ersetzt. Als autologes Material bieten sich dabei die Semitendinosus- oder Grazilissehne [9, 21, 37, 49, 55, 56], der Meniskus [12, 23, 27], Fascia lata [24, 48], oder die Quadrizepssehne [7] an.

Basierend auf den experimentellen Untersuchungen über die Zugfestigkeit [45, 46], die Vaskularisation des Lig. patellae [5, 13, 34, 51] und die Revaskularisation und Remodellierung desselben im Tierversuch [2, 4, 10, 14, 19, 38] findet dieses Transplantat seine häufigste Verwendung als Ersatz des vorderen Kreuzbandes in verschiedenen Variationen [1, 6, 8, 11, 16, 31, 35, 42, 46, 50].

Material und Methodik[1]

In der vorliegenden retrospektiven Studie wurde das Lig. patellae als vaskulär gestieltes Transplantat [6], als freies Knochen-Band-Knochen-Transplantat [8] und als an der Tuberositas gestieltes Transplantat in der Tunnel-Tunnel-Technik (modifiziert nach [31]) verwendet. Insgesamt wurden 177 Patienten nachuntersucht. 150 waren männlichen, 27 weiblichen Geschlechts. Die genaue Aufschlüsselung der einzelnen Operationsgruppen ist Tabelle 1 zu entnehmen.

Eine statistisch signifikante Seitendifferenz bestand in keiner der Untergruppen. Die Altersverteilung lag zwischen 16 und 63 Jahren (Mittelwert 27,8 Jahre).

Nachuntersuchungszeitraum (Tabelle 2)

Der Nachuntersuchungszeitraum betrug zwischen 2 und 10 Jahren. Er liegt bei den vaskulär gestielten Transplantaten niedriger, da diese Technik erst seit Ende 1983 nach ausführlichen anatomischen Studien über die makromorphologische Gefäßversorgung des Lig. patellae [5] von 2 Operateuren an unserer Klinik verwendet wurde. Die klinische Nachuntersuchung wurde durch einen Mitautor durchgeführt, der zum Zeitpunkt der operativen Rekonstruktion und Nachbehandlung nicht mit dem Patientenkollektiv konfrontiert war.

---

[1] Unser Dank gilt dem Institut für Biostatistik und Dokumentation der Universität Innsbruck (Vorstand: Prof. Dr. A. Neiß) für die Unterstützung bei der Erfassung und Auswertung der Computerdaten.

Instabilitätsdauer (Tabellen 3 und 4)

Die Dauer der präoperativen Instabilität beeinflußt das Rekonstruktionsergebnis ebenso wie eine frühe oder gleichzeitig durchgeführte Meniskektomie durch vermehrte arthrotische Degeneration des Gelenkknorpels und vermehrt auftretende Schwellneigung [53].

Tabelle 1. Material und Methodik

	♂	♀	n = 177
Freies Lig. patellae	61	8	69
Vaskulär gestieltes Lig. patellae	61	13	74
Distal gestieltes Lig. patellae	28	6	34

Tabelle 2. Nachuntersuchungszeitraum

Jahre	Freies Lig. patellae	Vaskulär gestieltes Lig. patellae	Distal gestieltes Lig. patellae	n
2 – 4	32	72	19	123
4 – 6	29	2	4	35
6 – 8	2	–	1	3
8 – 10	1	–	6	7
>10	1	–	–	1

Tabelle 3. Präoperative Instabilitätsdauer

	Freies Lig. patellae	Vaskulär gestieltes Lig. patellae	Distal gestieltes Lig. patellae	n
0 – 5 Monate	25	42	10	77
6 – 12 Monate	12	10	12	34
1 – 2 Jahre	7	11	3	21
2 – 3 Jahre	4	7	–	11
3 – 5 Jahre	9	2	4	15
5 Jahre	6	2	3	11

Tabelle 4. Begleitende Meniskusläsion

	Freies Lig.patellae	Vaskulär gestieltes Lig. patellae	Distal gestieltes Lig. patellae
Medial	32	16	9
Lateral	18	9	11

Schubladentest (Tabelle 5)

Die Insuffizienz der sekundären Stabilisatoren sowie eine durchgeführte Meniskektomie beeinflussen die Stabilität beim vorderen Schubladentest durch vermehrte Rotationsinstabilität, bedingt durch Auslockerung im Semimembranosus- bzw. Popliteuseck.

Lachman-Test (Tabelle 6)

Die vaskulär gestielten Transplantate wiesen im Vergleich zum freien als auch zum distal gestielten Lig. patellae ein besseres Ergebnis auf. Die Ursachen dafür liegen jedoch sicher nicht nur in der Art des Transplantates, sondern auch darin, daß bei der neueren Operationstechnik die Biomechanik des Transplantatverlaufes mehr beachtet wurde als in früheren Jahren.

Tabelle 5. Vordere Schublade

	Freies Lig. patellae			Vaskulär gestieltes Lig. patellae			Distal gestieltes Lig. patellae		
	AR	NR	IR	AR	NR	IR	AR	NR	IR
Negativ	17	19	36	24	31	48	10	7	17
+	35	38	28	41	36	23	12	13	14
++	17	12	5	8	6	2	11	13	3
+++	–	–	–	1	1	1	1	1	–

Tabelle 6. Pivot shift, Lachman-Test und vorderer Anschlag

	Freies Lig patellae	Vaskulär gestieltes Lig. patellae	Distal gestieltes Lig. patellae
Pivot-shift			
deutlich	–	1	–
Leicht	10	–	5
Negativ	59	73	29
Lachman-Test			
Negativ	22	37	7
+	30	31	15
++	16	5	8
+++	1	1	4
Vorderer Anschlag			
Deutlich	57	72	30
Leicht	11	1	3
Fehlend	1	1	1

Arthrometer KT 1000 (Tabellen 7 und 8)

Die Stabilitätsprüfung mit dem Arthrometer KT 1000 nach Daniel [13 a] ergab bei den vaskulär gestielten Transplantaten eine geringere Seitendifferenz sowohl bei 90 N als auch bei maximaler Zugbelastung im Vergleich zu den 2 anderen Operationsverfahren.

Beweglichkeit (Tabellen 9 und 10)

Die vaskulär gestielten Transplantate wiesen bei der Nachuntersuchung in mehr Fällen ein leichtes Streck- und Beugedefizit auf als die freien Knochen-Band-Knochen-Transplantate, prozentual jedoch weniger als die distal gestielten Ersatzplastiken.

Tabelle 7. Kt-1000-Messungen (Seitendifferenz 90 N)

	Freies Lig. patellae	Vaskulär gestieltes Lig. patellae	Distal gestieltes Lig. patellae
< 0 mm	7	9	2
0 – 2 mm	17	25	6
2 – 4 mm	28	29	12
4 – 6 mm	11	7	5
6 – 8 mm	3	4	4
8 – 10 mm	2	–	1
> 10 mm	1	1	4

Tabelle 8. Kt-1000-Messungen (maximale Seitendifferenz)

	Freies Lig. patellae	Vaskulär gestieltes Lig. patellae	Distal gestieltes Lig. patellae
< 0 mm	6	8	2
0 – 2 mm	11	24	5
2 – 4 mm	28	27	11
4 – 6 mm	11	8	5
6 – 8 mm	4	5	5
8 – 10 mm	3	1	1
> 10 mm	1	1	4

Tabelle 9. Streckdefizit bei Nachuntersuchung

	Freies Lig. patellae	Vaskulär gestieltes Lig. patellae	Distal gestieltes Lig. patellae
0°	57	54	27
0 – 5°	9	13	5
5 – 10°	3	5	2
> 10°	–	–	–

Tabelle 10. Beugedefizit bei Nachuntersuchung

	Freies Lig. patellae	Vaskulär gestieltes Lig. patellae	Distal gestieltes Lig. patellae
0°	47	48	22
0 – 5°	14	21	6
5 – 10°	5	5	6
> 10°	3	–	–

Tabelle 11. Umfangdifferenz am Oberschenkel

	Freies Lig. patellae	Vaskulär gestieltes Lig. patellae	Distal gestieltes Lig. patellae
0 mm	22	24	12
0 – 5 mm	7	18	2
5 – 10 mm	20	14	11
10 – 15 mm	9	5	6
15 – 20 mm	6	7	2
> 20 mm	5	6	1

Tabelle 12. Umfangdifferenz an der Wade

	Freies Lig. patellae	Vaskulär gestieltes Lig. patellae	Distal gestieltes Lig. patellae
0 mm	38	44	24
0 – 5 mm	21	14	5
5 – 10 mm	8	12	4
10 – 15 mm	–	3	1
15 – 20 mm	2	1	–
> 20 mm	–	1	–

Tabelle 13. Sportfähigkeit

	Freies Lig. patellae		Vaskulär gestieltes Lig. patellae		Distal gestieltes Lig. patellae	
	prä-operativ	post-operativ	prä-operativ	post-operativ	prä-operativ	post-operativ
I	3	12	1	5	4	5
II	33	39	36	46	6	17
III	28	17	37	23	22	12
IV	5	1	–	–	2	–

Muskeldefizit im Seitenvergleich (Tabellen 11 und 12)

Der Oberschenkelumfang wurde 10 cm oberhalb des Patellapols und der Wadenumfang am dicksten Punkt gemessen. Diese Methode ist für die Kraftleistung jedoch nicht aussagekräftig.

Eine objektive Messung mit einem Cybex-II- oder Kin-Kom-Gerät konnte jedoch nicht durchgeführt werden, da zum Zeitpunkt der Nachuntersuchung diese Geräte noch nicht an der Klinik zur Verfügung standen.

Sportfähigkeit (Tabelle 13)

Tabelle 13 zeigt den Stand der prä- und postoperativen Leistungsklasse der sportlichen Betätigung. Als I ist die Gruppe der Gelegenheitssportler, als II die Gruppe der Freizeitsportler anzusehen.

III umfaßt die Patienten, die ein regelmäßiges sportliches Training und Wettkämpfe absolvieren, IV die echten Profisportler.

Nachbehandlung

Alle in den 3 Gruppen aufgeführten Patienten wurden postoperativ 6 – 8 Wochen mit einem Oberschenkelgips immobilisiert. Nach Gipsabnahme erfolgten eine Unterwassertherapie und eine Bewegungstherapie, die aufgrund der verschiedenen Wohnorte der Patienten unterschiedlich intensiv durchgeführt wurden.

Komplikationen

Ein Gelenkinfekt war in keiner der 3 Operationsgruppen aufgetreten. Die 4 oberflächlichen Wundrandnekrosen wiesen keine statistische Signifikanz einer Gruppe auf, ebensowenig die 7 Wadenvenenthrombosen.

Eine Mobilisation in Narkose erfolgte bei 8 Patienten, 4mal in der Gruppe der vaskulär gestielten Transplantate und jeweils 2mal in den anderen Gruppen.

Diskussion

Zur Stabilisierung des Kapsel-Band-Apparates bei vorderer Knieinstabilität werden in der Literatur zahlreiche Operationsverfahren angegeben. Neben den rein extraartikulären Verfahren [3, 15, 36, 38] werden wegen der sekundären Auslockerung in den letzten Jahren vermehrt die intraartikulären Ersatzplastiken propagiert.

Als autologe Ersatzmaterialien werden dabei v. a. die Semitendinosus- und Grazilissehne, die Quadrizepssehne, Fascia lata und vereinzelt auch der Meniskus angegeben [9, 12, 21, 23, 27, 37, 48, 49, 55, 56].

Die weiteste Verbreitung als autologes Ersatzmaterial findet jedoch das Patellarsehnendrittel in verschiedensten Variationen [1, 6, 8, 11, 16, 31, 35, 42, 45, 50).

Tierexperimentelle Untersuchungen über die primäre Zugfestigkeit, die primäre Vaskularisation, die Revaskularisation und die Remodellierung des Transplantates haben dem Lig. patellae proprium dabei besonders gute Eigenschaften als Ersatztransplantat für das vordere Kreuzband zugeschrieben [2, 5, 10, 19, 38, 45].

Anatomische Studien über den Bündelverlauf sowie biomechanisch-dynamische Laboruntersuchungen haben gezeigt, daß einem möglichst isometrischen Bandverlauf des Transplantates mit minimaler Längenänderung während Extension und Flexion des Kniegelenks die entscheidende Rolle zukommt.

Mit keinem der derzeit zur Verfügung stehenden autologen Ersatzmaterialien ist es jedoch möglich, die multiaxiale Faserstruktur des intakten vorderen Kreuzbandes nachzubilden.

Diese Überlegungen führten dazu, ähnlich wie bei anderen Organen, auch das vordere Kreuzband zu transplantieren [28]. Auf die Sägewirkung der Osteophyten am Kondylendach auf das Transplantat bei maximaler Streckung wiesen Kieffer et al. [32] hin, sie fordern dabei bei jeder Rekonstruktion gleichzeitig eine Notchplastik.

Stabile Verankerungsmöglichkeiten, insbesondere des Knochen-Band-Knochen-Transplantates [33], erlauben eine frühfunktionelle Nachbehandlung ohne Immobilisierung des Gelenks und die damit verbundenen Folgeschäden.

Die vorliegende retrospektive Studie vergleicht die Ergebnisse der Kreuzbandrekonstruktion unter Verwendung des Lig. patellae in 3 verschiedenen Variationen. Ein echter Vergleich und eine genaue Aussage, ob eine bestimmte Form der Transplantatwahl des Lig. patellae besser ist, ist dabei jedoch nicht möglich. Verschiedene Faktoren beeinflussen in der vorliegenden Studie die Ergebnisse.

Da einige der Rekonstruktionen in dieser Studie bereits 8 – 10 Jahre zurückliegen, wurden keine objektiv klassifizierenden präoperativen Stabilitätsuntersuchungen durchgeführt, so daß eine direkte Vergleichsmöglichkeit mit dem Operationsergebnis fehlt.

Die Kenntnis des funktionellen Bandverlaufs war zu jenem Zeitpunkt nicht so verbreitet wie heute und die Operationstechnik damals auch nicht so exakt wie in den letzten Jahren.

Die Wahl des Zuganges – große Arthrotomie mit Luxation der Patella bei 2 Techniken und nur 3 cm Miniarthrotomie ohne Desinsertion des Vastus medialis beim vaskulär gestielten Transplantat – bilden einen weiteren Unterschied.

Auch der Einfluß der Meniskektomie und der Grad der Knorpelschädigung bereits zum Zeitpunkt der Rekonstruktion zeigt verschiedene Auswirkungen auf das Ergebnis. Die Erfahrung des Operateurs, seine Lernkurve, ist ein weiterer nicht objektivierbarer Faktor, ebenso wie das Psychogramm des Patienten.

Eine randomisierte prospektive Studie über den Ersatz des vorderen Kreuzbandes unter Verwendung des Lig. patellae in verschiedenen Variationen oder verschiedenen autologen Ersatzmaterialien erscheint aufgrund der multifaktoriellen Einflüsse bei Kreuzbandrekonstruktion nicht möglich.

Literatur

1. Alm A, Ekström H, Gillquist J, Strömberg B (1974) The anterior cruciate ligament. Acta Chir Scand [Suppl] 445: 1 – 49
2. Alm A, Liljedahl SO, Strömberg B (1976) Clinical and experimental experience in reconstruction of the anterior cruciate ligament. Orthop Clin North Am 7: 181
3. Andrews JR, Sanders RA, Morin B (1985) Surgical treatment of anterolateral rotatory instability. A follow-up study. Am J Sports Med 13: 112 – 119

4. Arnoczky SP, Taruin GB, Marshall JL (1982) Anterior cruciate ligament replacement using patellar tendon. An evaluation of graft revascularization in the dog. J Bone Joint Surg [Am] 64: 217 – 224

5. Benedetto KP (1985 a) Der Ersatz des vorderen Kreuzbandes mit dem vasculär gestielten zentralen Drittel des Ligamentum patellae. I Morphologische Grundlagen. Unfallchirurg 88: 182 – 188

6. Benedetto KP (1985 b) Der Ersatz des vorderen Kreuzbandes mit dem vasculär gestielten zentralen Drittel des Ligamentum patellae. II Operationstechnik und Ergebnisse. Unfallchirurg 88: 189 – 197

7. Blauth W (1984) Die zweizügelige Ersatzplastik des vorderen Kreuzbandes aus der Quadricepssehne. Unfallheilkunde 87: 45 – 51

8. Brückner H (1966) Eine neue Methode der Kreuzbandplastik. Chirurg 39: 413 – 414

9. Cho KO (1975) Reconstruction of the anterior cruciate ligament by semitendinosus tenodesis. J Bone Joint Surg [Am] 57: 608 – 612

10. Clancy WG Jr. Narechania RG, Rosenberg TD, Gmeiner JG, Wisnefski DD, Lange TA (1981) Anterior and posterior cruciate ligament reconstruction in rhesus monkeys. A histological, microangiographic and biomechanical analysis. J Bone Joint Surg [Am] 63: 1270 – 1284

11. Clancy WG Jr, Nelson DA, Reider B, Narechania RG (1982) Anterior cruciate ligament reconstruction using one-third of the patellar ligament, augmented by extraarticular tendon transfers. J Bone Joint Surg [Am] 64: 352

12. Collins HR (1974) The meniscus as a cruciate ligament substitute. Am J Sports Med 2: 11

13. Crock HV (1967) The blood supply of the lower limb bones in man. Livingstone, Edinburgh London

13a Daniel D, Lawrence M et al. (1983) The measurement of knee stability. Scientific Exhib Meeting, San Diego, California

14. Drobny TK, Müller W, Perren S (1984) Pediculated patellar tendon grafts for reconstruction of the anterior cruciate ligament – experimental analysis of vitality and operative technique. First European Congress of Knee Surgery and Arthroskopy, Berlin

15. Ellison AE (1979) Distal iliotibial-band transfer for anterolateral rotatory instability of the knee. J Bone Joint Surg [Am] 61: 330

16. Eriksson E (1976) Reconstruction of the anterior cruciate ligament. Orthop Clin North Am 7: 167

17. Furman W, Marshall JL, Girgis FG (1976) The anterior cruciate ligament. A functional analysis based on postmortem studies. J Bone Joint Surg [Am] 58: 179

18. Galway R, Beauprè A, McIntosh DL (1972) Pivot shift: a clinical sign of symptomatic anterior cruciate insufficiency. J Bone Joint Surg [Br] 54: 763

19. Ginsberg JH, Whiteside LA, Piper TL (1980) Nutrient pathways in transferred patellar tendon used for anterior cruciate ligament reconstruction. Am J Sports Med 8: 15

20. Girgis FG, Marshall JL, Monajem A (1975) The cruciate ligaments of the knee joint. Anatomical, functional and experimental analysis. Clin Orthop 106: 216

21. Gomes JLE, Marcyk LR (1984) Anterior cruciate ligament reconstruction with a loop or double thickness of semitendinosus tendon. Am J Sports Med 3: 199

22. Hackenbroch MH, Wirth CJ (1979) Gonarthrose nach persistierender Kniegelenksinstabilität. Z Orthop 117: 753 – 761

23. Hertel P, Lais E (1986) Meniscus und Instabilität. Tiling T, Hofer H, Glinz W (Hrsg). Fortschritte in der Arthroskopie, Bd 2. ENKE, Stuttgart, S 134 – 139

24. Hey-Groves EW (1920) The crucial ligaments of the knee joint: their function, rupture and the operative treatment of the same. J Bone Joint Surg [Br] 7: 505

25. Hughston JC, Andrews JR, Cross MJ, Moschi A (1976 a) Classification of knee ligament instabilities. Part I: The medial compartment and cruciate ligaments. J Bone Joint Surg [Am] 58: 159 – 172

26. Hughston JC, Andrews JR, Cross MJ, Moschi A (1976 b) Classification of knee ligament instabilities. Part II: The lateral compartment. J Bone Joint Surg [Am] 58: 173 – 179

27. Ivey FM, Martin E, Blazina E, Fox JM, Delpizzo W (1980) Intraarticular substitution for anterior cruciate insufficiency. Am Orthop Soc Sports Med 8: 405

28. Jackson DW, Grood ES, Arnoczky ST et al. (1987) Freeze dried anterior cruciate ligament allografts. Preliminary study in a goat model. Am J Sports Med 15: 295 – 303

29. Jacobsen K (1977) Osteoarthritis following insufficiency of the cruciate ligaments in man. Acta Orthop Scand 48: 520 – 526

30. Jakob RP, Noesberger B (1976) Das Pivot-Shift Phänomen, ein neues Zeichen der Ruptur des vorderen Kreuzbandes und die spezifische laterale Rekonstruktion. Helv Chir Acta 43: 451 – 456

31. Jones KG (1963) Reconstruction of the anterior cruciate ligament. A technique using the central one-third of the patellar ligament. J Bone Joint Surg [Am] 45: 925 – 932
32. Kieffer DA, Curnow RJ, Southwell RB (1984) Anterior cruciate ligament arthroplasty. Am J Sports med 12: 301 – 312
33. Kuroska M, Yoshiya S, Andrish JT (1987) A biomechanical comparison of different surgical techniques of graft reaction in anterior cruciate ligament reconstruction. Am J Sports Med 15: 225 – 229
34. Lahlaidi A (1973) Rete vasculosum of the anterior part of the knee joint. Vasa 2: 18 – 23
35. Lam SJS (1968) Reconstruction of the anterior cruciate ligament using the Jones procedure and its Guy's hospital modification. J Bone Joint Surg [Am] 50: 1213 – 1224
36. Lemaire M (1975) Instabilité chronique du genou. J Chir (Paris) 110: 281 – 294
37. Lindemann K (1950) Über den plastischen Ersatz der Kreuzbänder durch gestielte Sehnenverpflanzung. Z Orthop 79: 316 – 334
38. Losee RE, Johnson TR, Southwick WO (1978) Anterior subluxation of the lateral tibial plateau. A diagnostic test and operativ repair. J Bone Joint Surg [Am] 60: 1015 – 1030
39. McFarland EG, Morrey BF, Kai AN, Wood MB (1986) The relationship of vascularity and water content to tensile strength in a patellar tendon replacement of the ACL in dogs. Am J Sports med 14: 436 – 448
40. Menschik A (1974) Mechanik des Kniegelenkes, Teil I. Z Orthop 112: 481 – 495
41. Menschik A (1975) Mechanik des Kniegelenkes, Teil II. Z Orthop 113: 388 – 400
42. Müller W (1982) Das Knie. Springer, Berlin Heidelberg New York
43. Nicholas JA (1973) The five-one reconstruction for antero-medial instability of the knee. J Bone Joint Surg [Am] 55: 899
44. Norwood LA, Cross MJ (1979) Functional anatomy of its bundles in rotatory instability. Am J Sports med 6: 341 – 353
45. Noyes FR, Butler DL, Paulos LE, Grood ES (1983) Intraarticular cruciate reconstruction. Perspectives on graft stength, vascularization and immediate motion after replacement. Chir Orthop 172: 71
46. Noyes FR, Butler DL, Grood ES, Zernicke RF, Hefzy MS (1984) Biomechanical analysis of human ligament grafts used in knee-ligament repairs and reconstruction. J Bone Joint Surg [Am] 66: 344
47. Odenstein M, Gillquist J (1985) Functional anatomy of the anterior cruciate ligament and a rationale for reconstruction. J Bone Joint Surg [Am] 67: 257 – 262
48. O'Donoghue DH (1963) A method for replacement of the anterior cruciate ligament of the knee. J Bone Joint Surg [Am] 45: 905
49. Paddu G (1980) Method for reconstruction of the anterior cruciate ligament using the semitendinosus tendon. Am J Sports Med 6: 402
50. Refior HJ, Wirth CJ (1976) Der plastische Ersatz veralteter Kreuzbandrupturen. Material, Methodik, Indikationen. Z Orthop 114: 913
51. Scapinelli R (1968) Studies on the vasculature of the human knee joint. Acta Anat 70: 305
52. Wagner M (1981) Das laterale Pivot-shift-Phänomen. Eine anatomische und pathomechanische Studie am Leichenkniegelenk. Acta Chir Austriaca [Suppl 38]
53. Winkler W (1987) Die Entwicklung der posttraumatischen Arthrose nach operativ versorgter Kniebandverletzung. Dissertation, Universität Innsbruck
54. Wirth CJ, Artmann M (1974) Verhalten der Roll-Gleitbewegung des belasteten Kniegelenkes bei Verlust und Ersatz des vorderen Kreuzbandes. Arch Orthop Unfallchir 78: 356
55. Zariczny B (1983) Reconstruction of the anterior cruciate ligament using free tendon graft. Am J Sports Med 3: 164
56. Zarins B, Rowe CR (1986) Combined anterior cruciate ligament reconstruction using semitendinosus tendon and iliotibial tract. J Bone Joint Surg [Am] 68: 160 – 177

Nahtversorgung der frischen Ruptur des vorderen Kreuzbandes

R. Schabus

Universitätsklinik für Unfallchirurgie, Alser Straße 4, A-1097 Wien

Die Indikation zur operativen Versorgung der frischen Ruptur des vorderen Kreuzbandes (VKB) ist immer noch Diskussionsstoff für den Orthopäden und den Unfallchirurgen [5, 11, 13, 14]. Nachuntersuchungsergebnisse sind aufgrund polymorpher Patientengruppen sehr unterschiedlich. Die Polymorphie besteht nicht nur in Anzahl und Schwere der Zusatzverletzungen, sondern auch aus den unterschiedlichen Anforderungen der Patienten an ihre Kniegelenksfunktion. Während die Diagnostik der Ruptur des VKB durch differenzierte klinische Tests, radiologische Untersuchungsmethoden, KT 1000 und v. a. durch die Arthroskopie in den letzten Jahren zunehmend verbessert wurde, ist die Beantwortung der Frage nach der geeigneten Therapie solcher Verletzungen weiterhin kontrovers. Obwohl in der Literatur die progrediente Insuffizienz des VKB hervorgehoben wird, die zu einer zusätzlichen Lockerung der anfangs ungeschädigten Kapsel-Band-Strukturen führt und dadurch eine funktionelle Knieinstabilität hervorruft, wird von einigen Autoren die operative Versorgung der frischen Läsion des VKB abgelehnt [11]. Überwiegend wird jedoch die operative Rekonstruktion der frischen Ruptur wegen der sonst zu erwartenden Spätinstabilität befürwortet [1, 2, 3, 6, 12]. Schwere Zerreißungen der Kniebinnenstrukturen können jedoch nicht nur zur Störung der Biomechanik, sondern auch zu Verletzungen der Gefäße und Nerven führen. Die Bandstrukturen des Kniegelenks haben neben der rein mechanischen Haltefunktion in der Kinematik des Gelenks auch die Funktion von Stellgliedern in einem Regelkreis, dessen Einzelheiten noch ungeklärt sind. Die passiven Strukturen des Kniegelenks werden durch aktive Synergisten unterstützt und geschützt. Eine Aktivierung erfolgt vermutlich über H-Reflexe [18]. Eine Rekonstruktion oder Reparation der Bänder muß auch die nervalen Strukturen miteinbeziehen. Im menschlichen VKB finden sich Mechanorezeptoren im distalen und proximalen Bandansatz [8, 19, 20].

Bei der Behandlung von frischen Rupturen des VKB muß man die Innervationsfunktion und die grenzwertigen Durchblutungsverhältnisse mindestens genauso bedenken wie die Rekonstruktion der Mechanik. Die Nahttechnik hat entsprechend atraumatisch zu sein. Das Nahtmaterial soll genügend Bandstruktur fassen, darf aber diese nicht strangulieren [10, 13]. In dieser Arbeit sollen Nahtversorgungstechniken der frischen Ruptur des VKB dargestellt und diskutiert werden.

Klinisches Vorgehen

Durch genaue Anamneseerhebung können Vorverletzungen des Kniegelenks beurteilt werden. Nicht jeder frische Hämarthros muß eine frische Ruptur des VKB sein. Es können bei neuerlicher Verletzung des Kniegelenks die Ruptur einer Kreuzbandnarbe, eine Meniskus- oder eine Knorpelverletzung die Ursache für eine intraartikuläre Blutung sein.

Bei der klinischen Untersuchung des Kniegelenks mit dem Lachman-, Pivot-shift- und Vorderen-Schubladen-Test kann man im schmerzhaften Stadium keine exakte Evaluation der Instabilität durchführen [4, 9]. Wir haben mit der apparativen Messung (KT 1000) der Kreuz-

V. Bühren und H. Seiler (Hrsg.)
Hefte zur Unfallheilkunde, Heft 199
© Springer-Verlag Berlin Heidelberg 1988

bandfunktion bei frisch verletzten Kniegelenken gute Erfahrungen, so daß bei sog. „isolierten" frischen Rupturen des VKB eine Narkoseuntersuchung nicht immer notwendig ist. Liegt eine komplexe Knieinstabilität vor, kann man eine Untersuchung in Allgemeinnarkose kaum umgehen. Die sicherste Aussage über das Verletzungsausmaß wird jedoch mit einer Arthroskopie erreicht. Nach präoperativer Aufklärung und Absprache mit dem Patienten soll in der gleichen Narkose die operative Rekonstruktion der Verletzungen durchgeführt werden.

Die Rekonstruktionsart der Ruptur hängt vom Zustand der Substanz des VKB und Rupturform sowie natürlich auch vom Zeitpunkt der Operation ab [9, 10, 13].

Pathologie der Verletzung

Der Abriß des vorderen Kreuzbandes mit einem knöchernen Fragment

Der Abriß des VKB mit einem knöchernen Fragment von seinen Ansatzstellen ist die günstigste Form in bezug auf die Refixation und spätere Ausheilung. In der Regel weisen derartige Läsionen keine innere Zerstörung der Bandeinheit auf. Mit exakter Reposition und guter Fixationstechnik kann man die nötige Stabilität wieder herstellen. Dabei ist es nicht so relevant, ob eher eine Schraubenfixation oder die transossäre Nahtfixation zur Anwendung kommt. Ausschlaggebend ist die mit der gewählten Technik erreichte Stabilität. Es wird bei diesen Rupturformen durchweg die transossäre Nahtfixation mit nicht resorbierbarem Nahtmaterial oder mit Drahtnähten die gewünschte knöcherne Einheilung des Bandendes erreicht (Abb. 1 a, b).

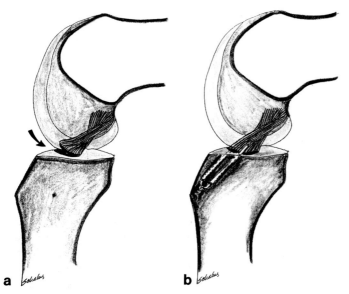

Abb. 1 a. Schematische Darstellung eines knöchernen Ausrisses des VKB von tibial (→).
b Refixation dieses knöchernen Fragmentes mittels einer Drahtschlinge

Rein ligamentäre Rupturen

Die Mehrzahl der Rupturen des VKB sind rein ligamentäre Rupturen. Die Abrißstelle proximal am Femur ist am häufigsten, es folgt die intermediäre Ruptur, und am seltensten sind die rein ligamentär distalen Zerreißungen (Abb. 2 a – c).

Proximale Ruptur

Bei der proximalen Ruptur handelt es sich meist um einen Z-förmigen Abriß der Bandstruktur nahe der femoralen Ansatzstelle im proximalen Drittel des VKB. Hier kann die Versorgung der Bandruptur mittels der sog. Bunnel-Nahttechnik oder mit der Nahttechnik nach Marshall für die Reinsertion des VKB femoral erfolgen.

Bei der sog. *Bunnel-Nahttechnik* werden die Rupturenden doppelscherengitterartig durchstochen und durch 2 transossäre Bohrkanäle im lateralen Femurkondylus durchgezogen und über eine Knochenbrücke verknüpft. Nachteil dieser Nahttechnik ist die zwangsläufige Strangulierung der Bandstümpfe (Abb. 3).

Bei der *Nahttechnik von Marshall* kann die gesamte Bandstruktur gefaßt werden, ohne die ohnehin gestörte Durchblutung zu mindern [9, 10]. Hier soll nochmals hervorgehoben werden, daß die Zerreißung der Bandstruktur nicht auf die Rupturstelle des VKB allein beschränkt ist, sondern sie betrifft meistens das gesamte Band in seiner vollen Länge.

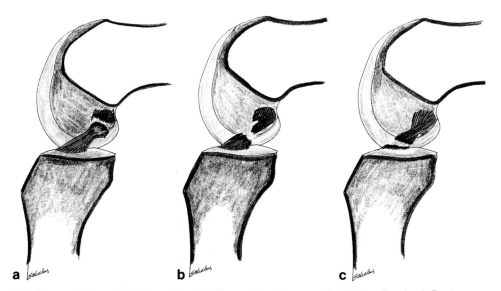

a **b** **c**

Abb. 2 a – c. Schematische Darstellung der ligamentären Rupturen des VKB. **a** Proximale Ruptur, meist Z-förmig im proximalen Drittel. **b** Intermediäre Ruptur. **c** Ruptur im Bereich des distalen Bandansatzes (sehr selten)

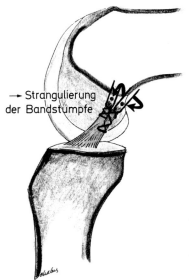

→ Strangulierung
der Bandstümpfe

Abb. 3. Schematische Darstellung der sogenannten Nahttechnik nach Bunnel. Nach scherengitterartiger Durchstechung der beiden Hauptbündel des VKB werden die jeweiligen Fadenbündel durch 2 transkondyläre, knöcherne Bohrkanäle gezogen und über einer Knochenbrücke verknüpft.

Diese Durchstechungsnähte sollen so in dem Stumpf des VKB vorgelegt werden, daß 2 Fadenbündel gebildet werden. Ein Fadenbündel wird durch ein Bohrloch im lateralen Femurkondylus gezogen und das andere wird „over the top" (über dem lateralen Femurkondyl) durch die dorsale Kapsel geführt. Dadurch soll die natürliche Torsion des VKB nachgeahmt und eine gleichmäßige Spannung des Bandes erreicht werden. Beide Fadenbündel sollen über der nun bestehenden Knochenbrücke einzeln verknüpft werden. Zur Erleichterung des Verknüpfens kann man verschieden gefärbte Fäden verwenden. Mit dieser Nahttechnik kann intraoperativ eine in allen Beugestellungen korrekte Stabilität erreicht und damit eine mechanisch gute Voraussetzung für die Heilung geschaffen werden (Abb. 4 a – c).

Das Präparieren der *Over-the-top-Route* gelingt am einfachsten durch die Perforation der dorsalen Kapsel mit einer gebogenen Klemme. Zuvor muß zusätzlich eine Hautinzision suprakondylär lateral über dem Tractus iliotibialis angelegt werden. Der Tractus iliotibialis wird in Faserrichtung gespalten und der M. vastus lateralis vom Septum intermusculare nach ventral abgeschoben. Durch Inzision der Ansatzstelle des Septum intermusculare kann der Operateur mit einem Finger die dorsale Kapsel tasten. Mit einer gebogenen Klemme wird bei gebeugtem Kniegelenk vorsichtig durch die Fossa intercondylaris am Oberrand der Knorpelfläche des lateralen Femurkondylus die dorsale Kapsel perforiert.

Für die Stabilität der Reinsertion ist das Vermeiden von Weichteilinterponaten wesentlich. Es ist daher notwendig, die Reinsertionsfäden direkt am Knochen zu führen (Abb. 5).

Hier ist darauf zu achten, daß beim Ablösen des Septum intermusculare vom Labium laterale der Linea aspera die femorotibiale Bandstruktur (KAPLAN-Fasern) nicht zerstört wird. Falls dies als Zusatzverletzung vorliegt oder diese intraoperativ verletzt wurden, ist die Rekonstruktion mittels Traktopexie notwendig (Abb. 6, Abb. 7). An unserer Klinik wird eine Traktopexie bei allen Rekonstruktionen des VKB durchgeführt. Ausgenommen davon sind kombinierte Kniebandinstabilitäten mit posterolateraler Komponente.

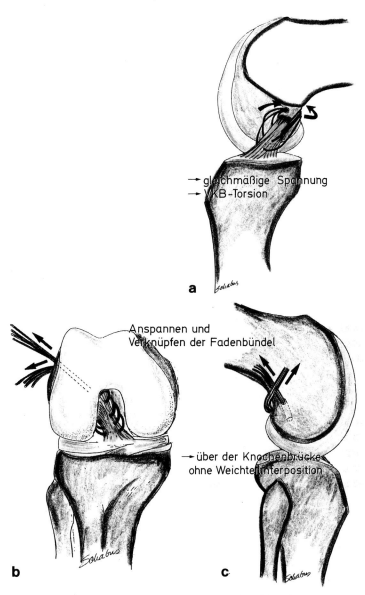

gleichmäßige Spannung
VKB-Torsion

a

Anspannen und
Verknüpfen der Fadenbündel

über der Knochenbrücke
ohne Weichteilinterposition

b   **c**

Abb. 4 a – c. Schematische Darstellung der Nahttechnik von Marshall. Durchstechung der gesamten vorderen Kreuzbandstruktur in mehreren Etagen, um gleichmäßige Spannung auf das gesamte Band zu bekommen. Ein Fadenbündel wird durch einen knöchernen Bohrkanal durchgeführt, das andere Fadenbündel wird „over the top" durch die hintere Kapsel geführt. Durch einzelnes Vorspannen und Verknüpfen der Fäden wird die sichere Reinsertion des vorderen Kreuzbandes erreicht. **a** Darstellung von medial, **b** ventral und **c** lateral

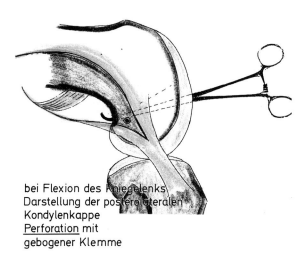

bei Flexion des Kniegelenks
Darstellung der posterolateralen
Kondylenkappe
Perforation mit
gebogener Klemme

Abb. 5. Schematische Darstellung
der Präparationstechnik für die
Over-the-top-Route

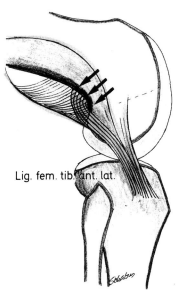

Lig. fem. tib. ant. lat.

Abb. 6. Schematische Darstellung der scherengitterartigen
Ansatzstelle des Tractus iliotibialis gemeinsam mit dem
M. intermusculare laterale (*Pfeil:* Kaplan-Fasern)

Intermediäre Rupturen

Intermediäre Rupturen des VKB sind von den ligamentären Verletzungen am schwierigsten
mit einer primären Naht zu versorgen. Oft ist kein Bandfragment lang genug, um direkt an
Femur oder Tibia fixiert werden zu können. Die Rekonstruktion dieser Rupturformen ist
trotz der schlechten Ergebnisse bezüglich der Stabilität anzustreben, da es in jedem Fall um
die Erhaltung der nervalen Funktion des vorderen Kreuzbandes geht. Eine zusätzliche autologe Verstärkung mit der Semitendinosussehne oder mit einem Knochen-Band-Knochen-
Transplantat aus dem Lig. patellae kann die erwünschte mechanische Stabilität gewährleisten [6, 15] (Abb. 8).

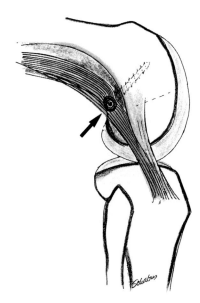

Abb. 7. Schematische Darstellung einer Traktopexieform mit Schraube und großer Plastikbeilagscheibe einerseits zur Rekonstruktion der Kaplan-Fasern, andererseits zur extraartikulären Verstärkung der Rekonstruktion des VKB zur Verhinderung der Subluxation des lateralen Tibiakondylus

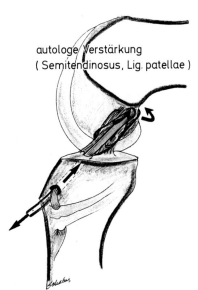

autologe Verstärkung
(Semitendinosus, Lig. patellae)

Abb. 8. Schematische Darstellung einer intermediären intraligamentären Ruptur des VKB, bei der eine autologe Verstärkung mittels Semitendinosussehne durchgeführt wurde. Der proximale und distale Kreuzbandstumpf soll im Sinne der Marshall-Technik gegengleich durch mehrere Durchstechungsfäden adaptiert werden

Die Nahtversorgung der intermediären Ruptur erfolgt nach Durchstechen beider Bandstümpfe durch gegengleiches Anspannen und Adaptieren. Dazu müssen je 2 Fadenbündel durch 2 Bohrlöcher im Tibiakopf und lateralen Femurkondyl durchgezogen werden.

Unvollständige Rupturen

Bei unvollständigen Rupturen des VKB handelt es sich meistens um Abrisse von unterschiedlichen Bündeln des VKB. In der Regel handelt es sich bei den herabhängenden Bündeln um den anteromedialen Teil des VKB, der besonders für die ventrale Stabilität wichtig ist. Daher ist die Reinsertion von einzelnen Bündeln auch wichtig, da sich aus solchen unversorgten Situationen oft schwere ventrale Instabilitäten entwickeln können.

Intraligamentäre Ruptur ohne sichtbaren makroskopischen Kontinuitätsverlust

Die intraligamentäre Ruptur des VKB ohne sichtbaren makroskopischen Kontinuitätsverlust (Stretchverletzung) kommt gar nicht selten vor und kann auch bei Arthroskopieabklärung übersehen werden. Arthroskopisch erscheint die Struktur des VKB unauffällig. Quellungen und blutige Imbibierung des Synovialüberzuges sind verdächtig. Bei genauer Prüfung mit dem Häkchen wird jedoch die Schlaffheit auffallen. Eine präoperative Kt-1000-Messung kann diese Verletzung exakt als vermehrte femorotibiale Verschieblichkeit aufdecken. Arthroskopisch muß die Synovia des VKB gespalten werden, um evtl. einen gedeckten Abriß von femoral aufzudecken. Bei der intraligamentären Ruptur soll im Sinne der Marshall-Technik die Spannung der Bandstruktur durchgeführt werden, um nicht mit einer Insuffizienz rechnen zu müssen (Abb. 9 a, b).

Eigenes Material

An unserer Klinik führen wir seit November 1983 die alloplastische Verstärkung auch bei den Nahtversorgungen des VKB mittels Kennedy-LAD (3M) durch. Durch die intraartikuläre Schienung des Gelenks und der Rekonstruktion ist eine frühfunktionelle Nachbehandlung ohne Komplikationen möglich.

Operationstechnik (Abb. 10 a, b)

Bei allen Rekonstruktionen von frischen Rupturen des VKB werden die Bandstümpfe mit der Marshall-Technik reinseriert. Zusätzlich wird ein 8 mm breites, 12 – 16 cm langes Polypropylenband (Kennedy-LAD; 3 M) durch das Kniegelenk parallel zum vorderen Kreuzband geführt und an beiden Enden mit Burri-Platten fixiert. Tibial wird dazu ein 4,5 mm weiter Bohrkanal medial von der Tuberositas tibiae gelegt, der medial der distalen Ansatzstelle des vorderen Kreuzbandes im Tibiaplateau mündet. Hier muß die Tunnelöffnung nach dorsal abgerundet werden. Nach Einziehen des distalen Endes des LAD in den tibialen Knochenkanal wird das proximale Ende gemeinsam mit einem Bündel der Reinsertionsfäden des vorderen Kreuzbandes „over the top" durch die dorsale Gelenkkapsel geführt, dann erfolgt die Fixation beider LAD-Enden mit Burri-Platten in Streckstellung des Kniegelenks mit 8 kp Vorspannung. Die Bandfixationsplatten werden mit je einer bikorticalen 4,5 mm Corticalisschraube befestigt. Danach werden die Reinsertionsfäden einzeln über der Knochenbrücke verknüpft. Als intraoperative Stabilitätsprüfung werden Lachman-, Vorderer-Schubladen- und Pivot-shift-Test durchgeführt. Ebenso wird bei Streck- und allen möglichen Beugestellungen die Straffheit der Rekonstruktion mit dem Häkchen überprüft.

Abschließend wird durch eine Traktopexie mittels Schraube und großer Plastikbeilagscheibe eine extraartikuläre Verstärkung der Rekonstruktion ausgeführt, die v. a. bei der frühfunktionellen Mobilisation die anterolaterale Subluxation des Schienbeinplateaus verhindern soll (Ausnahmen: kombinierte Instabilitäten mit posterolateraler Komponente).

Die postoperative Ruhigstellung des Kniegelenks in 30 bis 40°-Beugestellung erstreckt sich auf 2 – 4 Wochen je nach Ausmaß der Zusatzverletzung.

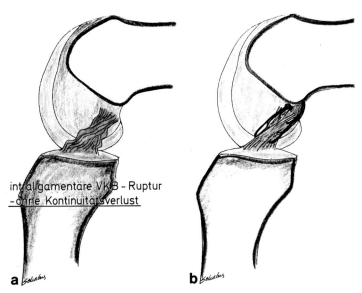

Abb. 9 a, b. Schematische Darstellung einer Stretchverletzung des VKB. **b** Nahtversorgung im Sinne der Marshalltechnik

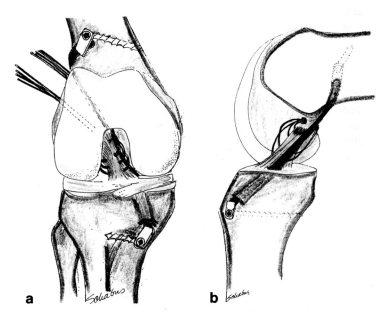

Abb. 10 a, b. Schematische Darstellung der Technik der alloplastischen Verstärkung der Nahtversorgung frischer vorderer Kreuzbandrupturen mit dem Kennedy-LAD (3M) an der I. Universitätsklinik für Unfallchirurgie in Wien. **a** Von ventral, **b** von medial. Die fast ausnahmslos durchgeführte Traktopexie zur Verstärkung der Rekonstruktion des VKB ist hier nicht eingezeichnet

Patientengut

Vom November 1983 bis Juni 1987 haben wir an der I. Universitätsklinik für Unfallchirurgie Wien 148 Patienten mit frischen Verletzungen des VKB behandelt. Es waren 84 Männer und 64 Frauen zwischen 13 und 60 Jahren (mittleres Alter 25 Jahre). Als Ursachen waren in 80% Sportunfälle. Das VKB war bei 56 Patienten isoliert verletzt, 92 Patienten hatten eine kombinierte Instabilität. Als Operationstechnik wurde 109mal die oben vorgestellte Rekonstruktion durchgeführt, 22mal ohne Traktopexie. Bei 17 Verletzungen war die zusätzliche autologe Verstärkung mit der Semitendinosussehne oder mit dem zentralen Drittel der Patellasehne als Kombinationstransplantat notwendig. Der Operationszeitpunkt lag bei 95 Patienten innerhalb der 1., bei 36 innerhalb der 2. Woche und bei 17 mehr als 2 Wochen nach dem Unfall.

Nachbehandlung

Die Immobilisation des operierten Kniegelenks wird je nach Ausmaß der Zusatzverletzung für 2 – 4 Wochen im Gipsverband durchgeführt. In letzter Zeit sind wir von der Gipsfixierung bei isolierten Rekonstruktionen abgekommen, da uns die innere Schienung mit dem Kennedy-LAD ausreicht. Bei diesen Patienten genügt eine Ruhigstellung in einer Mecronschiene für 2 Wochen.

Die Mobilisation wird ab der 2. bzw. 4. Woche postoperativ begonnen. Nach Gipsabnahme wird das Kniegelenk mit einer gefertigten Bewegungsschiene mit Sperrgelenken in einem erlaubten Bewegungsausmaß mobilisiert. Wöchentlich wird das Ausmaß der Bewegungsfreiheit um je 10° in Extension und Flexion erweitert. Acht Wochen postoperativ kann die Bewegungsschiene abgenommen werden; das operierte Kniegelenk kann zwischen 10° und 100° bewegt werden.

In den ersten 4 Wochen ist keine Belastung des operierten Kniegelenks erlaubt, in der 5. und 6. Woche Teil- und in der 7. und 8. Woche Steigerung bis zur Vollbelastung. Alle Patienten benötigen ihre Stützkrücken bis zu 8 Wochen nach der Operation.

Während der gesamten Zeit nach der Operation wird eine intensive physikalische Therapie eingeleitet und über Monate fortgeführt.

Release

Im Zeitraum 6 – 12 Monate postoperativ wird die Metallentfernung und eine Kontrollarthroskopie bei fast allen Patienten durchgeführt. Die Dynamisierung des Kunststoffbandes durch Entfernung der Fixationsplatten soll die Compliance des LAD-Systems erhöhen, um das zu erwartende „Stressshield" zu verhindern. Die bindegewebige Einheilung des Bandes ist nach dieser Zeit mechanisch so fest, daß keine Lockerung zu erwarten ist. Es wird dadurch eine mögliche Ermüdung des Kunststoffbandes bei rigider Fixation verringert, um die Zahl der LAD-Rupturen klein zu halten. Von unserem Patientengut (n = 148) wurde bei 87 das Release durchgeführt, davon wurden 75 Rekonstruktionen arthroskopisch kontrolliert.

Bei 32 Patienten wurde aufgrund personeller und organisatorischer Umstände noch keine Metallentfernung vorgenommen. 29 Patienten sind noch innerhalb des Sechsmonatzeitraumes postoperativ.

Komplikationen

Bei unserem Patientengut von 148 rekonstruierten frischen ventralen Knieinstabilitäten haben wir postoperativ bzw. während der Verlaufskontrollen 6 Komplikationen gesehen:
- Bei einem männlichen Patienten trat im Laufe des Nachbehandlungszeitraumes ein Morbus Sudeck auf, der erst nach einem Jahr zur Ausheilung gebracht werden konnte.
- Bei 2 Patienten war der postoperative Verlauf durch Fieberzacken auffällig, die durch antibiotische Therapie erfolgreich behandelt werden konnten.
- Bei einem Patienten kam es postoperativ zu einer Hämatomentwicklung intraartikulär und subcutan, die eine operative Evakuation und Ausspülung notwendig machte.
- Bei einer Patientin kam es nach intensiver Belastung zu einem Spätinfekt im Bereiche der Fixationsstellen des Kunststoffbandes, der durch eine Operation saniert werden konnte; das Kunststoffband wurde entfernt.
- Bei einer Patientin kam es während der physikalischen Therapie in der Bewegungsschiene zu einer Femurfraktur suprakondylär, die verplattet werden mußte. Aufgrund häufigeren Bohrens in der Suprakondylärregion kam es zur Schwächung der Kortikalis, was einen Kerbeffekt darstellte.

Nachuntersuchung

In die Nachuntersuchung wurden nur Patienten aufgenommen, die vor mindestens 12 Monaten operiert worden waren. Es waren 104 Patienten, von denen 97 zur regelmäßigen klinischen Kontrolle gekommen waren. Von diesen 97 Patienten konnten 235 klinische Kontrollen ausgewertet werden. Die Nachuntersuchungszeit dieser Patienten beträgt 12 – 42 Monate (im Durchschnitt ca. 24 Monate).

Stabilität

Für die Stabilitätsuntersuchungen wurden die klinischen Bandfestigkeitstests und die KT-1000-Messungen ausgewertet. Als stabil wurden 87 Kniegelenke bewertet, die bis maximal 3 mm Differenz in der femorotibialen Translation und keinen Pivot shift aufwiesen. 10 Kniegelenke wurden als instabil bewertet, da sie mehr als 3 mm femorotibiale Translation bei 30° hatten, 9 Patienten davon hatten einen positiven Pivot shift (Abb. 11).

Bei der Auswertung der Stabilitätsmessung im zeitlichen Verlauf konnte keine Zunahme der femorotibialen Translation festgestellt werden.

Die Wertigkeit der Traktopexie für die Stabilität der Rekonstruktionen wird durch Vergleich zweier Patientengruppen dargestellt. In der einen Gruppe befinden sich 78 Rekonstruktionen mit Traktopexie, bei denen 7 Kniegelenke instabil sind, 6 davon zeigten einen positiven Pivot-shift-Test.

Die andere Gruppe beinhaltet 19 Patienten ohne Traktopexie, wobei 3 Kniegelenke instabil waren und einen positiven Pivot-shift-Test aufwiesen. Aufgrund der geringen Fallzahl kann keine Aussage über die statistische Signifikanz bezüglich der Bedeutung der zusätzlichen Traktopexie bei Rekonstruktionen des VKB gemacht werden.

114

PATIENTENZAHL (n = 97)

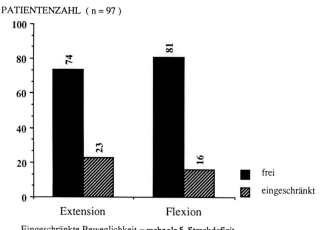

Eingeschränkte Beweglichkeit = mehr als 5. Streckdefizit
= mehr als 10. Beugedefizit

Abb. 11.

PATIENTENZAHL (n = 97)

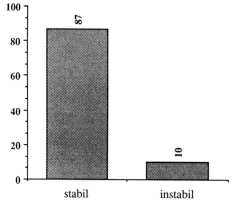

Femuro - tibiale Translation mittels KT - 1000 gemessen
(stabil = bis 3mm, instabil = mehr als 3mm Differenz)

Abb. 12.

LAD-Rupturen

Bei den 97 nachuntersuchten Patienten konnten 10 LAD-Rupturen teils klinisch, teils arthroskopisch aufgedeckt werden. Bei 10 LAD-Rupturen waren 2 anamnestisch gesicherte Wie-
derverletzungen. Einmal kam es zu einer Fixierungslockerung, dieses LAD wurde nachge-
spannt, obwohl keine suffiziente autologe Substanz des VKB vorhanden war. 8 Monate
später kam es zur Ruptur des Kunststoffbandes. Von diesen 10 LAD-Rupturen sind 6 Kniegelenke instabil und 4 stabil. Diese zeigten bis zur Kontrollarthroskopie keine Symptomatik,
die auf eine Ruptur des LAD hingewiesen hätte.

Bei den frischen Rekonstruktionen konnte keine Abhängigkeit zwischen Operationszeitpunkt und Instabilitätsentstehung festgestellt werden (Operationszeitpunkt aller instabilen
Kniegelenke im Durchschnitt 6,2 Tage nach Verletzung).

Mobilität

Bei 81 Kniegelenken war die Flexion und bei 74 die Extension seitengleich. Als einge-schränkte Beweglichkeit wurden Verluste von mehr als 10° Flexion (n = 16) und mehr als 5° Extension (n = 23) beurteilt (Abb. 12).

Die Beobachtung des zeitlichen Ablaufes des Wiedererlangens der Beweglichkeit zeigt die Zunahme der frei beweglichen Kniegelenke ohne Stabilitätsverluste. Bei einigen Patienten besserten sich ausgeprägte Bewegungseinschränkungen offensichtlich nach dem Release des LAD.

Diskussion und Schlußfolgerung

Die Verstärkung der Rekonstruktion des VKB mittels Kunststoffband (Kennedy-LAD) ist für die frühfunktionelle Nachbehandlung eine sichere Operationsmethode [7]. Durch die frühfunktionelle Nachbehandlung können langdauernde Ruhigstellungen des Kniegelenkes vermieden werden, da deren Nachteile experimentell und klinisch nachgewiesen werden konnten [6]. Die Fixation des LAD wird an unserer Klinik gegen die Empfehlungen der Firma an beiden Enden durchgeführt. Dadurch kann vor allem bei Rekonstruktion der fri-schen Rupturen eine innere Schienung des Kniegelenks erreicht werden. Die möglichen Nachteile einer Beeinflussung der kollagenen Umstrukturierung der Rekonstruktion durch Entlastung (Stress shield) und die Gefahr der LAD-Ruptur werden durch das Entfernen der Fixationsplatten 6 – 12 Monate postoperativ möglichst gering gehalten [1, 2].

Literatur

1. Cabaud HE, Feagin JA, Rodkey WG (1980) Acute anterior cruciate ligament injury and augmented repair: Experimental study. Am J Sports Med 8: 395 – 401
2. Cabaud HE, Feagin JA, Rodkey WG (1982) Acute anterior cruciate ligament injury and repair rein-forced with a biodegradable intraarticular ligament. Experimental studies. Am J Sports Med 10: 259 – 265
3. Feagin JA, Abbot HG, Rokous JR (1972) The isolated tear of the anterior cruciate ligament. J Bone Joint Surg [Am] 54: 1340 – 1341
4. Fetto JF, Marshall JL (1979) Injury of the anterior cruciate ligament, producing the pivot shift sign. J Bone Joint Surg [Am] 61: 710 – 714
5. Fetto JF, Marshall JL (1980) The natural history and diagnosis of anterior cruciate ligament insuffi-ciency. Clin Orthop 147: 29 – 38
6. Jones KG (1970) Reconstruction of the anterior cruciate ligament using the central one-third of the patellar ligament. J Bone Joint Surg [Am] 52: 1302 – 1308
7. Kennedy JC (1983) Application of prosthetics to anterior cruciate ligament reconstruction and repair. Clin Orthop 172: 125 – 128
8. Lundberg A, Malmgren K, Schomburg ID (1978) Role of the joint afferents in motor control exem-plified by effects on reflex pathways from 1b afferents. J Physiol (Lond) 284: 327 – 343
9. Marshall JL, Rubin RM (1977) Knee ligament injuries. A diagnostic and therapeutic approach. Orthop Clin North Am 8: 641 – 668
10. Marshall JL, Warren RF, Wickiewicz TL (1982) Primary surgical treatment of anterior cruciate li-gament lesions. Am J Sports Med 10: 103 – 107
11. McDaniel WJ, Dameron TB (1980) Untreated ruptures of the anterior cruciate ligament: A follow-up study. J Bone Joint Surg [Am] 62: 696 – 705

116

12. McMaster JH, Weinert CR, Scranton P (1974) Diagnosis and management of isolated anterior cruciate ligament tears. J Trauma 14: 230 – 235 (1974)
13. Müller W (1982) Das Knie. Form, Funktion und ligamentäre Wiederherstellungschirurgie. Springer, Berlin Heidelberg New York
14. Noack W, Scharf HP (1987) Aktueller Stand in der Therapie der vorderen Kreuzbandverletzungen. Sportverletzung Sportschaden 1: 13 – 19
15. Noyes FR, Butler DL, Paulos LE, Grood ES (1983) Intraarticular cruciate reconstruction. I: Perspectives on graft strength, vascularization and immediate motion after replacement. Clin Orthop 172: 71 – 77
16. Noyes FR, Mangine RE, Barber S (1987) Early knee motion after open and arthroscopic anterior cruciate ligament reconstruction. Am J Sports Med 15: 149
17. O'Donoghue DH (1955) An analysis of end results of the surgical treatment of major injuries to the ligament of the knee. J Bone Joint Surg [Am] 37: 1 – 13
18. Skoglund S (1956) Anatomical and physiological studies of knee joint innervation in the cat. Acta Physiol Scand 35 [Suppl 124]
19. Wyke BD (1967) The neurology of joints. Ann Roy Coll Surg Engl 41: 25 – 50
20. Wyke BD (1972) Articular neurology: a review. Physiotherapy 58: 94 – 99

Arthroskopische Naht des vorderen Kreuzbandes. Eine neue Technik und ein neues Instrumentarium

R. Strümper und E. Hertel

Eduardus-Krankenhaus, Custodisstraße 3/17, D-5000 Köln-Deutz

Die partielle oder komplette Kreuzbandruptur ist eine recht häufige Verletzung v. a. der Skifahrer und der Fußballspieler. Bei etwa 70% der bei uns diagnostizierten blutigen Kniegelenkergüsse fand sich eine Verletzung der Kreuzbänder. Der weitaus überwiegende Teil davon entfiel auf Verletzungen des proximalen Teils des vorderen Kreuzbandes. Neben der klinischen Untersuchung in Narkose leistet die Arthroskopie bei der Diagnostik dieser Verletzungen wertvolle Dienste. Daher lag es nahe, diese Technik auch bei der operativen Versorgung dieser Verletzungen einzusetzen.

Zur Versorgung der am häufigsten auftretenden proximal femurnahen Ruptur haben wir eine arthroskopische Technik sowie ein Instrumentarium in Zusammenarbeit mit der Firma Arthrex, München, entwickelt, die es ermöglichen, die bisher bekannte Technik der offenen transfemoralen Durchzugsnaht auf arthroskopischem Wege ohne Arthrotomie durchzuführen. Die dadurch mögliche Schonung der Propriozeption des Gelenks scheint uns ein wesentlicher Vorteil gegenüber der offenen Methode zu sein.

V. Bühren und H. Seiler (Hrsg.)
Hefte zur Unfallheilkunde, Heft 199
© Springer-Verlag Berlin Heidelberg 1988

Technik[1]

Das vordere Kreuzband ist bekanntlich aus 3 Faszikeln zusammengesetzt, dem anteromedialen, posterolateralen und dem intermediären Bündel. Diese Tatsache sollte bei der Naht ebenfalls Berücksichtigung finden, wobei das intermediäre Bündel in der Praxis vernachlässigt werden kann, während die beiden Hauptfaszikel mit mindestens je einem Faden refixiert werden sollten.

Die Kreuzbänder liegen extraartikulär, das vordere Kreuzband hat ventral einen kompletten synovialen Überzug. Bei der Rekonstruktion sollte daher dieser Überzug entweder ebenfalls rekonstruiert oder aber aus einem gestielten Synovialislappen neu hergestellt werden. Glücklicherweise ist bei den meisten frischen femurnahen Kreuzbandrupturen der synoviale Überzug außer im Riß selbst erhalten und noch im Verbund mit dem Kreuzbandstumpf, so daß er zusammen mit den Kreuzbandfasern arthroskopisch refixiert werden kann.

Die Abb. 1 zeigt das Beispiel eines typischen frischen, kompletten, femurnahen Abrisses des vorderen Kreuzbandes. Das proximale Ende des anteromedialen und posterolateralen Bündels des distalen Kreuzbandstumpfes wird nun mit je einem Faden angeschlungen.

Dazu wird das proximale Ende des anteromedialen Bündels mit unserer speziellen Faßzange ergriffen (Abb. 2). Mit einer Hohlnadel wird dann ein Faden zwischen die Branchen der Faßzange eingebracht und durch den Kreuzbandstumpf durchgeschoben (Abb. 3). Nach Zurückziehen der Hohlnadel entsteht eine Fadenschlinge, die mit dem Fadenextraktor aus dem Gelenk herausgezogen und dort über die freien Fadenenden verknüpft werden kann (Abb. 4).

Nach Anschlingen des anteromedialen Bündels wird in gleicher Weise das posterolaterale gefaßt (Abb. 5).

Der distale Kreuzbandstumpf ist nun mit je 1 Faden an den beiden Enden der Faszikel angeschlungen, die freien Fadenenden sind durch den anteromedialen und anterolateralen Zugang nach außen geführt (Abb. 6).

Der Ursprungsbereich des Kreuzbandes wird nun mit dem Shaver von Weichteilresten befreit, so daß die Knochenoberfläche freiliegt und oberflächlich abradiert werden kann (Abb. 7).

Das Auffinden des anatomisch exakten Ursprungs gelingt mit dem Zielgerät, womit 2 parallele Bohrkanäle durch den lateralen Femurkondylus in Richtung auf den Ursprung des vorderen Kreuzbandes angelegt werden (Abb. 8).

Durch diese Bohrkanäle werden 2 Fangfäden von lateral in die Fossa intercondylaris vorgeschoben und von dort mit dem Fadenextraktor nach ventral aus dem Gelenk herausgezogen (Abb. 9). Die freien Fadenenden des angeschlungenen Kreuzbandstumpfes werden nun in die Schlaufen der Fangfäden eingeführt und durch Zurückziehen der Fangfäden aus dem lateralen Femurkondylus nach proximal außen gebracht (Abb. 10). Anspannen der Fäden führt nun zur Adaptation des Kreuzbandstumpfes an den anatomisch korrekten Ort (Abb. 11). Es kann nun eine Überprüfung der Isometrie erfolgen, danach werden die Fäden über dem Periost des lateralen Femurkondylus verknüpft.

Die Abb. 12 zeigt das Operationsergebnis aus arthroskopischer Sicht.

---

[1] Das Instrumentarium für die arthroskopische Kreuzbandnaht wurde von uns in Zusammenarbeit mit der Firma Arthrex, München, entwickelt.

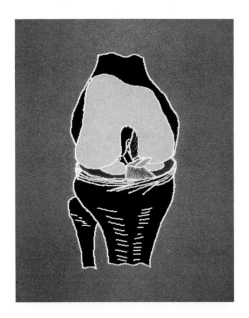

Abb. 1. Erläuterungen s. Text

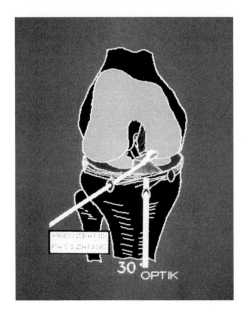

Abb. 2. Erläuterungen s. Text

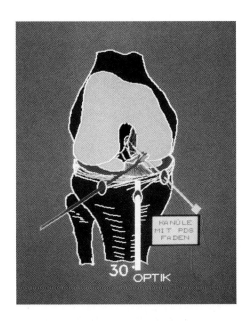

Abb. 3. Erläuterungen s. Text

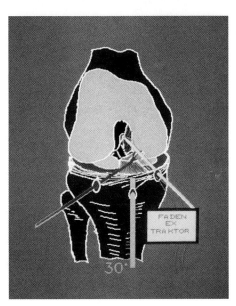

Abb. 4. Erläuterungen s. Text

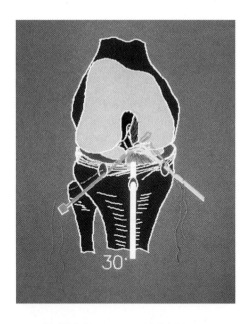

Abb. 5. Erläuterungen s. Text

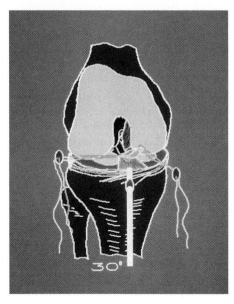

Abb. 6. Erläuterungen s. Text

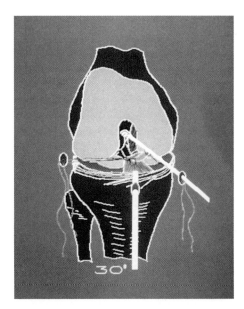

Abb. 7. Erläuterungen s. Text

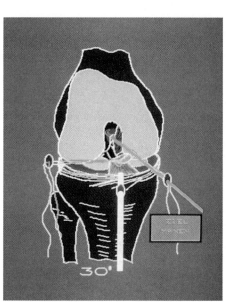

Abb. 8. Erläuterungen s. Text

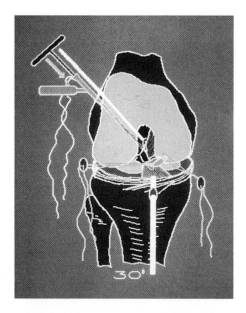

Abb. 9. Erläuterungen s. Text

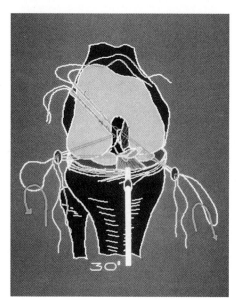

Abb. 10. Erläuterungen s. Text

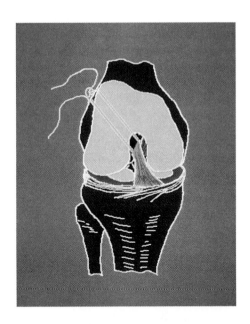

Abb. 11. Erläuterungen s. Text

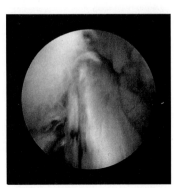

Abb. 12. Erläuterungen s. Text

Eine Augmentation mit der distal gestielten, über einen transtibialen Bohrkanal in das Gelenk eingeführten Semitendinosussehne ist mit Hilfe unseres Zusatzinstrumentariums möglich. Dazu wird zunächst ein bogenförmiger Hautschnitt über dem Pes anserinus angelegt. Die Sehnen werden freipräpariert und identifiziert. Mit dem aufschließbaren Sehnenstripper wird die Semitendinosussehne soweit als möglich (unter Schonung der Poplitealgefäße) nach proximal verfolgt und dort abgetrennt (Abb. 13). Etwa 1 cm oberhalb des distalen Sehnenansatzes beginnend wird mit Hilfe des Zielgerätes ein tibialer Bohrkanal von 6 mm Durchmesser angelegt, der unmittelbar ventral des tibialen Ansatzes des vorderen Kreuzbandes in das Kniegelenk eintritt (Abb. 14). Ein weiterer Bohrkanal wird durch den proximalen lateralen Femur gelegt. Als Zielhilfe wird hierzu die spezielle Augmentationsbohrhülse verwendet, die auf die beiden Kirschner-Drähte im lateralen Femur aufgesteckt werden kann (Abb. 15). Mit Hilfe eines in diese Bohrhülse eingeführten normalen Bohrers kann nun

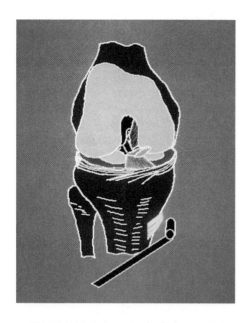

Abb. 13. Erläuterungen s. Text

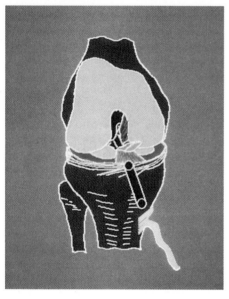

Abb. 14. Erläuterungen s. Text

ein Bohrkanal von 6 mm Durchmesser vom lateralen Femur in Richtung auf den vorderen Kreuzbandursprung angelegt werden. Das mit PDS-Fäden angeschlungene proximale Ende der Semitendinosussehne wird dann durch den tibialen Bohrkanal durch das Kniegelenk bis in den femoralen Bohrkanal gezogen, die Fäden werden transfemoral nach außen geführt und später über dem Periost mit den Fäden des Kreuzbandstumpfes verknüpft (Abb. 16).

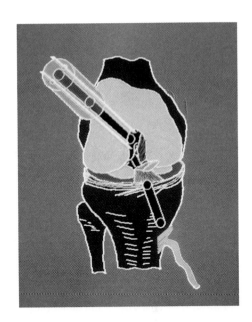

Abb. 15. Erläuterungen s. Text

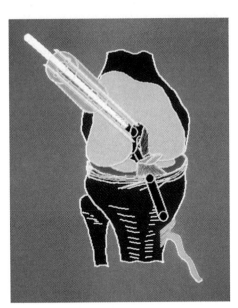

Abb. 16. Erläuterungen s. Text

Diese Art der Augmentation erlaubt es, eine anatomisch korrekte Reinsertion des Kreuzbandes trotz Verwendung zusätzlichen Sehnenmaterials zu erreichen. Auch das Ziel, an der Reinsertionsstelle eine möglichst große Kontaktfläche zwischen Stumpf und Ursprung zu erhalten, wird davon nicht beeinträchtigt.

Postoperativ führen wir eine frühfunktionelle Behandlung durch, indem wir die Patienten direkt postoperativ auf eine Bewegungsschiene mit 20 – 60° Bewegungsausmaß legen, die nach 4 Tagen durch einen Burri-Gips mit gleicher Bewegungsmöglichkeit ersetzt wird. Dieser Gips wird nach 6 Wochen entfernt, und die Patienten werden krankengymnastisch beübt, bis eine Beweglichkeit von 0 – 90° erreicht ist. Danach beginnen die Patienten mit der Belastung. Bei sportlicher Betätigung empfehlen wir das Tragen eines CTI-Brace für mindestens 1 Jahr.

Ergebnisse

Bis zum heutigen Datum (9/87) wurden in unserer Klinik etwa 4300 operative Arthroskopien durchgeführt, davon etwa 4000 vom Autor selbst. Bei 416, also bei etwa 10% der bei uns arthroskopierten Patienten, wurde ein Hämarthros diagnostiziert. Bei diesen fanden sich wiederum in 67% (280) der Fälle eine komplette oder partielle Ruptur des vorderen Kreuzbandes. Aufgrund der teilweise leider schon bei der Aufnahme in die Klinik fortgeschrittenen Kreuzbandstumpfdegeneration wurde lediglich bei 116 Patienten (41% der Kreuzbandrupturen) eine primäre arthroskopische Kreuzbandrefixation durchgeführt. Bei den restlichen Patienten wurde entweder eine primäre arthroskopische Kreuzbandplastik mit dem mittleren Patellarsehnendrittel oder lediglich ein intensives Quadrizepstraining postoperativ durchgeführt.

Da wir mit der arthroskopischen Technik Anfang 1985 begonnen haben, kann man die bisherigen Ergebnisse natürlich nur als Frühergebnisse werten, eine endgültige Aussage dürfte wohl erst nach 5 oder 10 Jahren möglich sein.

Es wurde jetzt erneut eine klinische Zwischenuntersuchung durchgeführt, bei der 83 Patienten erreicht werden konnten. Über die detaillierten Ergebnisse dieser Untersuchung wird noch berichtet werden.

Pauschal zusammengefaßt sind die Ergebnisse jedoch ermutigend und veranlassen uns, die arthroskopische Nahttechnik weiter anzuwenden. Natürlich muß die weitere Zukunft noch erweisen, ob die refixierten Kreuzbänder auf Dauer wirklich haltbar sind und das Kniegelenk vor einer sonst möglicherweise einsetzenden Arthrose bewahren.

Diskussion

Die Frage, ob eine frische Kreuzbandruptur primär operativ versorgt werden soll, ist bis heute umstritten. Die von Odensten et al. [2] berichteten schlechten Fünfjahresergebnisse nach offener Primärnaht mögen manchen dazu veranlaßt haben, eine ausschließlich funktionelle Behandlung durchzuführen, die mittelfristig durchaus zu für den Patienten zufriedenstellenden Ergebnissen führen kann.

Allerdings sollte bedacht werden, daß es sich bei den von Odensten et al. auch schon zu einem früheren postoperativen Zeitpunkt nachuntersuchten Kreuzbandrupturen [3] ausschließlich um intraligamentäre („midstructural") Rupturen handelte, die wegen der dabei immer in Mitleidenschaft gezogenen Blutversorgung erwartungsgemäß eine schlechte Prognose haben. Bedacht werden sollten auch die Langzeitfolgen eines fehlenden vorderen Kreuzbandes. Auch bei der sogenannten isolierten Ruptur des vorderen Kreuzbandes kommt es zu einer chronischen Überlastung der Meniskushinterhörner, die nach Verlust des vorderen Kreuzbandes eine verstärkte Bremsfunktion im Roll-Gleit-Mechanismus der Femurkondylen zu erfüllen haben. Die Folgen sind unweigerlich Rupturen der Meniskushinterhörner, die wiederum eine Verschlechterung der Stabilität und eine erhöhte Belastung des Gelenkknorpels nach sich ziehen. So ist auf längere Sicht der Leidensweg in die Gonarthrose vorprogrammiert, was durch eine Reihe von Langzeituntersuchungen belegt ist [1].

Ziel der isometrischen Kreuzbandreinsertion ist die exakte Adaptation des Kreuzbandstumpfes am anatomischen Ursprung. Da nur in einem Teil der Fälle der proximale Kreuzbandausriß unmittelbar knochennah erfolgt, sind manchmal Kompromisse hinsichtlich der optimalen isometrischen Refixation notwendig, die uns jedoch akzeptabel erscheinen, wenn man bedenkt, welch geringe Bedeutung die meist wenigen fehlenden Millimeter im Vergleich zur Gesamtlänge des Kreuzbandes ausmachen. Dennoch muß der Operateur im Einzelfall entscheiden, ob die Ruptur vielleicht doch zu weit intraligamentär liegt und die Refixation des Stumpfes keine Chance mehr hat. Das Problem stellt sich gleichermaßen bei der offenen wie bei der arthroskopischen Refixationstechnik.

Trotz evtl. notwendiger Kompromisse bietet die Refixation durch Einbringen von Fäden in das äußerst proximale Stumpfende eine dem Ziel der isometrischen Rekonstruktion am nächsten kommende, wenig traumatisierende Technik, die gleichzeitig auch der anatomischen Form des Kreuzbandursprungs, der fächerförmigen Einstrahlung in den Knochen, Rechnung trägt.

Die früher berichteten schlechten Ergebnisse von primären offenen Kreuzbandrefixationen sind mit der hier vorgestellten Technik nach unserer Meinung nicht ohne weiteres vergleichbar, da mit der arthroskopischen Methode im Gegensatz zur offenen Technik die Propriozeption als wichtige Voraussetzung für eine schnelle Mobilisation geschont werden kann. Außerdem wird unter arthroskopischer Kontrolle eine präzisere Plazierung der Fäden sowohl im Kreuzbandstumpf als auch im femoralen Kreuzbandursprung möglich.

Sicherlich ist jedoch bei einem nicht optimalen Stumpf, d. h. wenn schon eine deutlich erkennbare Degeneration mit Verkürzung eingesetzt hat, die Augmentation mit der distal gestielten Semitendinosussehne empfehlenswert. Wenn der Kreuzbandstumpf jedoch wenig Chancen hat, wieder fest einzuheilen und schließlich dann später nur das Augmentationsmaterial als Rest übrigbleiben würde, ist im Einzelfall unserer Meinung nach kritisch abzuwägen, ob nicht der komplette arthroskopische Kreuzbandersatz mit dem mittleren Patellarsehnendrittel (als reißfesteste Struktur nach dem Kreuzband selbst) die bessere Methode darstellt, um eine dauerhafte Stabilität zu erreichen.

Zusammenfassend kann wohl gesagt werden, daß die Indikation zur Reinsertion eines frisch gerissenen Kreuzbandes letztlich von der Beschaffenheit des Bandstumpfes abhängt. Da aufgrund der degenerativen Prozesse die Verhältnisse mit zunehmendem zeitlichen Abstand vom Trauma immer ungünstiger werden, sollte jedoch unbedingt eine möglichst frühe Versorgung angestrebt werden.

Entschließt man sich zur Refixation eines frisch gerissenen Kreuzbandes, sollte die Naht arthroskopisch erfolgen, da die Traumatisierung durch Schonung der Propriozeption wesentlich geringer und die exakte Adaptation des Kreuzbandstumpfes an der anatomisch richtigen Position arthroskopisch vermutlich besser gelingt als bei der offenen Methode.

Literatur

1. Müller W (1982) Das Knie. Springer, Berlin Heidelberg New York
2. Odensten M, Lysholm J, Gillquist J (1984) Suture of fresh ruptures of the anterior cruciate ligament. A 5-years follow-up. Acta Orthop Scand 55/3: 270 – 272
3. Odensten M, Hamberg P, Nordin M, Lysholm J, Gillquist J (1985) Surgical or conservative treatment of the acutely torn anterior cruciate ligament. A randomized study with short-term follow-up observations. Clin Orthop 198: 87 – 93

Arthroskopische Naht der frischen Ruptur des vorderen Kreuzbandes mit der Spreizankerkordel

A. Schmid und F. Schmid

Chirurgische Universitätsklinik, Robert-Koch-Str. 40, D-3400 Göttingen

Durch die Zerreißung des vorderen Kreuzbandes tritt eine Funktionsstörung auf, die klinisch beweiskräftig durch den Lachman-Test geprüft werden kann. Unter der Testbelastung kann der Schienbeinkopf bei gerissenem Band abnorm weit nach ventral gedrückt werden.

Ist ein gerissenes vorderes Kreuzband genäht worden, kann im einzelnen Fall das Therapieverfahren als erfolgreich bezeichnet werden, wenn diese Funktionsstörung beseitigt ist und der Schienbeinkopf folglich beim Lachman-Manöver in anatomischer Position bleibt.

Dieses Ziel muß ein Nahtverfahren am vorderen Kreuzband erreichen, um als tauglich zu gelten. Bei der Beurteilung eines neuen Nahtmaterials und einer neuen Nahttechnik müssen die Ergebnisse anderer Therapiemethoden vergleichend herangezogen werden. Der Unterschied des Zielkriteriums sollte durch ein Prüfverfahren quantitativ meßbar erfaßt werden. Eine hohe Sensitivität und Spezifität besitzen dabei Prüfverfahren, die während des Lachman-Manövers die Verschiebung des Schienbeinkopfes durch Ultraschall bildgebend erfassen und gleichzeitig die angedeutete Streßkraft messen [3, 5, 6].

Der Standpunkt, daß die Naht des vorderen Kreuzbandes sinnlos sei, mag aus persönlichen Erfahrungen oder dem Erkenntnisstand über bisherige Nahttechniken resultieren. Behindernd wirkt dieser Standpunkt, wenn er keine neuen Denkansätze zur Problemlösung zuläßt. Wenig hilft auch eine euphorische Erwartungshaltung, die in einer neuen Technik eine universale Problembewältigung vermutet und beim Auftreten von Schwierigkeiten aufgibt, anstatt eine adäquate Problemlösung zu erarbeiten.

Die bisherigen experimentellen Erfahrungen und theoretischen Auseinandersetzungen über die Spreizankerkordel haben wir zu einer ständigen Verbesserung und Vereinfachung der Technik nutzen können. Die derzeitigen Grenzen des Verfahrens wurden klarer. Sämtliche primär erkannten Vorteile sind geblieben.

V. Bühren und H. Seiler (Hrsg.)
Hefte zur Unfallheilkunde, Heft 199
© Springer-Verlag Berlin Heidelberg 1988

Material

Unser Nahtmaterial, die sog. Spreizankerkordel, besteht aus einer 60 cm langen PDS-Kordel, die 20 cm von ihrem oberen Ende entfernt auf einer Strecke von 4 cm mit Kunststoffdornen gespickt ist. Diese Kunststoffdornen sind 4 mm lang und in 4 Raumrichtungen angeordnet.

Die Kordel ist in eine 24 cm lange sogenannte Einzugskanüle mit einem Innendurchmesser von 2,3 mm und einem Außendurchmesser von 3 mm eingezogen. Die Kunststoffdornen liegen in der Kanüle der Kordel dicht an und spreizen sich beim Heraustreten aus der Kanüle spontan ab (Abb. 1).

Zum Nahtset gehört eine sog. Auszugskanüle mit demselben Durchmesser wie die Einzugskanüle. Das obere Ende der Auszugskanüle ist rund geschliffen. In die Auszugskanüle eingezogen ist ein Draht mit einer Schlaufe am oberen Ende (Abb. 2). Mit dieser Drahtschlaufe kann das obere Kordelende, nachdem sie durch die Einzugskanüle in das Ligament eingebracht ist, am kontralateralen Ligamentansatzpunkt durch die Auszugskanüle ausgeleitet werden (Abb. 3).

Methode

Unsere Versuche an 40 Leichenknien, 14mal bei proximaler, 14mal bei distaler und 12mal bei interligamentärer Diskonnektion, haben gezeigt, daß die Technik im wesentlichen für die proximale Diskonnektion geeignet ist. Das Vorgehen soll daher auch am Beispiel einer proximalen Ruptur beschrieben werden:

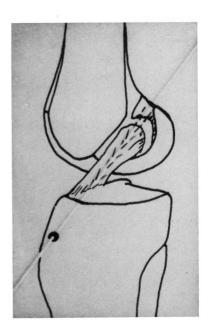

Abb. 1. Ins vordere Kreuzband eingezogene Spreizankerkordel

Die Operation erfolgt am flektierten Kniegelenk bei frei hängendem Unterschenkel. Das Arthroskop wird unmittelbar medial des Lig. patellae, 1 cm unterhalb der Kniescheibe eingeführt. Der Gelenkraum wird kontinuierlich mit Flüssigkeit aufgedehnt und gespült. Nach Kontrolle des gesamten Gelenkraumes wird die Ruptur mit einer Hakensonde lokalisiert.

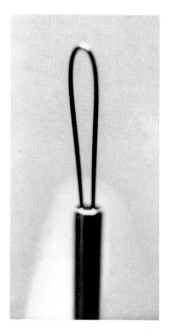

Abb. 2. Durch die Auszugskanüle vorgeschobene Drahtschlinge

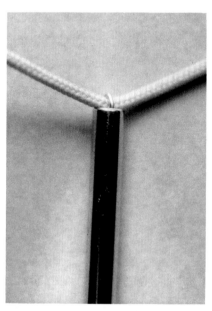

Abb. 3. Die Kordel ist durch die Drahtschlinge vorgeschoben worden und kann nun durch die Auszugskanüle aus dem Gelenk ausgeleitet werden

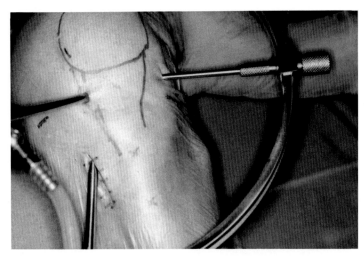

Abb. 4. Position des Drill-Guide-Systems. *Links oben* das Arthroskop, *rechts oben* der Markierungshaken, der unter arthroskopischer Kontrolle am distalen Insertionspunkt plaziert wird. *Links unten* die Position des Bohrers, von dort aus wird auf den Markierungshaken zu der distale Ansatzpunkt des vorderen Kreuzbandes angebohrt

Über ein ventrolaterales Portal wird der Markierungshaken des Variable-Radius-VR-Drill-Guide-Systems eingeführt. Am Schienbeinkopf wird ventromedial ein 3 cm langer Hautschnitt angelegt. Von dort wird jedes der 3 Bündel des vorderen Kreuzbandes in Schlagbohrtechnik im Zentrum seines Ansatzpunktes am Schienbeinkopf mit einem 3,2 mm Bohrer angebohrt (Abb. 4). Durch Schlagbohrtechnik läßt sich wie beim oszillierenden Bohren das Aufwickeln der kollagenen Fasern auf den rotierenden Bohrstift verhindern. Die Längsachse der Bohrlöcher muß in Verlaufsrichtung der Kreuzbandbündel liegen, damit für die später einzuziehende Kordel keine scharfen Kanten verbleiben. Ein Flüssigkeitsaustritt aus dem Gelenk über die Bohrlöcher wird durch das Vorlegen der kollagenen Bandanteile verhindert.

Lateral am distalen Femur wird ebenfalls ein 3 cm langer Hautschnitt gelegt. Von dort werden wieder mit dem VR-Drill System unter arthroskopischer Kontrolle die Kreuzbandansatzpunkte am lateralen Femurkondylus angebohrt. Nun wird die Einzugskanüle in eines der Bohrlöcher am Schienbeinkopf eingeführt und unter arthroskopischer Kontrolle bis zum Ende des diskonnektierten Kreuzbandbündels vorgestoßen. Mit einer von ventrolateral her eingeführten Faßzange wird das Kordelende aus der schräg angeschliffenen Kanülenspitze herausgezogen. Durch das entsprechende Bohrloch am lateralen Femurkondylus wird nun die Auszugskanüle vorgeschoben. Mit der Faßzange wird die Kordel in die geöffnete Schlinge der Auszugskanüle geführt. Beim Schließen der Schlinge wird das obere Kordelende fest verklemmt und läßt sich zusammen mit der Auszugskanüle aus dem Bohrkanal am distalen Femur herausziehen. Dieser Vorgang wiederholt sich für die anderen Bündel. Die Einzugskanülen bleiben in den Bohrlöchern am Schienbeinkopf stecken.

Nachdem alle 3 Kordeln transkondylär ausgezogen worden sind, wird eine Einzugskanüle nach der anderen auf die Höhe des Kreuzbandstumpfendes vorgeschoben. Vom transkondylär liegenden Ende her werden die Kordeln mit der Hand langsam durch die Einzugskanülen hindurch in das Gelenk gezogen.

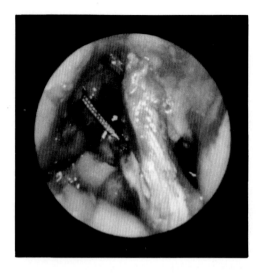

Abb. 5. Hier sind bereits alle 3 Kordeln in das Ligament eingeführt und durch die von den Femurkondylen her angelegten Bohrkanäle ausgeleitet worden. Durch Anziehen und Verknoten der ausgeleiteten Kordelenden wird das Kreuzband in anatomische Position gebracht

Das Verschwinden einer Farbmarkierung im extraartikulär gelegenen Ende der Einzugskanüle kündigt an, daß das 1. Segment der Kunststoffdornen die intraartikuläre Öffnung der Einzugskanüle verläßt. Wir haben im Experiment jeweils das 1. Segment der Kunststoffdornen austreten lassen und die Einzugskanüle dann zurückgezogen. Die Kunststoffdornen, die mit einer gewissen Vorspannung in der Einzugskanüle liegen, haben sich dabei spontan abgespreizt und in den kollagenen Bündeln verankert.

Schließlich werden zuerst die am lateralen distalen Femur ausgezogenen Kordelenden unter Spannung miteinander verknüpft und das vordere Kreuzband dadurch in anatomische Position gebracht (Abb. 5). Dann werden die Kordelenden an den Einzugsbohrlöchern am Schienbeinkopf verknotet. Dadurch wird eine konstante Strecke der eingezogenen Kordel hergestellt.

Ergebnisse

Bei Durchtrennung der Kreuzbandbündel am Ansatz erreichten wir Gewebeausrißkräfte zwischen 45 und 50 N je Kordel. Bei mittelständiger, interligamentärer Durchtrennung reduzierte sich die Gewebeausrißkraft wegen der kürzeren Verankerungsstrecke auf Werte zwischen 35 und 40 N je Kordel. Die Ausrißkräfte wurden mit zunehmender Gewichtsbelastung und zum Teil durch Einspannen in ein Materialprüfgerät mit konstant einwirkender Lastbeschleunigung gemessen (Abb. 6).

Diskussion

Im Vergleich zur offen durchgeführten Naht bietet die Versorgung der Ruptur des vorderen Kreuzbandes mit der Spreizankerkordel folgende Vorteile:
- Durch den Wegfall der Arthrotomie werden die propriozeptiven Nervenfasern am Knie erhalten. Intraartikuläre Verklebungen und Vernarbungen der periartikulären Gleitschichten werden vermieden.

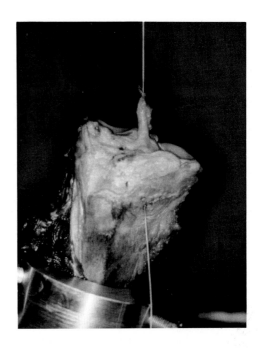

Abb. 6. Die lotrechte Ausrichtung der Spreizankerkordel gewährleistet, daß nur die Verankerungskräfte der Kordel im Ligament gemessen wurden

– Dadurch, daß zunächst die ausgezogenen Kordeln untereinander verknüpft werden und anschließend die Kordeln am Einzugsbohrloch, wird durch die eingezogene Kordelstrecke eine definitive Distanz hergestellt. Die segmental angeordneten Kunststoffdornen müssen daher nach Knüpfen der Kordeln untereinander nur die geringen Retraktionskräfte der kollagenen Fasern neutralisieren. Die eigentliche Bandnaht wird dadurch entlastet.

– Durch die in das Ligament eingezogene absorbierbare Kordel wird das Prinzip der temporären Augmentation verwirklicht.

Diese proktektive Augmentation und das bei unserer Technik erforderliche zielgenaue Anbohren der Bandansatzpunkte sind die biomechanischen Voraussetzungen für eine frühzeitige postoperative Mobilisationsbehandlung [4]. Zugkräfte, die dabei auftreten, liegen unter 30 N [1] und würden nach den Ergebnissen unserer Versuche weder die Position der Ankerdornen lockern noch die Kordeln zerreißen.

Eine sofortige Mobilisation sollte dagegen aus biomechanischen und biologischen Gründen nicht durchgeführt werden. Die Spreizankerkordeln sind keine Kraftaufnehmer wie Bandprothesen, sondern gewährleisten die Funktion der Retention. Biologische zeitintensive Vorgänge müssen ablaufen, um den ursprünglichen Kraftträger zur Übernahme einer Last wieder zu befähigen.

Problematisch war für sämtliche Auszugs-, Spannungs- oder Durchflechtungsnähte die über das Trauma hinausgehende Beeinträchtigung der Blutversorgung des vorderen Kreuzbandes [4]. Durch das axiale zentrale Einbringen der Kordel und die spontane Verankerung durch das Aufspreizen der Kunststoffdornen im Ligament wird diese Problematik bei der Naht mit der Spreizankerkordel umgangen. Die von dorsal her kommende Hauptgefäßversorgung wird nicht beeinträchtigt. Die kleinkalibrigen subkortikalen Gefäße am femoralen und tibialen Ansatz des Ligamentes spielen für die Blutversorgung keine wesentliche Rolle [2, 4].

Wichtig für ein gutes Ergebnis ist das zielgenaue achsengerechte Anbohren der Bündel. Durch den Knochenkanal wird die räumliche Richtung der Einzugskanüle festgelegt. Nur bei achsengerechtem Anbohren läßt sich die Kordel im Bündelzentrum plazieren.

Aufgrund unserer experimentellen Erfahrungen genügt für eine exakte anatomische Reposition des abgerissenen vorderen Kreuzbandes das Einziehen von 2 Spreizankerkordeln. Die Plazierung sollte dabei in das anteromediale und das posterolaterale Bündel erfolgen. Das intermediäre Bündel wird dadurch proximal zwangsläufig an den anatomischen Ansatzpunkt geführt. Die Operationszeit kann dadurch verkürzt werden, ohne daß die prinzipiellen Vorteile des neuen Verfahrens verloren gehen.

Die 3 Bündel des vorderen Kreuzbandes müssen sich aufgrund ihrer kleeblattförmigen Ansatzfläche am Schienbeinkopf und ihrer reihenförmigen Fixierung am lateralen Femurkondylus gegeneinander verdrillen. Der sogenannte Twistpoint liegt nahe dem femoralen Ansatz. Beim Einbringen von nur 2 für die Refixation erforderlichen Spreizankerkordeln wird der theoretisch vorhandene Platzmangel für die vorgeschobenen Einzugskanülen im Twist point umgangen.

Werden nur 2 Kordeln eingezogen und gegeneinander verknüpft, erübrigt sich der Gedanke, daß eine 3. Spreizankerkordel durch eine unterschiedliche Nahtspannung schlaff durchhängt. Optimal wäre es, die Kordeln unter klinischen Bedingungen wie unter Studienbedingungen mit einem sterilisierbaren Dynamometer mit gleichmäßiger Spannung bei der adäquaten Gelenkstellung zu plazieren [8].

Aufgrund unserer Versuche halten wir die Naht der Ruptur des vorderen Kreuzbandes mit der Spreizankerkordel für erfolgversprechend.

Der seit Jahren ständig steigende Einsatz der Arthroskopie bei der Abklärung von traumabedingten blutigen Kniegelenksergüssen wird zunehmend häufiger für die Versorgung mit der Spreizankerkordel geeignete Rupturen zeigen. Indikationen sind derzeit der proximale Abriß und die Teilruptur des vorderen Kreuzbandes.

Nur hier sind voluminöse Bandstümpfe vorhanden, die sich Stoß-auf-Stoß mit der Spreizankerkordel retinieren lassen. Eine eventuelle Elongation der Bandstümpfe vor einer endgültigen Ruptur begünstigt eine ausheilungsfähige schlüssige Adaptation.

Therapiekonzepte mit primärer Bandstumpfresektion und sekundären bandplastischen Maßnahmen verschenken therapeutische Chancen. Bei interligamentären Rupturen mit zerstörtem vorderen Kreuzband sind Nahtverfahren dagegen nicht angebracht.

Literatur

1. Claes L (1985) Die Beanspruchung des Kniebandapparates. Hefte Unfallheilkd 172: 1 – 7
2. Hertel P (1980) Verletzung und Spannung von Kniebändern. Hefte Unfallheilkd 142: 9
3. Malcom LL (1985) The measurement of anterior knee laxity after ACL reconstructive surgery. Clin Orthop 186: 35 – 41
4. Müller W (1982) Das Knie. Springer, Berlin Heidelberg New York
5. Schmid A, Schmid F (1987) Objectifying the „Lachman-Test" with ultrasonics. In: Ultrasonics International 87. Butterworth, London
6. Shino K (1987) Measurement of anterior instability of the knee. J Bone Joint Surg [Br] 69: 608 – 613
7. Taruttis H (1985) Verletzungen des vorderen Kreuzbandes. In: Hempfling H (Hrsg) Das Knie-Trauma. Medical Concept, München
8. Watkins D, Daniel DM (1987) Tension isometer. Medmetric, San Diego

Frische Ruptur des vorderen Kreuzbandes

Konservative Behandlung und Indikation

K. Neumann und H. Breitfuß

Chirurgische Universitätsklinik, Berufsgenossenschaftliche Krankenanstalten „Bergmannsheil" Bochum (Direktor: Prof. Dr. med. G. Muhr), Gilsingstr. 14, D-4630 Bochum 1

Die komplizierte anatomische Funktionskinematik des vorderen Kreuzbandes macht eine Standardisierung jeglicher Therapiekonzepte schwierig. Rekonstruktive Maßnahmen wie auch konservative Rehabilitation bleiben trotz einer großen Anzahl von Literaturbeiträgen weitgehend kontrovers [1 – 24].

Die Risikofaktoren der chronischen Insuffizienz des vorderen Kreuzbandes mit Entgleisung des Roll-Gleit-Mechanismus sind Reizergüsse, Meniskus- und Knorpelschäden [19]. Larson [14] fand bei Rekonstruktionen des vorderen Kreuzbandes in 74% mediale, in 58% laterale und in 41% beidseitige Meniskusveränderungen. Die Gesamtrate an begleitenden Meniskusläsionen konnte in einer Studie von Lynch et al. [15] auf 42% reduziert werden, falls eine frühe Rekonstruktion des vorderen Kreuzbandes innerhalb von 2 Jahren vorgenommen wurde. Zudem begünstigt der Subluxationsmechanismus die Entwicklung einer Arthrose, die nach Funk [7] 8% und Noyes et al. [20] sogar bis zu 44% bei Verläufen über 5 Jahre beträgt. Ob der Arthroseprozeß durch die Rekonstruktion aufgehalten werden kann, ist bisher noch unbekannt.

In einer ausgiebigen Nachuntersuchungsserie konnten Kennedy [11] sowie Kennedy et al. [12, 13] nach 3½ Jahren keinen Unterschied zwischen akut operativ versorgten Rupturen des vorderen Kreuzbandes und konservativ behandelten Fällen gleichen Stabilitätsgrades feststellen. Nach 6 – 7 Jahren traten jedoch in der konservativen Gruppe signifikant vermehrt funktionelle Probleme auf.

Bei Feagin [2], Feagin u. Blake [3] sowie Feagin u. Curl [4] sind die Frühergebnisse bis zu 2 Jahren gut, die Spätergebnisse nach 3 – 5 Jahren schlechter (71% Instabilitätsgefühl, Schwellung, Schmerzen). Immerhin liegt im Literaturvergleich die postoperative Versagerquote am frischen vorderen Kreuzband bei 35% nach 7 Jahren. Die Instabilitätsrate mit begleitender Beschwerdesymptomatik wird in der Literatur mit zwischen 27% [1] und 79% [8] angegeben.

Ob der Verlust des vorderen Kreuzbandes substituiert werden sollte oder nicht, ist jeweils von Fall zu Fall zu entscheiden [19, 21]. Besonders sind dabei das Alter und der Aktivitätsgrad des Patienten zu berücksichtigen. Bei ausgiebigem Muskeltraining und Einschränkung bestimmter Aktivitäten sowie Sportarten bedürfen 25% der Patienten mit chronisch vorderer Kreuzbandinsuffizienz keiner Rekonstruktion mehr [10]. Funktionseinbuße ist hier also nicht gleichzusetzen mit Funktionsverlust.

Die Entscheidung über ein konservatives oder operatives Vorgehen bei der frischen Ruptur des vorderen Kreuzbandes darf nicht kategorisch erfolgen. Vielmehr muß sie sich am Bedarf, den Wünschen sowie Erwartungen des Patienten orientieren. In diesem Zusammenhang befürworten wir die ⅓-Theorie von Noyes et al. [21, 22].

Danach sind ⅓ der Patienten mit frischer Ruptur des vorderen Kreuzbandes in der Lage, diesen Stabilitätsverlust gut zu kompensieren, wobei sie entsprechend der Funktionalität des

V. Bühren und H. Seiler (Hrsg.)
Hefte zur Unfallheilkunde, Heft 199
© Springer-Verlag Berlin Heidelberg 1988

Kniegelenks bereit wären, ihre Aktivitäten und damit die Beanspruchung des Kniegelenks zu reduzieren. Ein weiteres Drittel kann den Verlust des vorderen Kreuzbandes zwar kompensieren, beklagt jedoch gelegentlich Symptome. Diese Gruppe benötigt eine regelmäßige Kontrolle, um zum gegebenen Zeitpunkt eine operative Rekonstruktion empfehlen zu können. Das letzte Drittel weist zunehmende Instabilitätssymptome mit Begleitläsion auf, weshalb eine Rekonstruktion erforderlich wäre. Diese Gruppe ist auch nicht bereit, ihre Aktivitäten und Ansprüche an das Kniegelenk zu ändern.

Demnach würde Sportlern und Patienten mit hoher Kniebelastung in Freizeit und Beruf eine Operation empfohlen werden. Patienten ohne kniebelastende Tätigkeiten bei freiwilliger Limitierung ihrer sportlichen Aktivitäten können konservativ-funktionell behandelt werden. Schließlich gibt es Patienten, die keinen Wert auf Sport legen und infolge ihrer Inaktivität auch kein vollkommen stabiles Kniegelenk beanspruchen. Solche Patienten lehnen vielfach auch die aufwendige Nachbehandlung nach Kreuzbandoperationen ab.

Die sorgfältige Erhebung des Patientenprofils kann aufwendige Operationen und infolge mangelnder Kooperation unbefriedigende Spätergebnisse vermeiden helfen [19].

Günstige Indikationen zum konservativen Therapiekonzept stellen die frische partielle und isolierte Ruptur dar. Odensten et al. [23, 24] stellten in einer prospektiven Studie partieller Rupturen in 93% gute bis sehr gute Ergebnisse fest.

Die isolierte Ruptur wird in der Literatur in ihrem Verlauf unterschiedlich bewertet. So geben Noyes et al. [20, 22] hier eine Rekonstruktionsrate von 21%, McDaniel [17] sowie McDaniel u. Dameron [18] 12% und Hawkins [9] 30% an. Begleitende Meniskusverletzungen werden zwischen 19% und 70% [2, 4, 5] angegeben. Als häufigstes Beschwerdebild wurden das „Giving way" geschildert: McDaniel u. Dameron 70% [18], Fetto u. Marshall 77% [6], Noyes et al. 65% [21, 22], Hawkins 86% [9]. Das Kriterium für eine volle uneingeschränkte sportliche Aktivität ohne Einschränkungen nach konservativer Behandlung frischer Rupturen erreichen nach Giove et al. 12% [8], nach McDaniel [17] sowie McDaniel u. Dameron [18] 47%, nach Hawkins 14% [9] der Patienten.

Beim konservativen Vorgehen müssen jedoch in jedem Fall Begleitverletzungen ausgeschlossen werden. Das gilt in erster Linie für postprimäre Rupturen nach 14 Tagen. Dazu ist die Narkoseuntersuchung und bei entsprechender Symptomatik die Arthroskopie erforderlich, um begleitende Meniskusläsionen auszuschließen.

Eine Notwendigkeit zur konservativen Behandlung frischer Rupturen ergibt sich aus den absoluten Kontraindikationen zur Operation: Infizierte oder kontaminierte Wunden des Kniegelenkes, Polytrauma, Verletzungen älter als 2 – 3 Wochen, erhöhtes Operationsrisiko, wie Infarkte, arterielle Verschlußkrankheiten, Patienten mit manifesten Hauterkrankungen, mangelnde Kooperation und Koordination (Alkoholiker, Epileptiker, Psychiatriepatienten) sowie schweren arthrotischen Deformitäten des Kniegelenks.

Wie verläuft ein konservatives Therapiekonzept bei frischen Rupturen? Nach Abklärung von Begleitverletzungen sekundärer Stabilisatoren und Punktion des Kniegelenks bei Erguß erhält der Patient initial für 2 – 3 Tage einen Wattekompressionsverband sowie Eisapplikationen und Antiphlogistika. Gleichzeitig wird mit der krankengymnastischen Übungsbehandlung unter betontem Training der ischiokruralen Muskulatur sowie der Ab- und Adduktoren begonnen. Zusätzlich kommen passive Muskelreizströme zur Anwendung. Der Patient geht an 2 Unterarmgehstützen und belastet bis zur Schmerzgrenze. Diese Phase dauert bis zur 3. Woche. Nunmehr kann der Patient um über 90° beugen. Das Krafttraining wird nunmehr auch für die Quadrizepsgruppe intensiviert. Fahrradfahren und Schwimmen mit Brust- oder Rückenkraulen (kein Brustschwimmen mit „Froschtechnik"!) sollen durchgeführt werden. Der Patient ist nunmehr angehalten, das intensive Isometrietraining der Quadrizeps- und ischiokruralen Muskulatur regelmäßig durchzuführen. Der Patient wird darüber aufgeklärt, auf einen guten Tonus seiner Oberschenkelmuskulatur zu achten und bei zunehmender Beschwerdesymptomatik mit Unsicherheitsgefühl, vermehrter Umknickneigung oder gar Ergußbildung die Klinik zur Kontrolle aufzusuchen. Von Sportarten wie Fußball und Handball sowie Basketball und Volleyball wird abgeraten. Bei intakten sekundären Stabilisatoren ist die Prognose partieller oder isolierter Rupturen des vorderen Kreuzbandes unter diesen therapeutischen Empfehlungen günstig.

Literatur

1. Chick RR, Jackson DW (1979) Tears of the anterior cruciate ligament in young athletes. J Bone Joint Surg [Am] 60: 970
2. Feagin JA (1979) The syndrom of the torn anterior cruciate ligament. Orthop Clin North Am 10: 81 – 90
3. Feagin JA, Blake WP (1983) Postoperative evaluation and result recording in the anterior cruciate ligament reconstructed knee. Clin Orthop 172: 143 – 147
4. Feagin JA, Curl WW (1976) Isolated tear of the anterior cruciate ligament. Five-year follow-up study. Am J Sports Med 4: 95
5. Feagin JA, Lambert KL (1985) Mechanism of injury and pathology of anterior cruciate ligament injury. Orthop Clin North Am 16/1: 41 – 46
6. Fetto JW, Marshall JL (1980) The natural history and diagnosis of anterior cruciate ligament insufficiency. Clin Orthop 147: 29 – 38
7. Funk FJ (1983) Osteoarthritis of the knee following ligamentous injury. Clin Orthop 172: 154 – 157
8. Giove TP, Miller SJ, Kent BE, Sanford TL, Garrick JG (1983) Non-operative treatment of the torn anterior cruciate ligament. J Bone Joint Surg [Am] 65: 184 – 188
9. Hawkins RJ (1986) Follow-up of the acute nonoperated isolated anterior cruciate ligament tear. Am J Sports med 14/3: 205 – 210
10. Johnson RJ, Eriksson E, Haggmark T, Pope MH (1984) Five-to-ten-year follow-up evaluation after reconstruction of the anterior cruciate ligament. Clin Orthop 183: 122 – 140
11. Kennedy JC (1983) Application of prosthetics to anterior cruciate ligament reconstruction and repair. Clin Orthop 172: 125 – 128
12. Kennedy JC, Weinberg HW, Wilson AS (1974) The anatomy and function of the anterior cruciate ligament. J Bone Joint Surg [Am] 56: 223
13. Kennedy JC, Roth JH, Mendenhall HV, Sanford JB (1980) Intraarticular replacement in the anterior cruciate ligament-deficient knee. Am J Sports med 8/1: 25 – 32
14. Larson RL (1985) Augmentation of acute rupture of the anterior cruciate ligament. Orthop Clin North Am 16/1: 135 – 142
15. Lynch MA, Henning CE, Glick KR (1983) Knee joint surface changes. Clin Orthop 172: 148 – 153
16. Marshall S, Levas MG, Harrah A (1985) Simple arthroscopic partial meniscectomy associated with anterior cruciate-deficient knees. Arthroscopy 1/1: 22 – 27
17. McDaniel WJ (1976) Isolated partial tear of the anterior cruciate ligament. Clin Orthop 115: 209 – 212
18. McDaniel WJ, Dameron TB (1980) Untreated ruptures of the anterior cruciate ligament. J Bone Joint Surg [Am] 62: 696 – 705
19. Neumann K, Lies A, Muhr G (1986) Spätergebnisse chronischer vorderer Kreuzbandinsuffizienzen nach konservativer und operativer Behandlung. Hefte Unfallheilkd 181: 866 – 868
20. Noyes FR, Mooar PA, Matthews DS, Bütler DL (1983) The symptomatic anterior cruciate-deficient knee. Part I: The long-term functional disability in athletic individuals. J Bone Joint Surg [Am] 65: 154 – 168
21. Noyes FR, McGinniss GH, Mooar LA (1984) Functional disability in the anterior cruciate ligament-insufficient knee syndrome. Sports Med 1: 278 – 302

22. Noyes FR, McGinniss GH, Grood ES (1985) The variable functional disability of the anterior cruciate ligament-deficient knee. Orthop Clin North Am 16/1: 47 – 68
23. Odensten M, Hamberg P, Nordin M, Lysholm J, Gillquist J (1985 a) Surgical or conservative treatment of the acutely torn anterior cruciate ligament. Clin Orthop 198: 87 – 93
24. Odensten M, Lysholm J, Gillquist J (1985 b) The course of partial anterior cruciate ligament ruptures. Am J Sports med 13/3: 183 – 186

Nachbehandlung nach operativer Versorgung des vorderen Kreuzbandes

C. Josten und G. Muhr

Chirurgische Universitätsklinik, Berufsgenossenschaftliche Krankenanstalten „Bergmannsheil" Bochum, (Direktor: Prof. Dr. med. G. Muhr), Gilsingstraße 14, D-4630 Bochum 1

Einleitung und Problemstellung

Das Kniegelenk stellt ein Gelenk der Superlative dar:
– Größtes intraartikuläres Volumen,
– größte Knorpelkontaktfläche,
– stärkste Bänder.

Trotz dieser Superlative besitzt dieses Gelenk keine feste ossäre Führung, sondern die Stabilität wird durch Bänder und Muskeln bestimmt. Dies bedeutet, daß auf die vorhandenen biologischen Führungsstrukturen besonderer Wert gelegt wird, sowohl in der Operation als auch in der Nachbehandlung.

Dem verständlichen Wunsch des Operateurs, nach Rekonstruktion eines vorderen Kreuzbandes durch langes Eingipsen die erhoffte Stabilität zu erzielen, stehen neuere Erkenntnisse entgegen: Verschiedene experimentelle Arbeiten wiesen nach, daß gesunde Ligamente ihre Zugfestigkeit verlieren, falls das Gelenk ruhiggestellt wird. Es konnte darüber hinaus nachgewiesen werden, daß die anatomische Heilung von verletzten Bändern durch Bewegung beschleunigt werden konnte, wenn ein gerichtetes Wachstum der Kollagenfibrillen eintrat.

Diese Befunde haben für den Kliniker eine ganz besondere Bedeutung im Hinblick auf die Biomechanik des Kniegelenks. Geführte Bewegungen beschränkten Ausmaßes sind möglich, ohne daß die einzelnen lädierten Bänder unter Spannung gesetzt werden. Diese Erkenntnisse ermöglichen es, auf die postoperative Immobilisation weitestgehend zu verzichten und den negativen Einfluß der Immobilisation auf Knorpel, Knochen, Muskel und Gleitgewebe sowie den Gesamtorganismus zu vermeiden.

Immobilisationsschäden des Knorpels zeichnen sich aus durch:
– Diffusionsstörung,
– Absterben der Chondrozyten,
– Freisetzung lysosomaler Enzyme,
– irreversible Knorpelautolyse.

V. Bühren und H. Seiler (Hrsg.)
Hefte zur Unfallheilkunde, Heft 199
© Springer-Verlag Berlin Heidelberg 1988

Immobilisationsschäden des Kapsel- und Gleitgewebes resultieren in:
- Verminderung der Kapseldurchblutung, intensiver Synovialitis,
- Adhäsionsbildung,
- Kapselschrumpfung,
- Schwächung der ligamentären Insertion,
- Zunahme der ligamentären Laxität.

Immobilisationsschäden der Muskulatur sind gekennzeichnet durch: Atrophie (Faustregel nach Hettinger: Kraftverlust 4× rascher als Kraftgewinn), Abnahme der Kapillarisierung, Störung der Muskelkoordination.

Immobilisationsschäden des Gesamtorganismus bedeuten eine Erhöhung kardiovaskulärer und thromboembolischer Risiken.

Praktische Durchführung

Die praktische Durchführung der posttraumatischen bzw. postoperativen Rehabilitation muß zwar schematisch vorgegeben, aber individuell gestaltet werden. Das hier vorgestellte Rehabilitationsprogramm ist aus diesem Grund als Richtlinie zu verstehen, die dem Patienten nach Alter, Beruf, Sportwunsch und Muskelzustand angepaßt werden muß. Der Gesamtablauf der Rehabilitation wird bestimmt durch:
- Art und Dauer der Immobilisation,
- Beginn der Mobilisierung und des Muskeltrainings,
- Beginn der Gewichtsbelastung,
- Beginn der sportlichen Beanspruchung.

Präoperative Phase

Bei allen Kniebinnenverletzungen, die einen Eingriff erfordern, vergehen zwischen Diagnose und Operation oft Tage bis Wochen. Diese wichtige Phase muß zur intensiven, aktiven Physiotherapie genutzt werden. Das Ziel der Rehabilitation in dieser Phase besteht darin, den Patienten präoperativ einen optimalen Muskelmantel anzutrainieren. Spezielle Beachtung erfordern folgende Punkte:
- Schmerzhafte Übungen sind zu vermeiden;
- keine Übungen, die die mögliche anatomische Läsion verstärken;
- intensives Training der Muskulatur, die der ligamentären Laxität entgegenwirkt.

In dieser Phase kann die begleitende Gabe nichtsteroidaler Entzündungshemmer das Trainingsprogramm günstig beeinflussen. Ist der Patient schon in dieser Phase nicht kooperativ, ist die Indikation zur Operation zu überprüfen.

Postoperative Phase

Nach Bandnähten und rekonstruktiven Eingriffen des vorderen Kreuzbandes wird eine Spaltgipshülse in ca. 40°-Beugestellung sowie Neutralrotation des Unterschenkels angelegt. Durch die 40°-Lagerung wird die Subluxationswirkung des Quadrizeps auf das Kniegelenk neutralisiert. Das Bein wird in einer speziellen Knielagerungsschiene gelagert. Die intra- und extraartikulären Redon-Drainagen werden nach 24 – 48 h entfernt. Das Bein wird weiterhin hochgelagert. Das Abklingen des postoperativen Wundödems mit den sehr schmerzhaften ersten 36 h wird durch Gabe von Antiphlogistika unterstützt. Zur lokalen Analgesie als auch zur Verringerung der Weichteilschwellung werden zusätzliche Eispackungen verabreicht. Am Abend nach der Operation wird der Verband gelockert. Der Patient führt erste Anspannungsübungen durch.

Vom 1. postoperativen Tag an werden isometrische Anspannungsübungen der gesamten Beinmuskulatur (Quadrizeps- und ischiokrurale Muskulatur) durchgeführt, einschließlich Übungen mit dem Bleischuh. Desgleichen darf nach Entfernung der Redon-Drainagen der Patient unter Anleitung eines Physiotherapeuten bei Zuhilfenahme von 2 Gehstützen außerhalb des Bettes sich fortbewegen. Die Belastung übersteigt nicht das Eigengewicht des Beines. Der Gips muß hier straff bandagiert werden. Parallel zur unabdingbaren Thromboseprophylaxe wird die Durchblutung des Beines durch häufige Zehen- und Fußbewegungen verbessert.

Die Übungen erfolgen in den ersten Tagen unter Anleitung und Überwachung eines Krankengymnasten, wobei vornehmlich das Augenmerk darauf liegt, durch die Muskelanspannung keine Bewegungen im Kniegelenk hervorzurufen. Das Anspannen des M. quadriceps erleichtert der Physiotherapeut durch das Setzen digitaler Reize.

Bei den isometrischen Anspannungsübungen hat sich eine Kontraktionsdauer der Muskulatur von 5 – 7 s in einer Frequenz von 5 – 10/Min. als am wirkungsvollsten erwiesen. Auch hier bedarf es der genauen Anleitung eines Krankengymnasten. Insbesondere muß beim Üben des Quadrizeps darauf geachtet werden, daß nicht durch Einsetzen des Glutäus maximus eine scheinbare Kniestreckung erzielt wird. Vorzugsweise sollte in sogenannten „Muskelketten" gearbeitet werden.

Gelingt eine adäquate Kraftentwicklung des Quadrizeps nicht innerhalb von 2 – 3 Tagen, wird mit Elektrostimulation des Muskels begonnen. Es muß betont werden, daß die Elektrostimulation das isometrische Übungsprogramm nicht ersetzt.

Vom 2. postoperativen Tag nach Entfernung der Redondrainage an, wird das Kniegelenk in einem limitierten Bewegungsausmaß von 20 – 60° durchbewegt. Dies kann entweder mit einer Motorschiene als auch mit der Frankfurter Bewegungsschiene durchgeführt werden. Der Vorteil der elektrischen Bewegungsschiene liegt neben ihrer einfachen Montage in dem langsamen und kontinuierlichen Bewegungszyklus über mehrere Stunden hinweg.

Die am Bettrand befestigte Frankfurter Bewegungsschiene bedarf dagegen einer exakten Ausbalancierung sowie einer genauen Zugrichtung für das Gewicht und die einzustellende Kraft. Demgegenüber sind zu einem späteren Zeitpunkt Bewegungen über 90° möglich.

Die passiven Übungen auf der Bewegungsschiene werden mehrmals täglich 15 – 20 Min. durchgeführt. Dies verhindert ein Verkleben der Gleitschichten und fördert die Knorpelbewegung. Gleichzeitig wird einem intraartikulären Erguß entgegengearbeitet. Bei den geführten Bewegungsübungen ist streng darauf zu achten, daß während der Flexions-Extensions-Richtung keine zusätzlichen Rotationsbewegungen eintreten sowie das operativ versorgte Kreuzband nicht unter Zug kommt.

Ab dem 4. – 6. postoperativen Tag erhält der Patient einen konfektionierten Braceverband, der sich mittels eines speziellen Scharniersystems stufenlos auf alle Bewegungsausmaße zwischen 0 und 90° einstellen läßt.

Innerhalb der ersten 6 Wochen nach Operation wird das Bewegungsausmaß auf die Werte zwischen 20°- und 60°-Flexion eingeengt. Auf ein elastisches Wickeln bzw. einen Kompressionsstrumpf kann jetzt verzichtet werden. Der Patient wird in der selbständigen Anlage des Schienenverbandes unterrichtet.

Mit dieser Schiene läßt sich das sonst nach der Immobilisationsphase durchgeführte Trainingsprogramm vorziehen. Es werden Gelenkbeweglichkeit, grobe Kraft, Ausdauer und Geschicklichkeit trainiert, wobei diese Behandlungsziele schrittweise erreicht werden. Wesentlich ist, daß die Schiene durch limitierte Bewegungen das Muskelbewegungstraining gestattet bei Vermeidung von Subluxationsphänomenen.

Trainingsprogramm

Beweglichkeit

Der Patient sitzt und hakt mit seinem gesunden Fuß hinter der Ferse der zu behandelnden Seite. Das behandelnde Knie wird aktiv gebeugt und leistet dem gesunden Knie einen Führungswiderstand.

Flexions- und Extensionsmuster im Sinne der Komplexbewegung (PNF = propriozeptive neuromuskuläre Fazilation): Geübt wird hier ebenfalls in Muskelketten. Komplexübungen können durchgeführt werden sowohl mit der geschädigten Extremität, der gesunden Extremität als auch propriorezeptiv vom Oberkörper her. Soll zum Beispiel eine Streckung des Kniegelenks erzielt werden, beginnt die Bewegung in Flexion, Adduktion und Außenrotation der Hüfte.

Es werden auch Übungen für die ischiokrurale Muskulatur durchgeführt.

Krafttraining

Die Glutäen, die Adduktoren, der Tensor fasciae latae und die Knieflexoren werden unter Einschluß des Gastroknemius isometrisch trainiert. Besonderes Gewicht kommt beim Krafttraining den Quadrizepsübungen unter dem Schutz der antagonistischen ischiokruralen Muskulatur zu.

Ausdauer und Koordination

Diese Bestandteile werden vornehmlich im Gruppentraining erzielt (z. B. Arbeit mit dem Ball). Ebenfalls der Koordination dient die Therapie im Bewegungsbad unter Abkleben der Operationswunde mit einem wasserundurchlässigen Verband. Auf ein forciertes Schwimmen, besonders im Bruststil, wird verzichtet.

Beherrscht der Patient ein gewisses Trainingsprogramm und ist er in der Lage, es eigenständig durchzuführen, wird er ab dem 6. postoperativen Tag in ambulante Weiterbehandlung entlassen. Dabei muß gewährleistet sein, daß das ambulante krankengymnastische Trainingsprogramm sich lückenlos an das stationäre anschließt. Der Patient erhält zur Entlassung einen Handzettel mit dem täglichen Übungsprogramm.

Vorteil dieser frühfunktionellen Übungstherapie ist, daß sich das ligamentäre Gewebe unter Beanspruchung ausrichten, d. h. strukturieren und festigen, kann. Die Ausrichtung der Kollagenfibrillen wird durch den funktionellen Reiz der Gelenkbeweglichkeit ermöglicht.

Spätphase

Bis zur 6. Woche belastet der Patient mit maximal 15 kg (Bodenkontakt). Die Beweglichkeit bleibt auf zwischen 20 und 60° beschränkt. In dieser Zeit ist lediglich eine einmalige ambulante Kontrolle erforderlich.

Nach der 6. Woche kann das Bewegungsausmaß auf 0/10/90° erweitert werden. Es erfolgt bis zur 9. Woche eine langsame Belastungssteigerung auf halbes Körpergewicht. Auch das Trainingsprogramm wird intensiviert (längere Trainingseinheiten, größere Gewichtsbelastung). Nach der 12. Woche soll beschwerdefrei voll belastet werden können. Desgleichen darf das Streckdefizit einen Wert von 10 – 15° zu dieser Zeit nicht überschreiten. Dies kann ggf. durch eine Absatzerhöhung ausgeglichen werden.

Die Rehabilitation darf während dieser Phase unter keinen Umständen abgebrochen werden, auch wenn „beinahe seitengleiche" Verhältnisse vorliegen.

In dieser Phase der zunehmenden Belastung wird die volle Belastbarkeit des operativ versorgten Beines erreicht und die Beanspruchung des täglichen Lebens wiedererlangt. Allenfalls ist das Benutzen einer Gehstütze erlaubt. Es ist hier darauf zu achten, daß der Fuß bei jedem Schritt mit der Ferse zuerst aufgesetzt wird.

Es wird jetzt wieder besonderer Wert auf Kraft, Schnelligkeit und lokale Ausdauer gelegt. Die notwendigen Übungen werden mit möglichst hoher Geschwindigkeit und relativ niedrigem Widerstand mittels isokinetischer Trainingsgeräte durchgeführt. Einfache, jedoch sehr effektive Übungen sind:

– Radfahren, zunächst mit dem Standfahrrad mit verkürzter Tretkurve und geringem Tretwiderstand,
– Schwimmen, zunächst nur Kraul- und Rückenschwimmen,
– Treppenaufsteigen, Laufen auf ebenem Boden, Kniebeugen und Einbeinstand.

Volle Sportfähigkeit sollte nach spätestens 6 Monaten erreicht sein.

Flankierende Maßnahmen

Die aktive Physiotherapie kann durch physikalische Maßnahmen entscheidend ergänzt werden, besonders zur Linderung von Schmerzen. Geeignet sind Kryotherapie, Elektrotherapie, Iontophorese, Hydroanwendungen, Weichteil- und Muskelmassage und funktionelle Bewegungsübungen.

Komplikationen bei der Rehabilitation

Die häufigste Komplikation ist der Reizerguß. Die Indikation zur Kniegelenkpunktion sollte sehr streng gestellt werden. Es empfiehlt sich, durch ein aktives Quadrizepstraining eine Diffusion des Ergusses in die Gelenkkapsel durch das bekannte Phänomen der Synovialpumpe zu ermöglichen. Weitere Probleme sind die intensiven Muskelübungen, die zu peripatellaren Insertionstendopathien, auch am Semimembranosusansatz und Pes anserinus führen.

Zusammenfassung

Ziel der Rehabilitation von Verletzungen des vorderen Kreuzbandes sind die Herstellung von aktiver und passiver Stabilität, freie Beweglichkeit sowie Beschwerdefreiheit, d. h. Freiheit von Schmerzen und ein entsprechendes Sicherheitsgefühl. Dieses Ziel bedingt neben den oben angeführten therapeutischen Gesichtspunkten einen zuverlässigen und motivierten Partner.

Literatur

1. Gerber C, Matter P, Chrismann OD, Langhans M (1980) Funktionelle Rehabilitation nach komplexen Knieverletzungen. Wissenschaftliche Grundlagen und Praxis. Schweiz Z Sportmed 28: 37: 56
2. Hettinger T (1972) Isometrisches Muskeltraining. Thieme, Stuttgart
3. Muhr G, Tscherne H, Hesse W (1975) Therapie frischer Bandverletzungen. Hefte Unfallheilkd 125: 26
4. Müller W (1982) Das Knie. Springer, Berlin Heidelberg New York
5. Wagner M, Kern H, Trojan E (1985) Nachbehandlung frischer operierter Kapsel-Band-Verletzungen des Kniegelenkes. Unfallchirurgie 11: 302 – 308

Arthroskopie bei Verletzungen des vorderen Kreuzbandes: Entscheidungsprozesse

W. Glinz

Klinik für Unfallchirurgie, Universitätsspital Zürich, Rämistraße 100, CH-8091 Zürich

Diagnostik

Bei der akuten Ruptur des vorderen Kreuzbandes führen die klinischen Befunde mit der Stabilitätsprüfung, ggf. in Narkose, in der Regel zur Diagnose. Die Arthroskopie wird v. a. notwendig in der Abklärung eines Hämarthros ungeklärter Ursache und von Begleitverletzungen [5, 8, 9, 10, 13].

Es ist heute generell anerkannt, daß ein *Hämarthros nach Trauma*, bei dem die klinische Untersuchung und das Röntgenbild keine sichere Ursache finden lassen, der Abklärung durch Arthroskopie bedarf. Es finden sich dann in einem hohen Prozentsatz wichtige und behandlungsbedürftige intraartikuläre Verletzungen. Bei 261 Patienten mit Hämarthros, die unter dieser Indikation arthroskopiert wurden, fanden wir 113 Verletzungen des vorderen Kreuzbandes, also in 43% der Fälle [9].

Eine *partielle* Ruptur des vorderen Kreuzbandes wird in der Regel ohne Arthroskopie nicht erkannt [11].

Bei *sekundären Bandrekonstruktionen* am Kniegelenk beeinflussen degenerative Gelenkveränderungen und Meniskusverletzungen entscheidend die Indikation zu einem operativen

V. Bühren und H. Seiler (Hrsg.)
Hefte zur Unfallheilkunde, Heft 199
© Springer-Verlag Berlin Heidelberg 1988

Vorgehen und die genaue Operationsplanung. Entsprechend den vorhandenen Begleitverletzungen kann der Zugang zum Gelenk damit gezielt und klein gewählt werden. Die Arthroskopie vor einer Kreuzbandrekonstruktion ist für uns unerläßlich.

Partielle Ruptur des vorderen Kreuzbandes

Bis vor wenigen Jahren wurde die Möglichkeit einer solchen Verletzung überhaupt in Frage gestellt. Liljedahl et al. [15] berichteten 1965 über 10 partielle Rupturen unter insgesamt 43 operativ bestätigten vorderen Kreuzbandverletzungen. In letzter Zeit haben McDaniel [16] über 9, Monaco et al. [17] über 19 und Farquharson-Roberts u. Osborne [6] über 10 partielle Rupturen berichtet.

Die Verletzung wird aber sicher in ihrer Häufigkeit und in ihrer klinischen Bedeutung unterschätzt. Sie ist keineswegs so selten, wie man aus den genannten kleinen Serien in der Literatur annehmen könnte. Ihre Diagnose kann allerdings in den meisten Fällen nur arthroskopisch gestellt werden. Wir berichteten 1985 über 58 frische arthroskopisch festgestellte Fälle, die sich bei 334 Akutarthroskopien fanden [11].

Bei 46 Patienten mit partieller Ruptur des vorderen Kreuzbandes lag ein Hämarthros vor (79%), bei 19 Patienten eine akute Streckblockade (33%). Eine Instabilität bei der Narkoseuntersuchung fand sich nur bei 21 Patienten (36%) und entsprach in der Regel dem Ausmaß der Bandzerreißung.

In 42 Fällen wurde konservativ behandelt. Von großer Bedeutung erscheint uns, daß wir in diesem Krankengut trotz noch recht kurzer Beobachtungszeit bereits in 5 Fällen eine spätere Totalruptur bei normaler Beanspruchung beobachten konnten. Das sind mehr als 10% der nicht operativ versorgten partiellen Rupturen, und zwar nicht nur solche mit geringem erhaltenen Bandanteil, sondern auch Fälle, bei denen arthroskopisch ein großer Teil des Bandes als intakt beurteilt wurde. Anscheinend ist nicht nur der Anteil der zerrissenen Fasern wesentlich, sondern auch die Dehnung des Restbandes.

Folgerungen

- Die partielle Ruptur des vorderen Kreuzbandes ist keinesfalls selten und wird in der Regel nur arthroskopisch erkannt.
- Das Ausmaß der Ruptur ist schwer zu beurteilen. Die Palpation ist unerläßlich. Die Beurteilung wird durch die Verwendung von 2 Zugängen erleichtert.
- Bei ausgedehnter partieller Ruptur ist ein operatives Vorgehen (Reinsertion oder Naht) sinnvoll, wobei natürlich die Situation des Einzelfalles berücksichtigt werden muß. Nach konservativ behandelter partieller Ruptur bleibt das Kreuzband geschädigt; eine spätere Instabilität oder Totalruptur sind möglich.

Arthroskopische Kreuzbandoperation oder Operation durch Arthrotomie?

Zweifellos sind heute sowohl die *Naht oder die Reinsertion bei frischer Ruptur* [4, 7, 12, 20, 22] als auch der *Ersatz des vorderen Kreuzbandes* (Tabelle 1) arthroskopisch möglich. Sind sie aber auch sinnvoll?

Tabelle 1. Möglichkeiten des arthroskopischen Ersatzes des
vorderen Kreuzbandes

Kunststoff
    Kohlenstoff-Fasern [4, 24]
    Dacron [1, 3, 13, 21]
    PTFE (Gore-Tex) [2]

Xenograft [23]

Autologes Material
    Faszie, evtl. verstärkt durch PDS [18, 19]
    Sehne (M. semitendinosus) [12]

Eine klare Antwort kann heute dafür noch nicht gegeben werden. Zu viele Fragen sind noch offen. Ich möchte in der Folge die wesentlichsten *Gesichtspunkte* dazu aufführen:

Morbidität

Die geringe Morbidität einer arthroskopischen Operation durch Vermeidung der Arthrotomie fällt in Anbetracht der erheblichen Morbidität durch die notwendige Ruhigstellung und Rehabilitation sowohl bei der Kreuzbandnaht als auch bei der Rekonstruktion durch körpereigenes Gewebe kaum ins Gewicht, wobei im letzteren Fall ohnehin eine Freilegung zur Transplantatentnahme erfolgen muß.

Operatives Vorgehen im akuten Stadium

Sicher wird das operative Vorgehen im Innern des Kniegelenks durch die Arthroskopie nicht erleichtert, sondern erschwert. Das Fassen des abgerissenen Kreuzbandes durch die Naht ist arthroskopisch schwieriger und immer irgendwie zufällig; dieser Operationsschritt ist aber für das spätere Einwachsen und die Vaskularisierung des Bandes entscheidend. Oft ist das Band so aufgefasert oder interligamentär gerissen, daß ohnehin eine Augmentationsplastik zu erwägen ist.

Auch die Orientierung im Inneren des Gelenks ist arthroskopisch nicht leichter als durch Arthrotomie; es besteht auch hier die Gefahr einer zu weit ventralen Plazierung des proximalen Bandansatzes.

Wahl des Transplantates bei der Kreuzbandinstabilität

Von viel entscheidender Bedeutung als die Frage, ob ein Kreuzbandersatz durch Arthrotomie oder Arthroskopie durchgeführt werden soll, ist die Frage nach der Wahl des Transplantates (s. Tabelle 1). Es ist hier v. a. die Frage nach der prinzipiellen Berechtigung von Kunststofftransplantaten zu stellen. Die Idee, durch ein geschlossenes Vorgehen und in Anbetracht der sofortigen, belastbaren Stabilisierung des Gelenkes eine frühere Mobilisierung zu erzielen, ist bestechend. Dem Kunststoffband haftet aber die Gefahr der mechanischen Schädigung und Ermüdung bei längerdauerndem Gebrauch und das hohe Risiko der sekundären Ruptur an. Überdies sind gerade Kunststoffbänder auf Reibung besonders empfindlich und bedingen eine sorgfältige Erweiterung im Bereich der Fossa intercondylica und die Abtragung aller, wenn auch nur kleiner arthrotischer Osteophyten in dieser Gegend (Notchplastik). Dies ist arthroskopisch schwierig.

Deckung des Transplantates

Es ist sicher sinnvoll, vorhandene Kreuzbandreste und Synovialisanteile in der Fossa zur Deckung oder Verstärkung eines Transplantates zu gebrauchen; diese können arthroskopisch nicht in optimaler Weise an das neue Band fixiert werden.

Zusammenfassung

Die Vorteile des arthroskopischen Vorgehens sind also gering und werden mit operationstechnischen Schwierigkeiten erkauft, so daß nur bessere Resultate die arthroskopische Operationstechnik rechtfertigen würden.

Naturgemäß fehlen noch Langzeitresultate. Aber auch kurzfristige Resultate sind bei manchen Autoren keinesfalls überzeugend und oft gerade bei objektiver Beurteilung schlecht [3, 7].

Die arthroskopische Naht des vorderen Kreuzbandes und der arthroskopische Kreuzbandersatz müssen demnach heute immer noch als *experimentell* gelten. Es ist nichts dagegen einzuwenden, wenn auf dieser Grundlage größere Serien mit dieser Technik durchgeführt werden, um nähere Auskünfte über den Wert der Methode zu erhalten. Es ist aber kaum empfehlenswert, nur den einen oder anderen Patienten so zu operieren.

Literatur

1. Bahuaud J, Rebour J, Mayer J, Besse D, Mautalen F, Baspeyre H (1986) Reconstruction of the anterior and posterior cruciate ligaments of the knee under arthroscopy. First results. In: ESKA (ed) Second European Congress of Knee Surgery and Arthroscopy, Basel, pp 36 – 37
2. Benedetto KP (1984) Die Technik der arthroskopischen Kreuzbandplastik mit dem PTFE-Band. In: Hofer H (Hrsg) Fortschritte in der Arthroskopie. Enke, Stuttgart, S. 226 – 230
3. Brade A (1986) Mittelfristige Ergebnisse nach arthroskopischer Kreuzbandersatzplastik mit Dacron-Bändern. Mitteilung 3. Kongress AGA, Basel
4. Dandy DJ (1981) Arthroscopic surgery of the knee. Churchill Livingstone, Edinburgh London Melbourne New York
5. Dandy DJ, Flanagan JP, Steenmeyer V (1982) Arthroscopy and the management of the ruptured anterior cruciate ligament. Clin Orthop 167: 43 – 49
6. Farquharson-Robert MA, Osborne AH (1983) Partial rupture of the anterior cruciate ligament of the knee. J Bone Joint Surg [Br] 65: 32 – 34
7. Fox JM, Sherman OH, Markolf K (1985) Arthroscopic anterior cruciate ligament repair: Preliminary results and instrumented testing for anterior stability. Arthroscopy 1: 175 – 181
8. Gillquist J, Hagberg G, Oretorp N (1977) Arthroscopy in acute injuries of the knee joint. Acta Orthop Scand 48: 190 – 196

9. Glinz W (1987) Diagnostische Arthroskopie und arthroskopische Operationen am Kniegelenk, 2. Aufl. Huber, Bern Stuttgart Toronto

10. Glinz W, Segatini P, Kägi P (1980) Arthroscopy in acute trauma of the knee joint. Endoscopy 12: 269 – 274

11. Glinz W, Ricklin T, Frei E (1985) Die partielle vordere Kreuzbandruptur. In: Hofer H (Hrsg) Fortschritte in der Arthroskopie. Enke, Stuttgart, S. 173 – 176

12. Johnson LL (1986) Arthroscopic surgery: Principles and practices, 3rd edn. Mosby, St. Louis Toronto Princeton

13. Klein W (1985) Technik des arthroskopisch-chirurgischen vorderen Kreuzbandersatzes. In: Hofer H (Hrsg) Fortschritte in der Arthroskopie. Enke, Stuttgart, S. 148 – 153

14. Kohn D (1986) Arthroscopy in acute injuries of anterior cruciate division knees: Fresh and old intraarticular lesions. Arthroscopy 2: 98 – 102

15. Liljedahl SO, Lindvall N, Wetterfors (1965) Early diagnosis and treatment of acute ruptures of the anterior cruciate ligament. J Bone Joint Surg [Am] 47: 1503 – 1513

16. McDaniel WJ (1976) Isolated partial tear of the anterior cruciate ligament. Clin Orthop 115: 209 – 212

17. Monaco BR, Noble HB, Bachman DC (1982) Incomplete tears of the anterior cruciate ligament and knee locking. JAMA 247: 1582 – 1584

18. Rehn KE (1981) Die geschlossene Kreuzbandplastik. Unfallchirurgie 7: 55 – 59

19. Rehn KE, Schultheiss KH (1985) Technik des endoskopischen Kreuzbandersatzes. In: Hofer H (Hrsg) Fortschritte in der Arthroskopie. Enke, Stuttgart, S 231 – 237

20. Schmid A, Schmid F, Tiling T (1988) Naht des vorderen Kreuzbandes in arthroskopischer Technik mit der Spreizankerkordel. Arthroskopie 2: 82 – 88

21. Stadler J, Steenblock U, Holzach P, Matter P (1985) Arthroskopische Ersatzoperation des vorderen Kreuzbandes. In: Hofer H (Hrsg) Fortschritte in der Arthroskopie. Enke, Stuttgart, S 238 – 241

22. Strümper R, Hertel E (1988) Arthroskopische Naht des frisch gerissenen vorderen Kreuzbandes. Arthroskopie 2: 77 – 81

23. Stuart I, Springer MD (1986) Technique, complications and results of arthroscopic anterior cruciate ligament reconstruction with bioprosthetic ligaments. In: ESKA (ed) Second European Congress of Knee Surgery and Arthroscopy, Basel pp 42 – 43

24. Wuschech H, Kundiger R, Heller G, Wuschech C (1986) Die Technik der arthroskopischen vorderen Kreuzbandplastik mit dem Kohlenstoffband. Zentralbl Chir 111: 409 – 413

IV. Spezielle Indikationen, besondere Techniken

Arthroskopische Operationstechnik am Ellenbogengelenk

W. Berner

Unfallchirurgische Klinik der Medizinischen Hochschule Hannover, Konstanty-Gutschow-Str. 8, D-3000 Hannover 61

Das Ellenbogengelenk ist gegenüber dem Knie- und Schultergelenk relativ klein in seinen Abmessungen. Das normale Gelenk läßt sich mit geringem Volumen aufdehnen, so daß der Bewegungsraum für ein Arthroskop sehr eingeschränkt ist. In Beugestellung ist er ventral durch Erschlaffung der vorderen Kapsel, in Streckstellung dorsal durch Entspannung des Trizeps am größten.

Indikationen

Nach einer frischen Luxation des Ellenbogengelenks wird eine einfache, seitliche Instabilität arthroskopisch abgeklärt (Tabelle 1). Der Hämarthros wird abgelassen, das Gelenk gespült und ggf. Knorpelflakes entfernt. Komplexe Instabilitäten werden offen operiert. In Fällen mit osteochondralen Frakturen, die sich radiologisch nicht beurteilen lassen, kann die Arthroskopie die weitere Klärung herbeiführen.

Ebenso wie bei den anderen Gelenken wird bei einer Osteochondrosis dissecans der Herd klassifiziert und ggf. arthroskopisch behandelt. Freie Gelenkkörper lassen sich arthroskopisch entfernen. Eine Gelenkinfektion kann durch ein arthroskopisches Gelenkdébridement behandelt werden. Gezielte Biopsien der Synovialis können unter arthroskopischer Sicht durchgeführt werden.

Tabelle 1. Indikationen zur Arthroskopie des Ellenbogengelenkes

Luxation
Osteochondrale Fraktur
Osteochondrosis dissecans
Freie Gelenkkörper
Gelenkinfektion
Probebiopsie

V. Bühren und H. Seiler (Hrsg.)
Hefte zur Unfallheilkunde, Heft 199
© Springer-Verlag Berlin Heidelberg 1988

Lagerung

Die Arthroskopie des Ellenbogengelenks führen wir in Allgemeinanästhesie und Oberarm-
blutsperre durch. Der Patient befindet sich in Seitenlage, der Arm liegt frei beweglich auf der
Hüfte, so daß das Ellenbogengelenk von allen Seiten zugänglich ist (Abb. 1 a, b). Von radial
wird das Gelenk mit einer feinen Nadel punktiert und der Gelenkraum mit Flüssigkeit
(Ringer-Laktatlösung oder 0,9%ige NaCl-Lösung) aufgefüllt, was das Einbringen des
Trokars für das Arthroskop erleichtert. Für die ventralen und dorsalen Abschnitte benutzen
wir eine 30°-Optik mit einem Durchmesser von 5 mm.

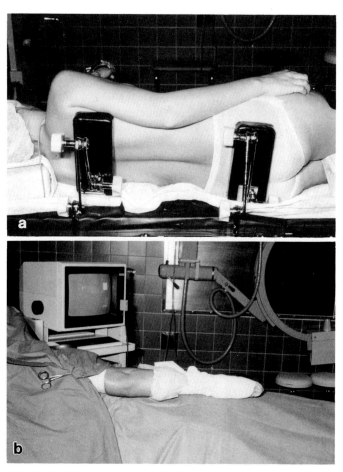

Abb. 1 a, b. Lagerung und sterile Abdeckung zur Arthroskopie des Ellenbogengelenks

Zugänge

Wir beginnen mit einem ventroradialen Zugang, der 1 – 2 Querfinger (QF) proximal und ca. 1 QF ventral des Epicondylus humeri radialis liegt. Das Ellenbogengelenk ist um 90° gebeugt. Man blickt auf den Processus coronoideus, den man durch Strecken und Beugen über die Trochlea humeri gleiten sieht (Abb. 2). Er ist der Orientierungspunkt im ventralen Anteil des Ellenbogengelenks.

Der ulnare Zugang liegt wegen der Verletzungsgefahr des N. ulnaris ventral und ca. 1 QF proximal des Epicondylus ulnaris. Der Eintritt in das Gelenk wird von innen durch Vorschieben des radial eingeführten Arthroskops auf die ulnare Gelenkkapsel bestimmt. Nach Auswechseln des Arthroskops gegen einen spitzen Trokar wird dieser durch die Gelenkkapsel

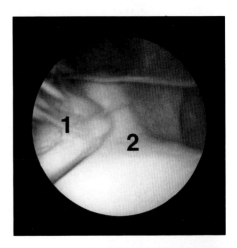

Abb. 2. Blick vom ventroradialen Zugang auf den Processus coronoideus *(1)* und die Trochlea humeri *(2)*

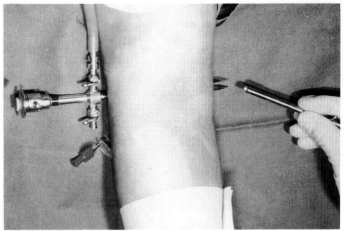

Abb. 3. Technik zur Ermittlung des ulnaren Zuganges. Das Arthroskop wird unter Sicht vom radialen Zugang auf die ulnare Gelenkkapsel gesetzt. Nach Auswechseln des Arthroskops gegen den spitzen Trokar wird dieser durch die Haut gestoßen. Eine Spülkanüle oder ein weiterer Arthroskopschaft kann von ulnar über den aus der Haut herausragenden Trokar in das Gelenk eingeführt werden

152

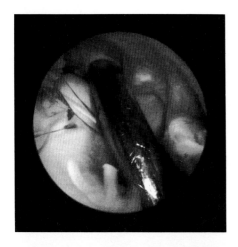

Abb. 4. Blick über den ventroradialen Zugang. Eintritt der Spülkanüle in das Gelenk von ulnar

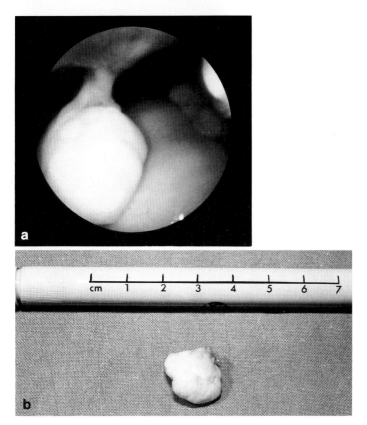

Abb. 5 a, b. Gestielter Gelenkkörper im ventralen Anteil des Ellenbogengelenks, der auf der Trochlea humeri gleitet (a). Arthroskopische Resektion (b)

nach außen gestoßen (Abb. 3). Der ulnar herausreichende Arthroskopschaft dient als Leitschiene zum Einführen eines weiteren Arthroskopschaftes oder einer Spülkanüle, durch die Zange oder Haken oder motorgetriebene Instrumente eingeführt werden können (Abb. 4).

Für die dorsalen Gelenkabschnitte braucht man den dorsoradialen Zugang. Der Arm wird fast gestreckt, das Gelenk gut aufgefüllt, so daß sich die gespannte Gelenkkapsel am Olecranon tasten läßt. Die Einstichstelle für das Arthroskop liegt ca. 1 QF proximal und 1 QF dorsal des Epicondylus humeri radialis.

Arthroskopische Diagnostik

Das Arthroskop wird von ventroradial eingeführt, und man orientiert sich am Processus coronoideus, den man durch Strecken und Beugen des Armes über den ventralen Teil der Trochlea humeri gleiten sieht. Das Arthroskop wird etwas zurückgezogen und gedreht, bis man die Gelenkfläche des Radiusköpfchens sieht. Unter günstigen Bedingungen kann man den vorderen Anteil des Radioulnargelenks einsehen. Durch Pro- und Supination läßt sich die gesamte Gelenkfläche des Radiusköpfchens betrachten. Ebenso können durch diesen Zugang die Gelenkkapsel und der ulnare Gelenkanteil betrachtet werden.

Das Arthroskop wird nun über den ulnaren Zugang eingeführt, von dem aus sich der radiale Gelenkanteil mit dem Radiusköpfchen noch besser betrachten läßt.

Die dorsalen Abschnitte des Ellenbogengelenks lassen sich nur über den dorsoradialen Zugang erreichen. Nach proximal hat man Einblick in den Recessus olecrani sowie in die Fossa olecrani, nach distal in die dorsalen Anteile des Radioulnargelenkes und des Capitulum humeri. Unter leichtem Zug am Unterarm kann man die Gelenkfläche des Olecranons sehen.

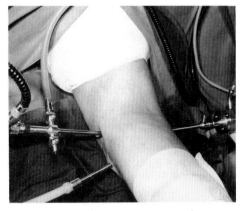

Abb. 6. Anordnung zur arthroskopischen Synovektomie. Das Arthroskop von ventroradial blickt auf das Rotationsmesser, das von ventroulnar eingeführt ist. Spülkanüle von dorsoradial

154

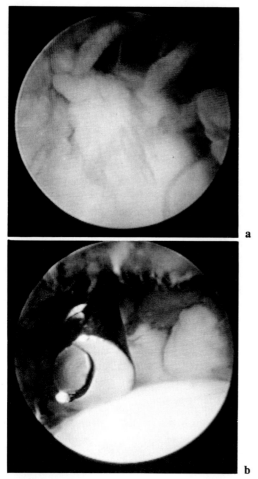

a

b

Abb. 7 a, b. Synovialitis im ventralen Anteil des Ellenbogengelenkes (a). Synovektomie mit Rotationsmesser (b) (Fotos vom Video-Monitor)

Arthroskopische Operation

Ebenso wie bei den anderen Gelenken kann die Arthroskopie nicht nur zu diagnostischen, sondern auch gleich zu therapeutischen Zwecken eingesetzt werden. Aus geometrischen Gründen sind chirurgische Eingriffe im ventralen Gelenkspalt leichter durchzuführen als dorsal.

Freie Gelenkkörper (Abb. 5 a, b) oder Knorpelflakes nach Luxationen werden über eine zusätzliche ventroradiale Inzision entfernt.

Bei Reizzuständen des Gelenkes kann eine Synovialitis mit Zottenbildung vorliegen, so daß eine partielle Synovektomie erforderlich ist. Diese wird mit einem Rotationsmesser (Shaver) durchgeführt (Abb. 6, 7 a, b). Voraussetzung dafür ist ein hydrostatischer Druck der Spülflüssigkeit von 80 – 100 cm H2O und eine großlumige Spülkanüle, um einen ausreichenden Flüssigkeitsstrom durch das Gelenk zu erzielen.

Gleiches gilt auch für die arthroskopische Behandlung von Gelenkinfektionen.

Bei arthroskopischen Operationen ist es wichtig, daß die verschiedenen Zugänge sowohl für das Arthroskop als auch für den Zufluß der Spülflüssigkeit oder die Verwendung des Rotationsmessers wechselseitig verwendbar sind.

Handgelenkarthroskopie

W. Knopp und K. Neumann

Chirurgische Universitätsklinik der BG-Krankenanstalten „Bergmannsheil"
(Direktor Prof. Dr. G. Muhr), Gilsingstr. 14, 4630 Bochum 1

Indikationen

Tägliche Belastungen wie auch posttraumatische Folgen am Handgelenk können zu chronischen Beschwerden Anlaß geben. Die Arthroskopie des Handgelenks bietet hier eine Erweiterung des diagnostischen Spektrums, da oft die klinische Diagnostik und die radiologische Untersuchung wie Nativröntgenaufnahmen, Arthrographie und Computertomographie nicht ausreichen. Die Arthroskopie des Handgelenks wird am „Bergmannsheil" bei folgenden Indikationen durchgeführt:
- Kahnbeinpseudarthrose,
- Synovitis der Handgelenkkapsel,
- Knorpelläsionen,
- Diskusläsionen,
- Interkarpale Instabilitäten,
- unklare posttraumatische Beschwerden.

Technik

Anästhesie

Die Arthroskopie des Handgelenks wird überwiegend in Plexusanästhesie durchgeführt, in seltenen Fällen erfolgt bei kooperativen Patienten eine Lokalanästhesie.

Lagerung

Die Untersuchung erfolgt in Rückenlage bei frei aufgehängtem Arm, wobei die Hand am Daumen, Mittel- und Ringfinger mit Hilfe von „Mädchenfängern" aufgehängt wird. Die Distension des Handgelenks erfolgt über eine Ledermanschette am Oberarm mit 5 – 7 kg bei rechtwinklig gebeugtem Ellenbogengelenk (Abb. 1).

V. Bühren und H. Seiler (Hrsg.)
Hefte zur Unfallheilkunde, Heft 199
© Springer-Verlag Berlin Heidelberg 1988

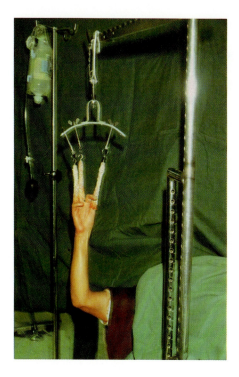

Abb. 1. Lagerung zur Arthroskopie des Handgelenks

Zugangswege

Der Zugang erfolgt in Höhe des Handgelenks zwischen der Extensor-pollicis-longus-Sehne und der verlängerten Radialseite des 3. Fingerstrahles. Der dorsoulnare Zugang erfolgt zwischen der Sehnenscheide des Extensor digiti quinti proprius und der gemeinsamen Sehnenscheide der Sehnen der Fingerstrecker. Zwei weitere ulnare Zugänge sind radial und ulnar der Extensor-carpi-ulnaris-Sehne möglich (Abb. 2). Das Handgelenk wird mit 10 ccm Ringer-Lösung aufgefüllt, wobei die korrekte Lage der Punktionsnadel durch einen positiven Wasserrückfluß gekennzeichnet ist. Nach der Stichinzision werden Subkutangewebe und die Gelenkkapsel gespreizt. Das Arthroskop wird unter vorsichtigen Drehbewegungen plaziert. Das im Durchmesser 2,2 mm messende Arthroskop wird bei normal distendierbaren Handgelenken eingesetzt, wohingegen bei posttraumatischer Arthrose des Handgelenks bei verschmälertem Gelenkspalt das „needle-scope" mit einem Durchmesser von 1,9 mm verwandt wird.

Systematik der arthroskopischen Untersuchung

Die systematische arthroskopische Diagnostik des Handgelenks wird am anatomischen Handgelenkpräparat demonstriert. Die Arthroskopie des Handgelenks beginnt mit dem Processus praescaphoideus, wobei das Arthroskop in distal-radialer Richtung ausgerichtet wird, rechts im Bild ist die distale Gelenkfläche des Kahnbeines erkennbar (Abb. 3). Bei weiterer Distension des Handgelenks wird das Arthroskop zwischen Kahnbein und distaler Radiusgelenkfläche nach palmar zur Einstellung der palmaren Kapsel geführt (Abb. 4). Nach Inspektion der Kahnbeingelenkfläche wird das Arthroskop nach ulnar geführt, um die Gelenkverbindung zwischen Kahn- und Mondbein einzustellen (Abb. 5). Bei interkarpalen Instabilitäten ist die erweiterte Lücke zwischen Kahn- und Mondbein deutlich zu erkennen. Nach Inspektion der distalen Radiusgelenkfläche mit dem Knorpelfirst wird das Arthroskop weiter in ulnarer Richtung geführt, um den Übergang der distalen Radiusgelenkfläche zum Diskusansatz einzustellen (Abb. 6). Der Übergang der distalen Radiusgelenkfläche zum Discus articularis ist arthroskopisch nur schwer abzugrenzen, sofern keine degenerativen oder traumatischen Diskusläsionen vorliegen. Der Discus articularis kann in seiner gesamten Ausdehnung bis zum Ansatz der ulnar-palmaren Kapsel inspiziert werden (Abb. 7).

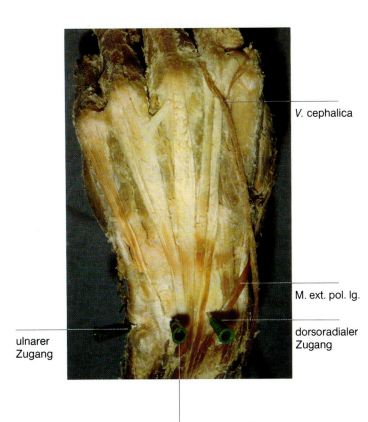

V. cephalica

M. ext. pol. lg.

ulnarer
Zugang

dorsoradialer
Zugang

dorsoulnarer Zugang

Abb. 2. Zugangswege zum Handgelenk

158

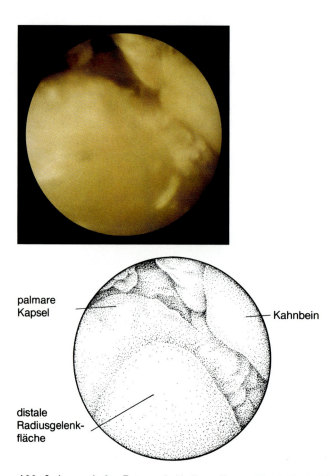

palmare Kapsel

Kahnbein

distale Radiusgelenkfläche

Abb. 3. Anatomisches Präparat bei halbgeöffnetem Handgelenk. Distale Radiusgelenkfläche im Bereich des Processus styloideus radii

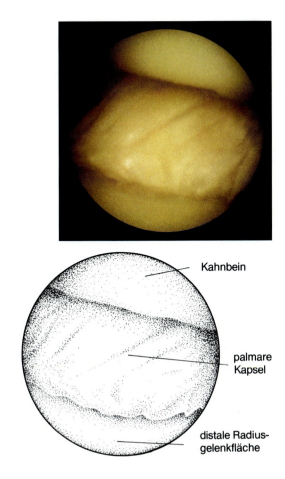

Kahnbein

palmare
Kapsel

distale Radius-
gelenkfläche

Abb. 4. Palmare Kapsel (anatomisches
Präparat)

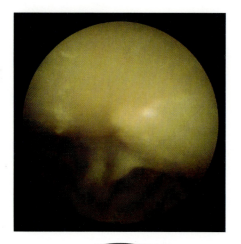

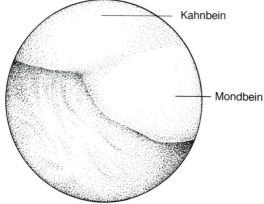

Kahnbein

Mondbein

Abb. 5. Skapholunäre Bandverbindung
(anatomisches Präparat)

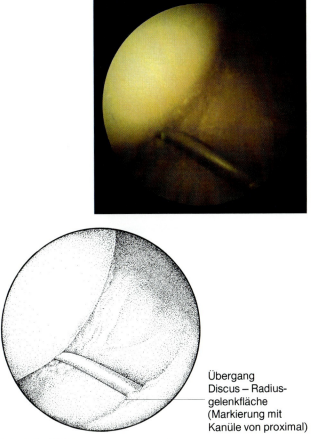

Übergang
Discus – Radius-
gelenkfläche
(Markierung mit
Kanüle von proximal)

Abb. 6. Übergang distale Radiusgelenkfläche- Diskus (anatomisches Präparat)

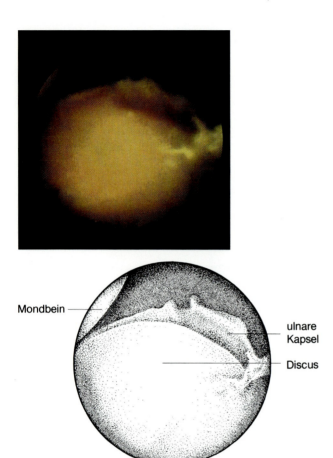

Abb. 7. Ulnar-palmarer Ansatz des Diskus (anatomisches Präparat)

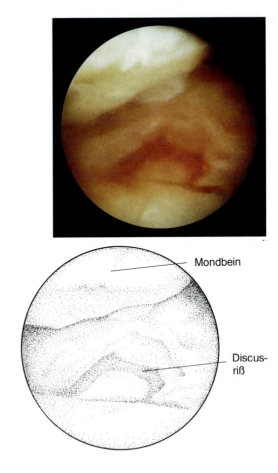

Mondbein

Discus-
riß

Abb. 8. Traumatische Diskusläsion

Untersuchungsbefunde

Die Arthroskopie des Handgelenks eignet sich ganz besonders zur Abklärung fraglicher Verletzungen des Discus articularis. Der Discus articularis ist der arthroskopischen Diagnostik gut zugänglich, da er in seiner gesamten Ausdehnung eingesehen werden kann. Degenerative und traumatische Läsionen des Diskus sind sicher beurteilbar, wobei der klinische Verdacht auf degenerative Diskusläsionen durch die pathologisch-histologische Begutachtung entnommener Gewebebiopsien verifiziert werden kann (Abb. 8, 9).

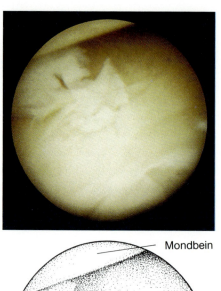

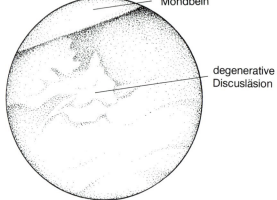

Mondbein

degenerative
Discusläsion

Abb. 9. Degenerative Diskusläsion

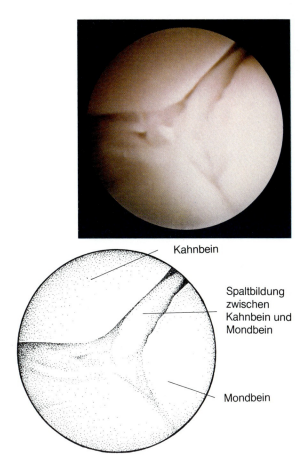

Kahnbein

Spaltbildung
zwischen
Kahnbein und
Mondbein

Mondbein

Abb. 10. Skapholunäre Dissoziation

Interkarpale Instabilitäten sind durch die Arthroskopie gut abzuklären, da ligamentäre Verletzungen bei skapholunären Dissoziationen durch die Spaltbildung zwischen Mond- und Kahnbein sicher erkannt werden können (Abb. 10).

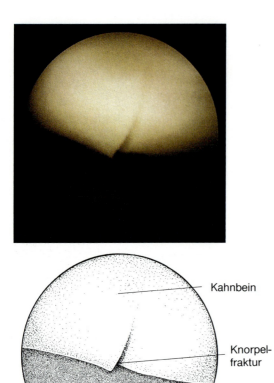

Kahnbein

Knorpel-
fraktur

Abb. 11. Knorpelfraktur des Kahnbeines

Läsionen des Knorpels, wie beispielsweise im Bereich der distalen Radiusgelenkfläche oder des Kahnbeines sowie der Handgelenkkapsel, und freie Gelenkkörper, die der klinischen Diagnostik oft schwer zugänglich sind, können bei der Arthroskopie des Handgelenks sicher festgestellt werden (Abb. 11, 12).

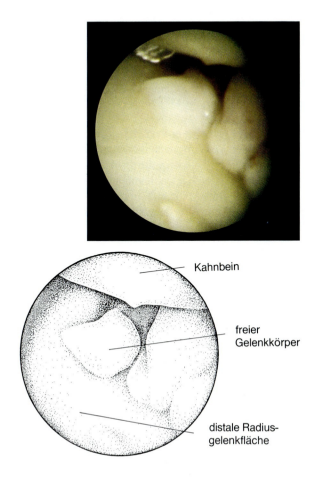

Kahnbein

freier
Gelenkkörper

distale Radius-
gelenkfläche

Abb. 12. Freier Gelenkkörper

Stellenwert

Die Arthroskopie des Handgelenks besitzt ein begrenztes Indikationsgebiet, da eine einge-
hende klinische und radiologische Diagnostik meist eine Abklärung posttraumatischer
Handgelenkbeschwerden ermöglicht. Der Vorteil der Arthroskopie des Handgelenks liegt
jedoch in der direkten Inspektion des Handgelenkbinnenraumes, die eine einfache und
sichere Beurteilung, insbesondere bei interkarpalen Bandverletzungen und Diskusläsionen,
gestattet.

Wir danken der Fa. Wolff, Knittlingen, für die Unterstützung beim Druck der Farbabbildun-
gen.

Arthroskopische Techniken am oberen Sprunggelenk

V. Bühren

Abt. für Unfallchirurgie, Chirurgische Universitätsklinik, D-6650 Homburg/Saar

Prinzipiell bestimmen eine geeignete Anatomie, eine genügend große diagnostische Lücke zwischen den Konkurrenzmethoden und eine sinnvolle therapeutische Betätigungsmöglichkeit die klinische Relevanz, die die Arthroskopie für ein bestimmtes Gelenk haben kann. Zumindest die vordere Gelenkkammer des oberen Sprunggelenks bietet genügend Raum, um nahezu alle aus der routinemäßig geübten Kniegelenkarthroskopie bekannten diagnostischen und therapeutischen Verfahren zur Anwendung zu bringen.

Instrumentarium (Abb. 1)

Ein spezielles Instrumentarium ist für die Sprunggelenkarthroskopie nicht erforderlich. Als Basisausrüstung kann ein vorhandenes Knieset dienen. Der vordere Gelenkraum bietet genügend Platz für den Einsatz der 5-mm-Optik, die zudem gegenüber den ebenfalls empfohlenen Needleskopen den Vorteil eines besseren Überblicks hat.

Prinzipiell läßt sich die Untersuchung sowohl im Gas- als auch im Flüssigkeitsmedium mit den bekannten Vor- und Nachteilen durchführen. Der dünne Weichteilmantel des Sprunggelenks bedingt jedoch relativ schnell einen Gasaustritt neben den Portalen. Wir verwenden als Medium Ringer-Laktat-Lösung und legen eine Abflußkanüle, so daß im Durchflußverfahren gearbeitet werden kann.

Das therapeutische Instrumentarium umfaßt ebenfalls alle aus der Knietechnik bekannten Zangen und Stanzen, einschließlich der motorgetriebenen Systeme.

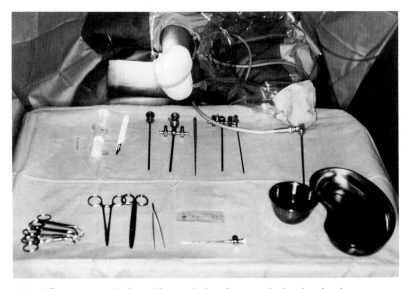

Abb. 1. Instrumententisch zur diagnostischen Sprunggelenkarthroskopie

V. Bühren und H. Seiler (Hrsg.)
Hefte zur Unfallheilkunde, Heft 199
© Springer-Verlag Berlin Heidelberg 1988

Indikationen (Tabelle 1)

Tabelle 1. Indikationen arthroskopischer Techniken am oberen Sprunggelenk

---

Hämarthros bei bandstabilem und radiologisch intaktem Gelenk
Entfernung kleiner Implantate und freier Gelenkkörper
Diagnostik und Therapie der Osteochondrosis dissecans tali
Drainage bei Empyem
Alternative zur Probearthrotomie

Eine gute Indikation ergibt sich für einen Hämarthros bei radiologisch intaktem und bandstabilem Gelenk. Ein Knorpelschaden oder osteochondrales Fragment kann erkannt und ggf. refixiert werden, das Hämatom wird ausgespült.

Freie Gelenkkörper lassen sich, sofern sie in der vorderen Gelenkkammer lokalisiert sind, arthroskopisch entfernen. Gleiches gilt für entsprechend lokalisierte Implantate.

In der Behandlung der Osteochondrosis dissecans tali ermöglicht die Arthroskopie ergänzend zur radiologischen Untersuchung eine exakte Stadienzuteilung. Darüberhinaus können therapeutische Maßnahmen als Bohrdrahtfixation oder Resektion vorgenommen werden.

Die Drainage eines Sprunggelenkempyems kann ebenfalls mit Hilfe des arthroskopischen Instrumentariums vorgenommen werden. Es sind 2 Zugänge ventral und dorsolateral empfehlenswert, in die Drainagen für ein geschlossenes Spülsystem eingelegt werden.

Bei unklaren Beschwerden, die durch die nichtinvasive Diagnostik nicht erklärt werden können, auch im Rahmen gutachterlicher Fragestellungen, ersetzt die Arthroskopie die Probearthrotomie und ist dieser in Bezug auf Gelenkübersicht und Operationsbelastung zudem überlegen.

Lagerung und Zugänge

Der Patient wird auf einem Normaltisch in Rückenlage untersucht. Eine Blutsperre wird am Oberschenkel angelegt, jedoch in der Regel zumindest für den diagnostischen Part nicht benutzt. Die Ferse wird auf einer Tuchrolle gelagert, auf eine Folienabdeckung wird wegen der Gefahr einer intraartikulären Verschleppung verzichtet. Wir führen den Eingriff üblicherweise in Allgemeinnarkose oder Spinalanästhesie durch.

In der Literatur sind verschiedene Zugänge sowohl für den vorderen wie auch für den hinteren Gelenkraum beschrieben worden. Wir benutzen in der Praxis lediglich den anteromedialen sowie den anterolateralen Zugang. Die dorsalen Zugänge gefährden insbesondere dorsomedial das Gefäß-Nerven-Bündel. Der anterozentrale Zugang birgt die Gefahr einer Verletzung der A. dorsalis pedis. Die kurze Punktionsstrecke führt zudem leicht zum Herausgleiten des Instrumentariums aus dem Gelenk.

Das anterolaterale Portal befindet sich in Höhe des Gelenkspalts vor dem Außenknöchel, das anteromediale symmetrisch vor dem Innenknöchel (Abb. 2). Anterozentral wird medial der Sehnen der Zehenstrecker eingegangen. Der selten indizierte posterolaterale Zugang befindet sich ebenfalls in Höhe des Gelenkspalts direkt neben der Achillessehne.

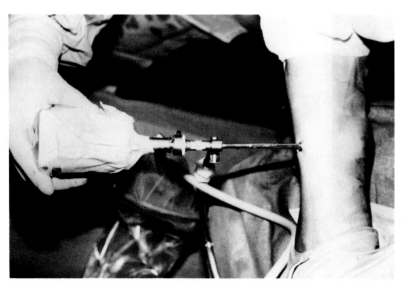

Abb. 2. Arthroskopie von medial, Optik parallel zur Tibiavorderkante in der vorderen Gelenkkammer eingelegt

Das Gelenk wird mit einer feinen Kanüle vorpunktiert und mit 20 ml der Spülflüssigkeit aufgefüllt. Die exakte Kanülenlage ergibt sich aus dem Ballonieren aller Gelenkanteile sowie einem Rückspritzen nach Freigeben der Kanüle. Der Fuß wird dorsal flektiert, anschließend wird nach Hautinzision das Arthroskop von anterolateral parallel zur Tibiavorderkante in den vorderen Gelenkraum eingebracht, wozu wir ausschließlich den stumpfen Trokar benutzen. Die Spülkanüle wird von anteromedial unter arthroskopischer Kontrolle gelegt. Die Portale werden im weiteren Versuchsgang alternativ benutzt, ggf. dienen sie auch als Eintrittspforte der verwendeten Instrumente.

Diagnostischer Rundgang

Beim Blick von lateral erfolgt die Orientierung an der Tibiavorderkante sowie an der Talusrolle; letztere kann durch Heben und Senken des Vorfußes in einem größeren Anteil beurteilt werden (Abb. 3). Durch Vorschieben nach medial läßt sich in der Regel der Innenknöchel einstellen und beurteilen. Die dynamische Untersuchungsmöglichkeit in dieser Stellung umfaßt insbesondere das Auslösen der vorderen und hinteren Schublade sowie die Prüfung der medialen Stabilität. Im Anschluß daran wird das Arthroskop senkrecht auf die Tibiavorderkante ausgerichtet. So ist ein Überblick auf die laterale Wetterecke des Talus (Abb. 4) sowie das fibulotalare Gelenk mit den Lig. fibulotalare anterius und posterius und den Syndesmosenbereich zu erhalten (Abb. 5). Anschließend kann das Portal im Austausch mit der Spülkanüle nach medial gewechselt werden, so läßt sich ein besserer Überblick über den Innenknöchel und ggf. die lateralen Bandstrukturen erhalten. Nicht einsehbar ist der dorsale Gelenkraum. Das dorsale Drittel der talaren sowie der größere Anteil der tibialen Gelenkfläche nach dorsal können nicht beurteilt und entsprechend nicht mit Instrumenten erreicht werden.

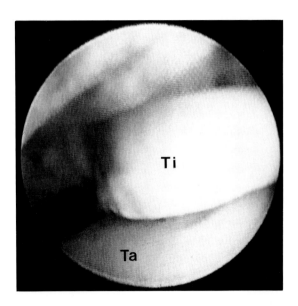

Abb. 3. Blick von lateral auf die Tibia-vorderkante (Ti) und Talusrolle (Ta)

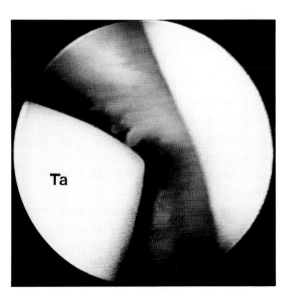

Abb. 4. Blick vom anterolateralen Zugang auf die laterale Wetterecke des Talus (Ta)

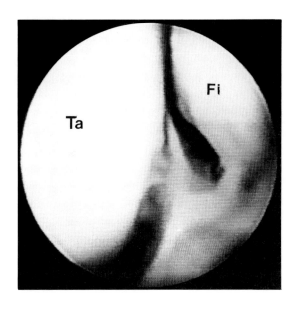

Abb. 5. Blick vom anterolateralen Zugang auf das fibulotalare Gelenk (Ta = Talus, Fi = Fibula)

Arthroskopische Operationstechniken

Der vordere Gelenkraum bietet genügend Platz zum Einbringen des Standardinstrumentariums einschließlich der motorgetriebenen Shaversysteme. Freie Gelenkkörper können mit der Zange gefaßt und entfernt werden, Knorpelschäden exakt lokalisiert und therapiert werden. Eine partielle Synovektomie im vorderen Gelenkraum ist möglich, diese sollte jedoch bei geschlossener Blutsperre und nur im Durchflußverfahren versucht werden. Eine transkutane Bandnaht der lateralen Strukturen ist ebenfalls unter arthroskopischer Kontrolle durchführbar. Die Fäden können lateral über kleine Inzisionen versenkt und geknotet werden. Dem Vorteil der besseren Beurteilbarkeit eines begleitenden Knorpelschadens steht jedoch ein wesentlich größerer Zeitaufwand im Vergleich zum offenen Verfahren gegenüber.

Zusammenfassung

Die Sprunggelenkspiegelung hat mit allen arthroskopischen Verfahren die geringe Komplikationsrate gemein, zumal wenn die Portale auf die anatomisch nicht so heiklen vorderen Zugänge beschränkt werden. Zwar kann nicht das ganze Gelenk eingesehen werden, die Übersicht in der klinisch relevanten vorderen Kammer ist jedoch gut. Ein spezielles Instrumentarium muß nicht angeschafft werden, wenn die Basisausrüstung für das Kniegelenk vorhanden ist. Die guten Indikationen zur Sprunggelenkarthroskopie betreffen vorzugsweise nicht allzu häufig anzutreffende Krankheitsbilder. Die diagnostische Komponente der Sprunggelenkarthroskopie kann durch die weitere Verbreitung nicht invasiver rechnergestützter bildgebender Verfahren eingeengt werden. Ob das Gros der Sprunggelenktraumen, die lateralen Bandverletzungen, einer sinnvollen arthroskopischen Therapie zugeführt werden können, muß die Zukunft zeigen.

Literatur

1. Andrews JR, Previte WJ, Carson WG (1985) Arthroscopy of the ankle: Technique and normal anatomy. Foot Ankle 6: 29 – 33
2. Baker CL, Andrews JR, Ryan JB (1986) Arthroscopic treatment of transchondral talar dome fractures. Arthroscopy 2: 82 – 87
3. Hempfling H (1982) Die endoskopische Untersuchung des oberen Sprunggelenkes. Klinikarzt 11: 111 – 115
4. Johnson LL (1981) Diagnostic and surgical arthroscopy, 2nd edn. Mosby, St. Louis, pp 1517 – 1539
5. Parisien JS, Vangsness T (1985) Operative arthroscopy of the ankle: Three years experience. Clin Orthop 199: 46 – 53
6. Rehm KE, Schultheis K-H, Krauss R (1983) Indikation, Technik und Stellenwert der Arthroskopie des oberen Sprunggelenkes. Unfallchirurgie 9: 152 – 161

Endoskopie des Spinalkanals

H. Hertz

Universitätsklinik für Unfallchirurgie, Alser Straße 4, A-1090 Wien 9

Die Endoskopie hat in den letzten Jahren deutlich an Bedeutung, v. a. für die Diagnostik und Therapie diversester Organe, zugenommen.

So versuchten wir in einer Studie, auch den Spinalkanal endoskopisch darzustellen.

Derzeit ist die direkte Betrachtung des Rückenmarks ohne operative Freilegung nicht möglich. Es stehen uns nur indirekte Verfahren zur Darstellung des Spinalkanals zur Verfügung; nämlich das Röntgen, die Tomographie, die Myelographie, sowie die Computertomographie und in letzter Zeit das Magnetresonanzverfahren.

Die anatomischen Gegebenheiten des Spinalkanals, nämlich die Tatsache, daß der knöcherne Spinalkanal im Brust- und Zervikalbereich zu $^3/_4$ vom Rückenmark ausgefüllt wird, bedingen ein dünnes Endoskop.

Wir verwendeten daher das Nadelarthroskop von Storz mit einer Hopkins-Optik von 2,4 mm Durchmesser. Es wurde eine 30°-Vorausblickoptik verwendet.

An einem Wirbelsäulenskelett wurde zunächst untersucht, von welcher Richtung aus und in welchen Bereichen man das Endoskop am günstigsten einbringt. Dabei zeigte sich, daß man nicht, wie etwa bei einer Lumbalpunktion, zwischen den Dornfortsätzen in der Sagitallinie eingehen kann, sondern daß das optimale Plazieren des Endoskops von parasagittal etwa 1 cm lateral der Dornfortsätze möglich ist, um in diesem Bereich genügenden Überblick über den Spinalkanal zu erhalten.

Weiter haben wir festgestellt, daß es von einem Zugang her lediglich möglich ist, 1 oder maximal 2 Segmente des Rückenmarks zu betrachten.

An frischen Leichen wurde nun in einem 2. Untersuchungsgang das Endoskop entsprechend der gewonnenen Erfahrungen eingebracht. Um das Einführen des Endoskops zu erleichtern, wurde eine Flexion der Wirbelsäule mit Punctum maximum über dem zu untersuchenden Segment durch entsprechende Lagerung vorgenommen.

V. Bühren und H. Seiler (Hrsg.)
Hefte zur Unfallheilkunde, Heft 199
© Springer-Verlag Berlin Heidelberg 1988

Nach einer Stichinzision parasagittal zwischen 2 Dornfortsätzen wurde die Trokarhülse mit dem spitzen Obdurator bis zum Lig. flavum vorgeschoben, anschließend wurde der Obdurator gewechselt und mit dem stumpfen Trokar das Lig. flavum langsam perforiert. Dann wurde der stumpfe Trokar durch die Optik ersetzt.

Folgende Strukturen konnten identifiziert und dargestellt werden:
- zunächst die Dura an der Dorsalseite sowie der peridurale Venengeflechtplexus,
- weiter konnten Adhäsionen, die zwischen dem Periost des knöchernen Spinalkanals und der Dura vorhanden waren, dargestellt werden,
- außerdem konnten sowohl rechts als auch links die Nervenwurzelabgänge dorsal dargestellt und identifiziert werden.

Bei einer Leiche, es handelte sich um einen polytraumatisierten Patienten, der unter anderem auch eine Paraplegie in Höhe Th 9 erlitt, konnte post mortem der zerrissene Duralsack mit dem durchtrennten Rückenmark endoskopisch dargestellt werden.

Bis jetzt haben wir die Endoskopie des Spinalkanals nur an Leichen in einer experimentellen Studie durchgeführt. Der Einsatz am Lebenden und die Indikation zur Wirbelsäulenendoskopie ist derzeit wohl noch sehr eng zu sehen, da in den meisten Zentren doch CT und NMR zur Verfügung stehen. Ob sich durch weitere Verbesserung der optischen Systeme eine noch gefahrlosere Punktion des Spinalkanales und damit eine klinisch anzuwendende Endoskopie ergibt, wird wohl erst in einigen Jahren zu beantworten sein.

Literatur

1. Apuzzo, MLJ, Heifetz MD, Weis HM, Kurze TH (1977) Neurosurgical endoscopy using the side viewing telescope. J Neurosurg 46: 398
2. Burmann MS (1981) Myeloscopy or the direct visualisation of the spinal canal and its contents. J Bone Joint Surg 13: 695
3. Fukushima T (1978) Endoscopy of Meckel's cave, cisterna magna, and cerebello pontine angle. J Neurosurg 48: 302
4. Fukushima T, Schramm J (1975) Klinischer Versuch der Endoskopie des Spinalkanals: Kurzmitteilung. Neurochirurgia 18: 199
5. Jähme W, Oeken FW (1977) Die Endoskopie des Kleinhirnbrückenwinkels auf retrosinös-suboközipitalem Weg. Zbl. Neurochir 38: 275
6. Pool JL (1942) Myeloscopy: Intraspinal endoscopy. Surgery 2: 169

Arthroskopische Medialisierungsoperationen am Kniegelenk

H. Seiler

Abt. für Unfallchirurgie, Chirurgische Universitätsklinik, D-6650 Homburg/Saar

Die bisherigen Kenntnisse in der Therapie am Kniegelenk erfordern den Verzicht auf vermeidbare Narbenbildung und Denervation. Darüberhinaus werden auch periphere Realignmentoperationen vom Typ Roux-Hauser beim ja polyätiologischen Chondropathie-,

V. Bühren und H. Seiler (Hrsg.)
Hefte zur Unfallheilkunde, Heft 199
© Springer-Verlag Berlin Heidelberg 1988

besser als peripatelläres Schmerz- oder „anterior-knee-pain"-Syndrom bezeichnet, zunehmend kritisch beurteilt [9]. Der arthroskopischen Therapie als Methode mit „less surgery" kommt deswegen auch unter dem Aspekt der nur teilweise geklärten Pathophysiologie und einer wesentlich einfacheren Rehabilitation erhebliche Bedeutung zu.

Die seit mehr als 10 Jahren bekannte Methode des endoskopischen bzw. in der ursprünglichen Technik von Metcalf [13] halboffenen Release kann heute im Bedarfsfall durch die proximale mediale Rekonstruktion mit arthroskopischen Mitteln ergänzt werden. Yamamoto hat die mediale Retinaculumnaht 1980 [16, 10] angegeben, technische Modifikationen mit Erweiterung des Indikationsspektrums stammen von Johnson [10]. Da heute das Release wohl eher zu häufig angewendet wird, zunächst einige Bemerkungen zur Indikation und in diesem Zusammenhang zur absolut notwendigen Definition der morphologischen Störungen, wobei wir uns im wesentlichen an Johnson halten.

Die einfache Releaseoperation führt in etwa 80%, allerdings zeitpunktabhängig, auch in dem Patientenkreis zu guten Ergebnissen, bei dem die unverzichtbare und routinemäßige, über 3 Monate fortgeführte krankengymnastische Behandlung mit Betonung isometrischer Übungen erfolglos war. In Tabelle 1 sind sowohl Patienten mit reinen Instabilitätssyndromen bis hin zur Luxation – und dies in wenigen Fällen – als auch ausschließlich mit dem klinischen Schmerzsyndrom mit oder ohne Knorpeldegeneration und ohne nachweisbare Gleitweganomalien enthalten. Letztere sehr umstrittene Indikation könnte v. a. durch die Denervation bzw. die Dekompression der neuerdings nachgewiesenen degenerativ veränderten Nervenfasern und Rezeptoren im lateralen Retinaculum erklärt werden. Sowohl Metcalf [13] nach der hinsichtlich der Radikalität ebenfalls nicht kritischen halboffenen Technik als auch Osborne [14] nach sogar vollständig offener Spaltung berichten über eine Verschlechterung der Ergebnisse über relativ kurze Zeiträume (Tabelle 2). Eine prinzipiell unzureichende Primärkorrektur bzw. der Effekt einer später zusätzlich debalancierenden lateralen Narbenbildung werden nach gezielten endoskopischen Untersuchungen bei der einfachen Subluxation häufig als ursächlich angesehen [10]. Darüberhinaus sind bei manifester Patellaluxation nach bloßem Release persistierende Subluxationserscheinungen relativ häufig [8, 15].

Generell gilt für die Indikation bei der Subluxation, daß es sich um ein klinisch-dynamisch definiertes Phänomen handelt. Instabilitätszeichen, fakultativ begleitet vom Schmerzsyndrom, finden nicht immer ein eindeutiges röntgenologisches und damit statisches Korrelat, auch im diesbezüglich als am verläßlichsten anzusehenden Merchant-View in 45°-Beuge-

Tabelle 1. Erfolgsquote nach alleiniger endoskopischer Releaseoperation

Harwin et al. [6]	(1981) n = 15	100%
Mc Ginty u. Mc Carthy [12]	(1981) n = 42	82%
Metcalf [13]	(1982) n = 79	86%
Betz et al. [2]	(1982) n = 37	83%
Del Pizzo [5]	(1984) n = 58	73%

Tabelle 2. Ergebnisverschlechterung nach alleinigem Release

Metcalf [13]	um über 12% über 3 Jahre
Osborne [14]	um über 50% über 2 Jahre

stellung. Laterale Kippung, pathologischer Kongruenzwinkel und nicht allein der laterale Überhang der Kniescheibe sind hier Hinweise und auch endoskopisch zu suchen. Das davon abzugrenzende Lateralpositionssyndrom im jugendlichen Alter ist zumindest nicht mit klinischen Instabilitätszeichen verbunden. Sein Übergang in bzw. seine Identität mit dem degenerativ arthrotischen lateralen Hyperpressionssyndrom nach Ficat im späteren Lebensalter wird zunehmend bestritten [1, 10].

Nach einem indizierten lateralen Release muß ebenfalls abschließend entschieden werden, ob eine ausreichende Reposition der Patella gelungen ist. Entscheidend sind hier die Verhältnisse ab 45°-Flexion [10]. Wichtigstes Kriterium ist sowohl für die dysplastische als auch die medial normal konfigurierte Patella die volle Zentrierung des Patellakiels in den Sulcus trochleae. Die 2. Forderung nach medialer Kontaktaufnahme gilt nur für die normale Patella. Eine alleinige Lateralposition ist weitgehend ohne Bedeutung. Blutsperre, Beinhalter, Distension und endoskopische Blickrichtung von kaudal oder kranial beeinflussen das Normalbild nicht.

Bei verbleibenden Störungen ist sicher zumindest beim Subluxationssyndrom wie auch bei der rezidivierenden Luxation die zusätzliche mediale Raffung indiziert. Im letzteren Falle besteht kaum eine abgrenzbare Ruptur des medialen Retinaculums. Die Raffung erfolgt nach streifenförmiger Exzision von Synovia, Kapsel und oberflächlicher Faszie bis ins subkutane Fettgewebe mit dem motorisierten Cutter nach Markierung mit dem Messer.

Technisches Vorgehen bei rezidivierender Patellaluxation

Wir bleiben auch bei dieser Operation meist mit der Optik im zentralen transpatellaren Zugang und führen sowohl das laterale Release als auch die Resektion des medialen Retinaculums so weit als möglich aus den kaudalen seitlichen Zugängen durch. Der Ausfluß bleibt standardmäßig lateral kranial. Zunächst erfolgt, wie oben angegeben, die Überprüfung bezüglich Gleitweganomalien, die immer ausgeprägt sind. Freie Gelenkkörper werden entfernt, zur Verbesserung der Übersicht insbesondere am medialen kaudalen Patellapol kann der Einsatz von Tasthaken und Shaver notwendig werden. Zwei dünnlumige Punktionskanülen markieren den medialen Rand des Lig. patellae und den Ansatzbereich des M. vastus lateralis an der Quadrizepssehne. Letztere Nadel liegt immer weit kranial im Bereich des oberen Recessus. Wir verwenden mindestens 5 mediale Retinaculumnähte, die in 1 cm Abstand gesetzt werden. Die Nadeln werden in einer Reihe leicht bogenförmig von kranial nach kaudal beginnend transartikulär so eingestochen, daß die Spitzen epikutan gut sichtbar sind. Bei liegenden Nadeln erfolgt mit dem Rosettenmesser von kaudal die parallele streifenförmige Exzision von Synovia, Retinaculum und oberflächlicher Faszie unter den Nadeln so weit als möglich nach kranial und kaudal. Nach terminaler Resektion mit dem motorisierten Shaver oder Cutter ist überall gelbes Subkutangewebe sichtbar. Die Nadeln werden vollständig durch die Haut und retrograd epifaszial durch den ursprünglichen Einstich gestochen. Erst nach dem lateralen Release erfolgt das Knoten der Retinaculumnähte wie unten angegeben. Das laterale Release wird ebenfalls mit einem großen gebogenen Rosettenmesser durchgeführt. Manueller Gegendruck von außen bei sägenden Bewegungen erleichtert den Vorgang. Eine Verletzung der Haut mit dem Messer ist auch so kaum möglich. Das Release ist parapatellar ausreichend, wenn die Lichtquelle des Arthroskops direkt unter der Haut sichtbar ist. Kranial lateral muß eine sichere Ablösung der Sehne des Vastus lateralis erfolgen, ohne die keine ausreichende Medialisierung möglich ist. In diesem Bereich muß Muskelgewebe sichtbar werden. Blutungen, insbesondere aus der A. genu superior lateralis, sind selten, wenn in einem Bereich von 1 cm parapatellar bzw. paratendinös verblieben wird. Vor dem Knoten der medialen Nähte soll der Aufkanttest der Patella erfolgen. Der laterale Rand ist praktisch um 90° nach vorne kippbar, wenn das Release ausreichend war [8]. Dazu ist auch die Durchtrennung des kaudalen paratendinösen Retinaculumanteiles unverzichtbar. Bei zu exzessivem kranialem Release sind Quadrizepssehnenrupturen beschrieben worden [4].

Die erforderliche Nadelstärke und -krümmung ergibt sich v. a. aus der Dicke des Subkutangewebes; wir verwenden als Nahtmaterial O-Ethibond oder Vycril.

Bei der manifesten akuten Patellaluxation – der Begriff traumatisch im Sinne der hiesigen gesetzlichen Unfallversicherungsträger ist in höchstens 1% der Fälle gerechtfertigt [11] – liegt immer eine Ruptur des medialen Retinaculums, häufig von mehreren Zentimetern Länge vor. Sie kann bis weit medial zum Septum intermusculare hin lokalisiert sein. Die Auffassung im Sinne einer relevanten Bandverletzung wird auch durch die häufig resultierende Valgusinstabilität des Kniegelenks gerechtfertigt.

Knopp et al. haben in unserem Krankengut zwar die Effektivität der rein konservativen Behandlung bei der Erstluxation nachgewiesen, wenn über 4 Wochen immobilisiert worden war [11]. Hämarthros und die in etwa 40% vorhandenen osteochondralen Absprengungen erfordern u. E. jedoch in der Regel heute die arthroskopische Diagnostik und Therapie, die die primäre Naht des medialen Retinaculums einschließen sollte. Sonst werden Reluxationsraten bis zu 50% berichtet [7]. Die Naht erfolgt auch hier perkutan mit kräftiger scharfschneidender und halbkreisförmiger Nadel [16]. Das sichere Fassen beider Rißbänder und die spätere Adaptation werden arthroskopisch kontrolliert. Pro Zentimeter Rißlänge wird eine Naht verwendet. Da die bogenförmige Nadelführung im Rahmen der 2. Hauptperforation nicht einfach ist, sind Modifikationen unter Verwendung eines Instrumentariums für die Meniskusrefixation in Außen-Innen-Technik denkbar. Bei der Originaltechnik kann der Einstich sowohl von parapatellar als auch von medial her erfolgen.

Durch sägende Bewegungen wird im umknoteten Bereich das Fettgewebe durchtrennt und komprimiert, was einer späteren Nahtlockerung vorbeugt. Das Knoten der Fäden erfolgt erst nach lateralem Release unter Gelenkdeflation und manuellem Druck von lateral auf die Patella. Die Knoten werden mit dem Zahnarzthaken subkutan versenkt. Periartikuläre Schwellungszustände treten häufig auf und sind harmlos. Die häufigste Komplikation ist der Hämarthros durch Blutung aus Knorpel-Knochen-Defekten oder dem Bereich des Release.

Sowohl Yamamoto [16] als auch Johnson [10] berichten über keine Reluxationen nach bis zu 10jähriger Erfahrung. Wir haben bis jetzt 10 Patienten operiert und eine Reruptur erlebt, was einerseits zu einer Zunahme der Nahtanzahl, andererseits wieder zur Verwendung von Mersilen bzw. Ethibond geführt hat. Die Nachbehandlung entspricht weitgehend der bei offenen proximalen Rekonstruktionen (Tabelle 3). Wesentlich ist, daß die isometrische Quadrizepskontraktion auch bei normalem bzw. normalisiertem Streckapparat in voller Streckungstellung die Patella nach lateral subluxiert. Die deswegen bevorzugte isometrische Übungsposition von 10° Flexion führt dagegen zu einer Zentrierung der Kniescheibe.

178

Tabelle 3. Naht bzw. Raffung des medialen Retinaculums: Nachbehandlung

Kompressionsverband	postoperativ
Gipshülse in 10°-Flexion	3 Wochen
Isometrische Übungen	ab 2. Tag
Aktive Flexionsübungen	ab 4. Woche

Literatur

1. Bentley G, Dow DG (1984) Current concepts of etiology and treatment of chondromalacia patellae. Clin Orthop 189: 209 – 228
2. Betz RR, Lonergan R, Patterson R, Litton J, Yuchat T, Boal R (1982) The percutaneous lateral retinacular release. Orthopaedics 5: 57 – 60
3. Bigos SJ, Mc Bride GG (1984) The isolated lateral retinacular release in the treatment of patellofemoral disorders. Clin Orthop 186: 75 – 80
4. Blasier RB, Ciullo JV (1986) Rupture of the quadriceps tendon after arthroscopic lateral release. Arthroscopy 2: 262 – 263
5. Del Pizzo WD (1984) Lateral retinacular release. In: Grana WA (ed) Update in arthroscopic techniques. Arnold, London, pp 43 – 52
6. Harwin SF, Stern RE (1981) Subcutaneous lateral retinacular release for chondromalacia of the patella. A preliminary report. Clin Orthop 156: 207 – 211
7. Hawkins RJ, Bell RH, Garth A (1986) Acute patellar dislocations. Am J Sports Med 14: 117 – 120
8. Henry JH, Goletz TH, Willianson B (1986) Lateral retinacular release in patellofemoral subluxation. Am J Sports med 14: 121 – 129
9. Hughston JC, Walsh WU (1979) Proximal and distal reconstruction of the extensor mechanism for patellar subluxation. Clin Orthop 144: 36 – 53
10. Johnson LL (1986) Arthroscopic surgery. Mosby, St. Louis Toronto Princeton
11. Knopp W, Muhr G, Hesoun P, Neumann K (1986) Konservative oder operative Therapie nach Patellaluxation. Unfallchirurg 89: 463 – 472
12. McGinty JB, McCarthy JC (1981) Endoscopic lateral retinacular release. Clin Orthop 198: 120 – 125
13. Metcalf RW (1982) An arthroscopic method for lateral release of the subluxating or dislocating patella. Clin Orthop 167: 9 – 18
14. Osborne AH (1982) Lateral release for chondromalacia patellae. J Bone Joint Surg [Br] 64: 202 – 205
15. Shneider D (1982) Arthroscopy and arthroscopic surgery in patellar problems. Orthop Clin North Am 13: 407 – 413
16. Yamamoto RK (1986) Arthroscopic repair of the medial retinaculum and capsule in patellar dislocations. Arthroscopy 2: 125 – 131

Arthroskopische Diagnostik und Therapie bei Innenbandrupturen

H. Niemeyer, V. Bühren und H. Seiler

Chirurgische Universitätsklinik, D-6650 Homburg/Saar

Nach Vertiefung der Kenntnisse über die funktionelle Anatomie und die morphologischen Verletzungsmuster wurden die mit Instabilität einhergehenden Bandverletzungen des Kniegelenks, basierend auf ermutigenden Frühergebnissen, bei großen Patientenkollektiven operativ rekonstruiert [3]. Dagegen führen in der Langzeitkontrolle ermittelte teilweise enttäuschende Spätergebnisse zunehmend wieder zu einer differenzierteren Indikationsstellung und einer Wiedereinbeziehung konservativer Behandlungsverfahren [2]. Während in der Behandlung frischer komplexer Kniebandverletzungen unter Beteiligung der Kreuzbänder die primäre operative Rekonstruktion nach wie vor angestrebt wird, reichen die gängigen Therapievorschläge für das Verletzungsbild der kompletten Innenbandruptur von der operativen Behandlung in allen Fällen bis zur weitgehend funktionellen Therapie in ausgewählten, überwiegend sportmedizinisch betreuten Serien.

Zur Erreichung des bestmöglichen Therapieerfolgs sind für die Wahl des geeigneten konservativen oder operativen Behandlungskonzepts sichere Diagnostik und Einstufung des jeweils vorhandenen Kapselbandschadens erforderlich. Eine Mittelstellung nehmen dabei Narkoseuntersuchung und diagnostische Arthroskopie ein, da diese Verfahren auf der einen Seite noch nicht zu den operativen Behandlungsmöglichkeiten zählen, auf der anderen Seite jedoch eingreifende und aufklärungspflichtige Maßnahmen sind.

In der Bewertung der zahlreichen retro- und prospektiven Studien von Befürwortern der operativen oder konservativen Behandlung zeigt sich erschwerend, daß häufig unterschiedliche Schweregrade der Instabilität eingeschlossen wurden.

Die 1968 von der American Medical Association (AMA) eingeführte Graduierung der Kniebandverletzungen nach Aufklappbarkeit oder Verschiebung des Tibiakopfs im Verhältnis zu den Femurkondylen ist inzwischen allgemein anerkannt (Tabelle 1) [1].

Die Arbeitsgruppe um Marshall präzisierte dieses System der AMA für Innenbandverletzungen, indem sie funktionelle und klinische Parameter in Korrelation mit dem spezifischen Grad der anatomischen Läsion einschloß (Tabelle 2) [4].

Für die Grad-I- und -II-Verletzungen des medialen Seitenbandapparats sind die konservativen Behandlungsmethoden unumstritten. Reine Grad-III-Läsionen können, wenn intraartikuläre Begleitverletzungen insbesondere des vorderen Kreuzbandes und der Menisken ausgeschlossen sind, auch ohne längere Immobilisation konservativ behandelt werden. Hier sei vor allem auf die prospektiv gewonnenen Ergebnisse von Indelicato verwiesen [6].

Tabelle 1. Einteilung der Instabilitätsgrade am Kniegelenk nach American Medical Association [1]

		Aufklappbarkeit Gelenkspalt
Mild	(1+)	< 5 mm
Moderate	(2+)	5 – 10 mm
Severe	(3+)	>10 mm

V. Bühren und H. Seiler (Hrsg.)
Hefte zur Unfallheilkunde, Heft 199
© Springer-Verlag Berlin Heidelberg 1988

Tabelle 2. Einteilung der Innenbandverletzungen am Kniegelenk nach Fetto u Marshall [4]

Grad I	volle anatomische Integrität
	keine funktionelle Instabilität
	volle Stabilität in Streck- und 30°-Beugestellung
Grad II	teilweise anatomische Diskontinuität
	leichte funktionelle Instabilität
	volle Stabilität in Streckstellung
	Instabilität in 30°-Beugestellung
Grad III	komplette anatomische und/oder funktionelle Insuffizienz
	erhebliche subjektive Instabilität sofort nach Trauma
	fehlender Anschlag bei Stabilitätsprüfung
	Instabilität in Streckstellung
	grobe Valgusinstabilität in 30°-Beugestellung

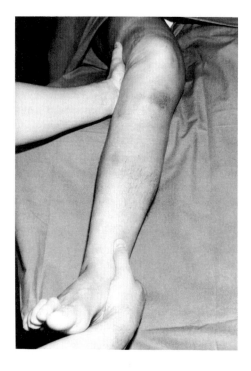

Abb. 1. Narkoseuntersuchung: Valgusstreß in 30°-Beugung des Kniegelenks

Die Hauptproblematik in der Entscheidung für eine konservative Behandlung der Grad-III-Läsion des medialen Kapselbandapparats liegt also in der sicheren Ermittlung des Verletzungsmusters. Selbst bei subtiler klinischer Untersuchung kann durch Schmerzen, Muskelspasmen und Gelenkerguß das volle Ausmaß der Verletzungsschwere im unklaren bleiben. In diesen Fällen sind Narkoseuntersuchung und Arthroskopie indiziert (Abb. 1).

An unserer Klinik wurde eine retrospektive vergleichende Studie zur Klärung der Effektivität von Diagnostik sowie operativer, konservativ immobilisierender bzw. teilfunktioneller Behandlung durchgeführt. Das wesentliche diagnostische Management bestand in allen

Fällen in einer Narkoseuntersuchung, weiter ergänzend in der Arthroskopie. Es wurden nur Innenbandverletzungen einbezogen, die einerseits die sonstigen Charakteristika der Grad-III-Verletzung nach Marshall, andererseits im Seitenvergleich eine Valgusinstabilität von mindestens 2+ entsprechend der AMA-Klassifikation in 30°-Beugestellung des Gelenks aufwiesen. Eine nachweisbare Außenrotationsfähigkeit der Tibia bzw. der entsprechende Slocum- oder Larson-Test und eine häufig vorhandene, jedoch niemals über 1+ betragende Aufklappbarkeit in voller Streckung wurden toleriert. Erstere ist nach den Arbeitsgruppen um Noyes und Marshall bereits bei isolierter Innenbandruptur zu erwarten, letztere weist auf den Schaden am hinteren Schrägband hin [5, 21].

Ausschlußkriterien waren hingegen neben den knöchernen Ausrissen alle sonstigen Bandläsionen, insbesondere die Schäden des vorderen Kreuzbandes. Auch die lediglich subsynovialen Teilläsionen wurden nicht aufgenommen, in der Regel nachgewiesen durch Arthroskopie und/oder positiven Lachman-Test. Die diagnostische Zuverlässigkeit des Lachman-Testes liegt dabei weit über 90%.

Insgesamt wurden in der Zeit von 1974–1984 115 Patienten mit kompletten Innenbandrupturen behandelt. Von diesen konnten 77 nachuntersucht werden. 55 Fälle waren operativ behandelt (Serie A), jeweils 30 Fälle konservativ immobilisiert (Serie B) oder funktionell (Serie C) therapiert worden. Der überwiegende Teil der operierten Fälle stammt aus der Zeit vor 1982 (Tabelle 3). Vor der konservativen Behandlung wurden praktisch alle Gelenke, präoperativ wurde jedoch nur jedes 5. Knie arthroskopiert.

Typische arthroskopische Befunde sind Abhebungen des Innenmeniskus bei Ruptur des Lig. meniscotibiale (Abb. 2). Selten ist eine Beteiligung des hinteren Schrägbandes endoskopisch erfaßbar. Diese gibt sich als Einblutung im posteromedialen Kapseleck zu erkennen. Traumatische Meniskusschäden waren mit insgesamt 6,5% selten. Drei der 5 Fälle wurden arthroskopisch diagnostiziert. Die einzige Exstirpation erfolgte 1975. 3 Menisken wurden offen refixiert, in 2 Fällen wurde lediglich mit Immobilisation behandelt.

Therapie- oder entlastungsbedürftige Knorpelschäden wurden nicht gefunden. Nach operativer wie konservativer Behandlung durchliefen 86% aller Patienten eine krankengymnastische Rehabilitation. Zwischen den einzelnen Serien fanden sich keine signifikanten Unterschiede in der notwendigen Dauer.

Komplikationen traten naturgemäß vorwiegend in Serie A postoperativ auf. Drei Infekte, davon ein tiefer mit schlechtem Ergebnis, sowie 2 tiefe Venenthrombosen belasteten das operative Kollektiv. Zu einer Unterschenkelvenenthrombose kam es ebenfalls in Serie B. An Korrektureingriffen waren in Serie A eine Arthrolyse und 2 sekundäre Operationen wegen peripatellären Schmerzsyndroms mit Chondromalazie der Patella notwendig. In Serie B mußte weiterhin eine sekundäre Bandplastik vorgenommen werden. Sekundäre Meniskektomien erfolgten dagegen in keinem Fall.

Tabelle 3. Behandlungs- und Nachuntersuchungskollektive nach kompletten Innenbandrupturen (1974–1984)

Operativ	n = 55	Serie A:	31
Immobilisation	n = 30	Serie B:	23
„funktionell"	n = 30	Serie C:	23
Gesamt	n = 115		n = 77

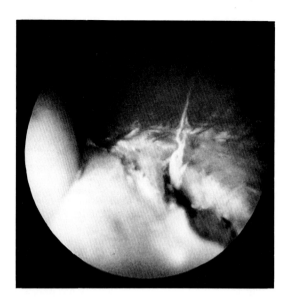

Abb. 2 Ruptur der Gelenkkapsel mit Lig. meniscofemorale

Tabelle 4. Standardisiertes Nachuntersuchungsschema für Innenbandrupturen des Kniegelenks (Nach [7])

Kriterien:

Subjektiv:	Schmerz, Sportfähigkeit Instabilität u. a. (11 P.)
Funktionell:	Hocke, Laufen, Springen, u. a. (7 P.)
Lokalbefund:	Muskelkraft, Beweglichkeit u. a. (12 P.)
Stabilitätstests:	mcl, acl, pcl, lcl (20 P.)

Tabelle 5. Punkteschema zur Bewertung der Nachuntersuchungsergebnisse

Ergebnis:

gut	41 – 50 Punkte
mäßig	30 – 40 Punkte
schlecht	unter 30 Punkte

Klassifikation und zusammenfassende Beurteilung erfolgten nach dem Punkteschema von Marshall et al. unter Einbeziehung subjektiver, funktioneller und lokaler sowie objektiver, stabilitätsbezogener Kriterien (Tabelle 4) [7]. Letzteres hatte die höchste Wertigkeit. Die Einstufung wurde in 10-Punkte-Schritten vorgenommen (Tabelle 5).

Betrachtet man die einzelnen Kriterien, so zeigt sich bei Beweglichkeit und Muskelkraft ein etwas günstigeres Ergebnis für die konservative Gipsbehandlung, v. a. jedoch für die funktionelle gegenüber der operativen Therapie. Eine umgekehrte Tendenz ergibt sich für die Stabilitätsprüfung. Nur wenige Gelenke waren vollständig valgusstabil. Die 1+- in Serie C, auch 2+-Instabilität in Beugung war die Regel. Im Gesamtergebnis bestanden keine signifikanten Unterschiede zwischen den verschiedenen Behandlungsarten (Tabelle 6).

Aus unseren Ergebnissen müssen wir folgern, daß die operative Versorgung bei kompletten, reinen Innenbandrupturen ein Overtreatment bedeutet.

Wenn bei untersuchbarem Kniegelenk die Valgusinstabilität in Streckstellung 1+ nicht überschreitet und im Lachman-Test eine Kreuzbandinsuffizienz ausgeschlossen ist, kann ohne weitere invasive Diagnostik konservativ behandelt werden. Indikationen zur Narkoseuntersuchung und anschließenden Arthroskopie sehen wir in den Fällen mit fraglichem Kreuzbandbefund, bei Verdacht auf einen traumatischen Knorpelschaden, bei positiven Meniskuszeichen, v. a. im Zusammenhang mit einem ausgeprägten posttraumatischen Gelenkerguß (Tabelle 7).

Die Arthroskopie gibt ebenfalls eine größtmögliche Sicherheit in der Differentialdiagnostik der frischen Innenbandruptur gegenüber Patellaluxationen, chronisch vorbestehenden Instabilitäten und Meniskusdegenerationen. Zusätzlich sichert die arthroskopische Refixierung der zwar relativ seltenen, dann jedoch meist basisnahen Innenmeniskusabrisse als einfache und erfolgversprechende Methode den Erhalt der physiologischen Meniskusfunktion.

Keinesfalls sollte jedoch die Arthroskopie als Ersatz oder Vorwand zur Unterlassung einer subtilen klinischen Untersuchung angesehen werden, denn das Vorhandensein und der Schweregrad der medialen Kapselbandverletzung werden in erster Linie mit einer sorgfältigen Stabilitätsprüfung, am genauesten jedoch durch Narkoseuntersuchung verifiziert. Arthroskopisch gut beurteilbar sind die Kreuzbänder und die Gelenkkapsel mit den Ligg. meniscofemorale bzw. tibiale. Hinweise auf Läsionen des Lig. collaterale mediale und des „posterior oblique ligament" (hinteres Schrägband) finden sich endoskopisch in der Regel nur indirekt durch Einblutung im entsprechenden Kapselbereich. Erst bei vollständiger Ruptur aller Kapselbandschichten werden auch eingeschlagene oder demaskierte Bandlefzen des Innenbandes sichtbar.

Tabelle 6. Gesamtergebnis für 77 Patienten mit kompletter Innenbandruptur (Angaben in Prozent)

Gesamtergebnis (%)

		gut	mäßig	schlecht	x̄ der Punkte
A (operativ)	n = 31:	74	20	6 (2 Pat.)	41
B (Gips)	n = 23:	72	23	5 (1 Pat.)	43
C (funktionell)	n = 23:	70	25	5 (1 Pat.)	40

Tabelle 7. Indikationen zur diagnostischen Arthroskopie bei klinischem Verdacht auf medialen Kapselbandschaden am Kniegelenk

Posttraumatischer Erguß
Fraglicher Kreuzbandschaden
Verdacht auf traumatische Knorpelläsion
Positive Meniskuszeichen
Bilanzierung von Vorschäden

Literatur

1. American Medical Association (1966) Standard nomenclature of athletic injuries. AMA, Chicago
2. Andrish JT (1985) Ligamentous injuries of the knee. Orthop Clin 16: 273 – 284
3. Ellasser JC, Reynolds FC, Omohundro JR (1974) Operative treatment of collateral ligament injuries of the knee in professional football players. J Bone Jt Surg [Am] 56: 1185 – 1190
4. Fetto JF, Marshall JL (1978) Medial collateral ligament injuries of the knee: A rationale for treatment. Clin Orthop 132: 206 – 218
5. Grood ES, Noyes FR, Butler DL, Suntay WJ (1981) Ligamentous and capsular restraints preventing straight medial and lateral laxity in intact human cadaver knees. J Bone Jt Surg [Am] 63: 1257 – 1289
6. Indelicato PA (1983) Non-operative treatment of complete tears of the medial collateral ligament of the knee. J Bone Jt Surg [Am] 65: 323 – 329
7. Marshall JL, Fetto JF, Botero PM (1977) Knee ligament injuries. A standarized evaluation method. Clin Orthop 123: 115 – 129
8. Warren EF, Marshall JL, Girgis F (1979) The prime static stabilizer of the medial side of the knee. J Bone Jt Surg [Am] 56: 665 – 674

Infektbehandlung am Kniegelenk

Unter besonderer Berücksichtigung der arthroskopischen Empyembehandlung

K. Lehrberger

Orthopädische Universitätsklinik, Klinikum Großhadern, Marchioninistraße 15, 8000 München 70

Trotz deutlicher Fortschritte bei der Behandlung von Gelenkempyemen bleibt die Prognose dieses Krankheitsbildes zweifelhaft; auch in neueren Publikationen werden Mortalitätsquoten bis zu 10% angegeben (Tabelle 1).

Häufige Ursachen des Gelenkinfektes sind Gelenkpunktion und intraartikuläre Injektion; hier ist mit der Komplikation eines Infektes in einer Häufigkeit von etwa 1:35 000 bis 1:10 000 zu rechnen [14, 1, 16], bei der Arthrographie wird sie mit ca. 1:42 000 angegeben [26].

Tabelle 1. Mortalitätsquoten bei Gelenkinfekten

Autor	Jahr	n	%	Bemerkung
Zeis [40]	1960	3000	71	Kriegsverletzungen 1870/71
Gaeng (zit. n. [2])	1936	218	14	
Kelly et al. [17]	1970	78	15	
Goldenberg u. Cohen [11]	1976	55	9	
Rosenthal et al. [29]	1980	64	8	
Travers et al. [37]	1985	52	14	
Hepp [14]	1987	136	8	Zustand nach i. a.-Injektionen

V. Bühren und H. Seiler (Hrsg.)
Hefte zur Unfallheilkunde, Heft 199
© Springer-Verlag Berlin Heidelberg 1988

Mit einer Empyemquote von rund 1:2000 muß nach Arthroskopien und arthroskopischen Operationen gerechnet werden [36]; im eigenen Krankengut mußte bei jeweils fast 2000 Arthroskopien und arthroskopischen Operationen pro Jahr in den letzten 3 Jahren lediglich 1 Kniegelenkinfekt nach arthroskopischer Operation verzeichnet werden, jedoch auch 1 Ellbogengelenkinfekt.

Nach offenen Gelenkeingriffen ist die Infektquote naturgemäß höher; am höchsten nach offenen intraartikulären Frakturen [9, 34]. Viele Gelenkinfekte heilen mit Funktionsverlusten unterschiedlichen Ausmaßes; in manchen Fällen ist das Endergebnis eine Ankylose, Arthrodese oder Amputation.

Infekte nach endoprothetischer Versorgung stellen sowohl diagnostisch wie therapeutisch ein besonderes Problem dar.

Diagnostik

Insbesondere im Krankengut des Orthopäden finden sich häufiger die sog. aktivierte Gonarthrose, die verschiedenen Arthritiden aus dem Gebiet rheumatologischer Erkrankungen und selten auch ein spezifischer Infekt (Tabelle 2).

Rasche und rationelle Diagnostik sind daher entscheidend für frühzeitige, korrekte und optimale Behandlung. Dem Zwang zur frühzeitigen gezielten Therapie steht dabei aber oft eine Unsicherheit hinsichtlich der Diagnose gegenüber – Ward u. Bauer [38] berichten über eine korrekte Zuweisungsdiagnose in nur 5 von 24 Fällen mit akuten Gelenkempyemen. Die häufigste Fehldiagnose war chronische Polyarthritis.

In unserem Krankengut war die häufigste Ursache einer akuten nichttraumatischen monoartikulären Gelenkschwellung immer noch der eitrige Gelenkinfekt.

Nach Punktionen und intraartikulären Injektionen sind anamnestische Angaben über den Zeitpunkt der ersten Symptome differentialdiagnostisch besonders bedeutsam. Ein Auftreten von Beschwerden innerhalb der ersten Stunden spricht eher für einen Reizzustand, der sich meist innerhalb von Tagen zurückbildet.

Symptombeginn nach mehr als 12 h und Zunahme der Beschwerden in den folgenden Tagen weisen eher auf einen Infekt hin. Entzündungsparameter im Serum (z. B. Leukozytenzahl, BSG) können im Normbereich liegen; dies gilt bei frischen, jedoch insbesondere bei chronischen Gelenkinfekten.

Zu berücksichtigen sind die im Alter etwas höheren Normwerte für die BSG [35].

Tabelle 2. Differentialdiagnosen des Kniegelenkinfekts

„aktivierte Gonarthrose"
Chronische Polyarthritis
Morbus Reiter
Systemischer Lupus erythematodes
Psoriasisarthritis
Gicht
Pseudogicht
Reizerguß bei Kniebinnenschaden

Beim Rheumatiker und in den ersten postoperativen Tagen haben die laborchemischen Entzündungsparameter eine verminderte Aussagekraft.

Bedeutsam sind daher mindestens tägliche klinische und ggf. laborchemische Kontrollen, um die wichtige Verlaufsbeurteilung zu ermöglichen – dies gilt jedoch nur für den Fall des nicht durch weitere Hinweise erhärtbaren Verdachtes auf einen Gelenkinfekt.

Ein radiologischer Befund findet sich erst im Spätstadium des Infektes (nach Wochen). Es erfolgen daher lediglich Routineröntgenaufnahmen, um Begleitläsionen zu erkennen und den Ausgangsbefund zu dokumentieren.

Die Punktion dient der Druckminderung im Gelenk und damit auch der Verbesserung der lokalen Durchblutung, der Entfernung enzymatisch aktiver Flüssigkeit und der Gewinnung diagnostisch wertvollen Untersuchungsmaterials. Sie muß mit einer genügend großkalibrigen Kanüle erfolgen, da sonst häufig eine Verstopfung der Nadel durch Fibrinflocken etc. auftritt und das Gelenk dann nicht ausreichend entleert werden kann.

Zur mikrobiologischen Untersuchung sollten nach Möglichkeit mehrere Proben mit jeweils mindestens 2 – 4 ml Punktat eingesandt werden (ein „Abstrich" im Wortsinne ist zur bakteriologischen Beurteilung von allenfalls geringem Wert). Eine Kultur sollte erst dann als negativ gewertet werden, wenn sich auch nach Anreicherung und Langzeitbebrütung (6 – 12 Tage) kein Keim züchten läßt. Bei stärkerer Temperaturerhöhung (über 38°C) werden gleichzeitig Blutkulturen angelegt. Wesentlicher Zweck der bakteriologischen Untersuchung ist die Resistenztestung, um erforderlichenfalls eine nach Punktion bereits eingeleitete antibiotische Therapie korrigieren zu können.

Ein negatives bakteriologisches Ergebnis schließt einen Kniegelenkinfekt nicht aus und darf keinesfalls dazu führen, bei sonst ausreichend klarem Befund eine gezielte sofortige Therapie aufzuschieben oder lediglich eine sog. vorläufige Therapie durchzuführen.

Ward u. Bauer [38] fanden bei 6 von 24 untersuchten Kulturen bei akuten eitrigen Gelenkempyemen ein negatives Ergebnis aus der Empyemflüssigkeit, bei 3 dieser 6 Patienten fand sich jedoch eine positive Blutkultur.

Im Gegensatz zur bakteriologischen Untersuchung sind andere aus dem Gelenkpunktat bestimmbare Laborparameter mit großer Aussagekraft rasch verfügbar. Eine ggf. erforderliche Operation wird nicht verzögert. Dies sind der Zellgehalt (Zellzahl, -differenzierung), der Glukosegehalt und bei einem entsprechend ausgerüsteten Labor evtl. auch der Enzymgehalt (z. B. LDH, Gerinnungsenzym) (Tabelle 3). Eine Gramfärbung kann mit geringem Aufwand und rasch erfolgen.

Diese einfachen diagnostischen Möglichkeiten sind auch in aktueller Literatur nicht erwähnt [13, 12, 21]. Die mikroskopische Untersuchung kann darüber hinaus Hinweise auf eine Kristallsynovialitis ergeben (Mononatriumuratkristalle bei der Gicht; Kalziumpyrophosphatkristalle bei Chondrokalzinose bzw. Pseudogicht).

Eine Knochenszintigraphie ist diagnostisch unzuverlässig [18] und erscheint auch als Sequenz- bzw. Mehrphasenszintigraphie fast immer überflüssig. Auch die technisch aufwendigere Leukozytenszintigraphie erscheint nur selten sinnvoll [22, 23, 4].

Die arthroskopische Diagnostik stellt wegen der damit verbundenen Spülung und Reinigung den Übergang zur Therapie dar; im Rahmen der arthroskopischen Untersuchung lassen sich jedoch noch wertvolle und entscheidende Befunde für die weitere Therapie erheben. Aufgrund der arthroskopischen Befunde wurde eine eigene, therapiebezogene Stadieneinteilung erstellt (Tabelle 4).

Das definitive Therapiekonzept läßt sich in manchen Fällen erst nach Wertung des arthroskopischen Befundes festlegen.

Tabelle 3. Labordiagnostik beim Kniegelenkempyem (entsprechend differentialdiagnostischer Fragen zu ergänzen)

Serum

Blutbild
(Leukozytenverlauf)
BKS (Verlauf)
C-reaktives Protein (Verlauf)
(Harnsäure)
Glukose (zum Vergleich mit Wert im Punktat)
(Blutkultur)

Punktat	
	Infekthinweis
Zellzahl (Granulozyten/µl)	30 000 – 50 000: sehr wahrscheinlich
	100 000: hoher Sicherheitsgrad;
	75% polymorphkernige Zellen
Glukose	Deutlich (30 – 40%) erniedrigt gegenüber Serumwert
Gramfärbung	Keimnachweis
Laktat	> 5 mmol/l
Gesamtprotein	> 3,5 g%
Bakteriologie (ggf. + Blutkultur)	Keimnachweis
Gerinnungsenzyme	Vorhandensein
(einschließlich Metaboliten, DD)	

Tabelle 4. Therapiebezogene Stadieneinteilung der Gelenkinfektion

Stadium	(Arthroskopischer) Befund
1	Rötung (Synovialitis)
2	Fibrinablagerungen
3 a	Nekrosen (Synovialis)
b	Nekrosen (Synovialisgrenze überschreitend)
4	3 + extraartikuläre infektbedingte Veränderungen

Therapie

Bei der Therapie des Kniegelenkempyems stehen 2 Grundprinzipien der septischen Chirurgie im Widerspruch: Einerseits erscheint zur Infektbehandlung eine Gelenkruhigstellung erforderlich. Diese Empfehlung (Becken-Bein-Gips) findet sich auch in aktuelleren Lehrbüchern [20] und wurde z. B. von Zifko im Jahre 1982 verlassen [41]. Andererseits können Knorpelvitalität und Gelenkfunktion nur bei Frühmobilisation erhalten bleiben [27, 28, 31, 32]. Entsprechend dem pathophysiologischen Mechanismus treten bereits innerhalb der ersten Tage irreversible Gelenkschäden ein (Tabelle 5). Die Therapie muß daher rasch eingeleitet werden.

Tabelle 5. Ablauf des Gelenkinfektes (schematisch) (teilweise überlappend)

Bakterien (-toxine[a])
Adhärenz am Knorpel[a]
Einkapselung in Mukopolysaccharide[a]
Synovialitis (Permeabilitätsänderung)
Leukozytenpenetration (-degranulation)
Enzymaktivität (u. a. Gerinnung, Fibrinolyse)
pH-Verschiebung (Azidose)
Intraartikuläre Druckerhöhung (Zirkulationsstörung)
Herdförmige Knorpeldestruktion (Matrix, Knorpelzellen)
Änderung der Knorpelzusammensetzung[a] (u. a. Glukosaminglykanverlust)
Kapsel- bzw. Banddestruktion
Streptococcus viridans

---

[a] Diese Eigenschaften wurden z. T. nur in vitro oder nur bei bestimmten Keimen nachgewiesen.

Tabelle 6. Operative Verfahren zur Therapie des Kniegelenkempyems

---

Gelenkpunktion (ggf. mit Spülung über Kanüle)
Perkutane Anlage einer Saug-Spül-Drainge (SSD)
Arthrotomie (mit SSD)
Synovialektomie (ggf. mit SSD)
Gelenkdébridement mit Septopalketteneinlage
Arthroskopische Spülung, ggf. wiederholt
Arthroskopische Spülung mit SSD
Arthroskopische Synovialektomie

Verschiedene konservative und operative Behandlungskonzepte wurden in der Literatur angegeben (Tabelle 6), [13, 9, 12, 21, 33, 14, 6, 15, 24, 41], einige davon können kombiniert werden. Das eigene, *befundabhängige* Therapiekonzept berücksichtigt insbesondere Ätiologie und Infektstadium (s. Tabelle 4).

Ob die *konservative Therapie* eines Kniegelenkinfektes prinzipiell vertretbar ist, läßt sich wegen mangelnder Literatur nicht entsprechend belegen. Da das rasche Eintreten irreversibler Gelenkschäden jedoch unumstritten ist und die konservative Beherrschung der Infektion selbst dennoch Funktionsschäden des Gelenks durchaus erwarten läßt, erscheint konservatives Vorgehen (d. h. auch keine Gelenkspülung) lediglich in seltenen Ausnahmefällen gerechtfertigt.

Im eigenen Therapiekonzept hat die konservative Behandlung lediglich Platz für den Zeitraum der diagnostischen Abklärung und Operationsvorbereitung. Nach Punktion und bestmöglicher Entleerung der Empyemflüssigkeit erfolgen die Ruhigstellung des Gelenks in einer Schiene und Eisbehandlung. Die Gelenkentleerung mittels Punktion erscheint als wesentliche therapeutische Maßnahme von vornherein unzureichend. Nach Franke lassen sich auch bei sorgfältigem Vorgehen nur rund 50% der im Kniegelenk befindlichen Flüssigkeit entfernen [7]. Zum anderen verbleiben auch bei Verwendung recht großkalibriger Punktionskanülen stets Fibrinflocken (u. a.) im Gelenkraum zurück. Nach Gewinnung des Materials für die mikrobiologische Untersuchung wird, ohne das Ergebnis abzuwarten, mit hochdosierter parenteraler antibiotischer Therapie begonnen, in der Regel mit einem Cephalosporin

(Cefuroxim). Das Präparat soll staphylokokkenwirksam und nebenwirkungsarm (Gerinnungsstörungen!) sein. Es wird entsprechend der Resistenztestung erforderlichenfalls sofort gewechselt. Bei parenteraler Gabe des Antibiotikums können ausreichend hohe lokale Konzentrationen erreicht werden [8]. Die intraartikuläre Antibiotikabgabe birgt zusätzliche Risiken und erscheint allenfalls in seltenen Ausnahmefällen vertretbar [30, 35].

Bis die routinemäßige Operationsvorbereitung abgeschlossen ist, liegen auch die Serumlaborwerte vor und, mit Ausnahme der mikrobiologischen Untersuchung, ein Großteil der Ergebnisse der Untersuchung des Gelenkpunktates (Gramfärbung, Zellzahl und -zusammensetzung, Glukose, Laktat).

Nun erfolgt die Kniegelenkarthroskopie in allen Fällen außer den folgenden: Fistelung, nicht verheilte (intraartikuläre) Fraktur, kürzlich zurückliegende offene Operation (d. h. postoperatives Frühinfekt), den Gelenkraum überschreitender Infekt. In diesen Fällen wird von vornherein die offene Operation, fast immer mit Synovialektomie, durchgeführt. Bei infizierter Knieendoprothese wurde bisher ebenfalls noch keine arthroskopische Behandlung vorgenommen.

Die *Arthroskopie* wird unter folgenden Bedingungen durchgeführt: Blutsperre nach Hochhalten des Beines, Lagerung im Beinhalter, anterolateraler Zugang für das Arthroskop, flüssiges Medium (Ringer oder NaCl). Eine Flüssigkeitspumpe ist nicht erforderlich; Schwerkraft bzw. Druckmanschette um den Flüssigkeitsbeutel genügen. Der Eingriff erfolgt in Intubationsnarkose, Spinalanästhesie oder Periduralanästhesie. Letztere hat, bei belassenem Periduralkatheter, besondere Vorzüge bei der postoperativen Bewegungsbehandlung. Ein in einigen eigenen Fällen angewendeter 3-in-1-Block nach Winnie hatte eine unzureichende Betäubung der dorsalen Kniegelenkanteile gezeigt.

Der beim Anlegen einer kraniolateralen Flüssigkeitsableitung gewonnene Erguß wird, wenn nicht bereits geschehen oder wenn eine Kontrolle sinnvoll erscheint, zur bakteriologischen Untersuchung gesandt. Das Arthroskop wird eingeführt (5-mm-30°-Weitwinkeloptik; Flüssigkeitszulauf über das Arthroskop).

Das Gelenk wird mit reichlich Ringer-Lösung durchspült, bis eine gute arthroskopische Sichtbeurteilung möglich ist. Kleinere nekrotische Synovialisanteile können mit einer Saugkorbzange entfernt werden; eine Synovialektomie größeren Ausmaßes wird nicht durchgeführt. Während der Durchspülung des Gelenks mit mindestens 12 l im Rahmen der Arthroskopie erfolgt die Gesamtuntersuchung des Gelenkbinnenraumes.

Erst zum jetzigen Zeitpunkt wird entschieden, ob die arthroskopische Spülung mit anschließender Spül-Saug-Drainagenbehandlung allein ausreicht (bis Stadium 2, s. Tabelle 4) oder ob, bei größeren Synovialnekrosen und fortgeschrittenem Infekt (ab Stadium 3 a), eine Synovialektomie angezeigt ist. Aufgrund der guten Erfahrungen mit arthroskopischen Synovialektomien, die wir unter bestimmten Bedingungen bei Rheumatikern durchführen, erscheint das Stadium 3 a eine gute Indikation zur arthroskopischen Synovialektomie beim Knieinfekt. Die eigenen Erfahrungen sind jedoch noch zu gering und der Beobachtungszeitraum zu kurz, um hier ein Urteil und den Vergleich mit der offenen Methode zu ermöglichen. Erfolgt keine Synovialektomie, wird mittels 2 – 3 Drainagen, die bis auf die zuletzt gelegte unter arthroskopischer Sicht positioniert werden, ein Spül-Saug-System angelegt. Ein Drain kommt in den Recessus popliteus zu liegen. Um ein Leck neben dem Drainageschlauch bzw. Verstopfung zu vermeiden, müssen die Schläuche großkalibrig genug sein; sie werden mit einer Haltenaht fixiert. Bei liegenden Drainagen wird das Bein unmittelbar postoperativ auf der Motorschiene gelagert. Es erfolgt eine Spülung mit einer Menge von mindestens 3 l pro Tag für einige Tage. Der Anschluß des ableitenden Schlauches erfolgt an ein Redon-System. Soweit verfügbar, erscheint jedoch der Anschluß an ein geschlossenes Niedervakuumsystem (50% Vakuum), das mittels Schlauchpumpe aufrechterhalten wird, vorteilhaft (Werner, persönl. Mitteilung). In Stadium 2 (Fibrinablagerungen) und 3 (Nekrosen), prophylaktisch auch im Stadium 1 (Synovialitis) erfolgen intermittierend Instillationen einer mit einem Fibrinolytikum angereicherten Lösung (Streptokinase, Streptodornase).

Damit können vorhandene Ablagerungen und freie Gerinnsel aufgelöst werden; ein erwünschter Begleiteffekt ist die Verhinderung von Verstopfung im Schlauchsystem. Nach einleitender Durchspülung des Gelenks mit der Fibrinolytikumlösung wird der ableitende Schlauch abgeklemmt und das Gelenk bis zu einer geringen schmerzfreien Distension mit der Lösung aufgefüllt. Nach Stunden wird der Abfluß wieder geöffnet und die Spülung mit Ringer-Lösung (oder NaCl) wieder fortgesetzt. Im Verlauf der Spülbehandlung werden Proben der Spülflüssigkeit zur mikrobiologischen Untersuchung gegeben. Ein negativer Bakteriologiebefund ist auch hier kein Kriterium der Ausheilung des Infektes; die Untersuchung der Spülflüssigkeit dient im wesentlichen zum Erkennen eines Keimwandels, ggf. einer Resistenzänderung [19]. Die Spül-Saug-Behandlung wird beendet, sobald klinischer Befund und Laborparameter übereinstimmend und bei Wiederholungsuntersuchung einen Rückgang des Infektes angezeigt haben. Dabei wird eine Spüldauer von weniger als 1 Woche angestrebt. Vor Entfernung der Schläuche werden kurzfristig sämtliche Drainagen auf Sog gebracht. Danach kann das Bein von der Motorschiene auf eine „aktive" Schiene (z. B. Bimler-Schiene) umgelagert werden. Entsprechend dem arthroskopisch festgestellten Knorpelschaden und dem Gesamtbefund erfolgt eine Teilentlastung für mindestens 2 – 4 Wochen bei gleichzeitig fortgeführter krankengymnastischer Behandlung (Bewegungsübungen, Muskelkräftigung; Tabelle 7).

In Stadium 3 und 4 scheint eine Spülbehandlung nicht mehr ausreichend; eine Synovialektomie ist dann fast immer sinnvoller. Im Stadium 3 a kann diese auch arthroskopisch erfolgen, über mindestens 5 Zugänge, unter Einschluß der Resektion dorsaler Synovialisanteile. Vorteile der arthroskopischen Technik sind hier neben der besseren Übersicht über praktisch alle Gelenkanteile die gute Zugangsmöglichkeit zur Resektion der unterhalb der Menisken liegenden Synovialisanteile sowie der technisch einfachere dorsale Zugang.

Eine an die Synovialektomie anschließende Spül-Saug-Behandlung erscheint fast nie sinnvoll. Sie wäre jedoch angezeigt, wenn eine ausreichend radikale Infektexzision nicht erreicht werden konnte.

Ab Stadium 3 b erfolgt stets die offene Synovialektomie bzw. Infektexzision. Eine Spül-Saug-Behandlung wird hier in der Regel nicht angeschlossen, unmittelbar postoperativ wird das Bein in der Motorschiene kontinuierlich passiv bewegt.

Tabelle 7. Postoperative Rehabilitation nach arthroskopischer und offen operativer Knieempyembehandlung

---

Motorschiene
Krankengymnastik (Bewegungsübungen, Muskelkräftigung)
Bimler-Schiene o. ä.
Gehschulung (Unterarmgestützten)
Ultraschall

Die postoperative antibiotische Therapie orientiert sich am bakteriologischen Befund, wobei aber auch die Verträglichkeit (Nebenwirkungen) des im Einzelfall gewählten Antibiotikums berücksichtigt werden soll.

Die Therapiedauer richtet sich nach dem klinischen Verlauf, der Virulenz des Erregers, der Anamnesedauer und eventuellen Vor- oder Begleitschäden bzw. -erkrankungen. Im eigenen Krankengut erschienen 2 – 3 Wochen meist ausreichend. Oft ist eine Rücksprache mit dem Mikrobiologen hilfreich.

Ergebnisse

Die Ergebnisse von 57 arthroskopisch ohne Synovialektomie behandelten Patienten mit Kniegelenksempyen konnten durchschnittlich nach 2, 6 Jahren ausgewertet werden. Eine beidseitige Infektion war nicht aufgetreten. Bei allen Patienten fand sich mindestens *ein* Risiko- oder Prädispositionsfaktor (Tabelle 8); bei den intraartikulären Injektionen in 17 von 19 Fällen mehr als *eine* vorangegangene Injektion.

Der präoperative Krankheitsverlauf (Beschwerdebeginn bis Therapie) betrug in den meisten Fällen weniger als 4 Tage (Tabelle 9).

Bakteriologisch fand sich erwartungsgemäß meistens Staphylococcus aureus. In einigen Fällen waren die Kulturen negativ (Tabelle 10). Staphylococcus epidermidis wurde in keinem Fall nachgewiesen. Temperatur, BKS und/oder Leukozytenzahlen waren bei einigen Patienten unauffällig. Diese Parameter sind daher zum Ausschluß eines Kniegelenkinfektes nicht geeignet.

Tabelle 8. Risikofaktoren

	n =
Punktion, intraartikuläre Injektion	22
Alter über 60	21
Voroperation	11
Infekt an anderer Körperregion	4
Diabetes	4
Chronische Polyarthritis	3
Harnsäurewert erhöht	3

Tabelle 9. Präoperativer Krankheitsverlauf in Tagen

≤ 4	:	31
5 – 10	:	14
11 – 20	:	8
≥ 21	:	1
Unbekannt	:	3

Tabelle 10. Keimspektrum[a] bei den arthroskopisch behandelten Knieempyemen

Staphylococcus aureus	36
Staphylococcus albus	7
E. coli	7
Enterobacter cloacae bzw. aerogenes	1
Pseudomonas aeruginosa	4
Proteus mirabilis	1
Streptococcus viridans	2
Streptococcus pneumoniae	2
Propionibacter species	1
Kultur negativ[b]	7

[a] Teilweise verschiedene Keime in 1 Kultur.
[b] Material teilweise nach Beginn der antibiotischen Therapie entnommen.

Tabelle 11. Punkteschema

	Punkte:
Schmerz	0 – 3
Schwellung	0 – 1
Beweglichkeit:	
Flexion	0 – 3
Extension	0 – 2
Instabilität	0 – 3
Stellung	0 – 2
Krepitation	0 – 2
Umfangsminderung (Oberschenkel)	0 – 2

Tabelle 12. Ergebnis (n = 57)

	Punkte	n =	%
Sehr gut	(16 – 18)	29	51
Gut	(13 – 15)	14	25
Mäßig	(10 – 12)	9	16
Schlecht	(0 – 9)	5	9

Die Patienten wurden nach mindestens 6 Monaten nachuntersucht und die Ergebnisse nach einem Punkteschema (Tabelle 11) ausgewertet. In mehr als 75% war das Ergebnis gut und sehr gut (Tabelle 12). In 3 Fällen erfolgte eine Reoperation wegen eines fortbestehenden bzw. nicht beherrschten wiederaufgetretenen Infektes, in 1 Fall stellten wir die Indikation zur Arthrodese. Alle *diese* Patienten waren entweder wegen eines postoperativen Frühinfektes behandelt worden, oder es bestand bereits ein längerer Infektverlauf.

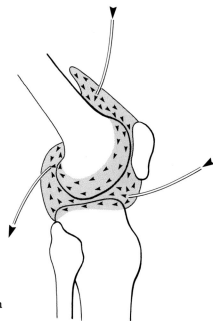

Abb. 1. Saug-Spül-Drainage am Kniegelenk (schematisch). 2 – 3 Drains werden gelegt; bei liegenden Drains wird das Knie auf der Motorschiene bewegt

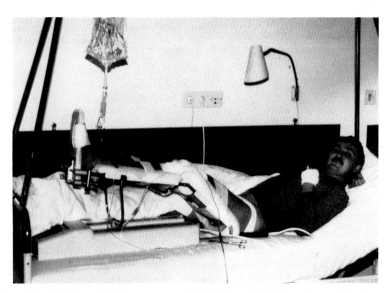

Abb. 2. Patient mit liegendem Spül-Saug-Drainagensystem. Die Spülung fließt mit geringem Druck (Schwerkraft) ins Gelenk. Das Bein ist auf einer Motorschiene gelagert. Venöser Zugang zur Gabe des Antibiotikums

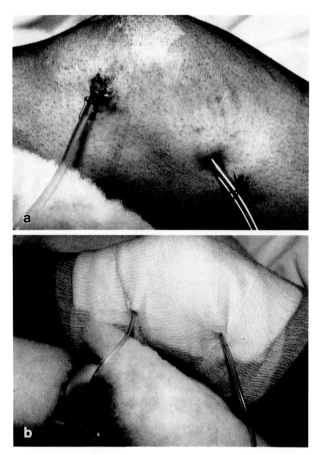

Abb. 3. Reizlose Eintrittsstellen der Drains ins Kniegelenk. Die Schläuche sind mit Haltefäden gesichert (**a**). Das Knie wird im locker angelegten Verband gelagert (**b**)

,Eine arthroskopische Therapie führen wir bei einem Frühinfekt nach offener, über eine größere Inzision durchgeführten Operation nicht mehr durch, da die Gefahr von Paravasaten im frischen Wundbereich durch den im Rahmen der Arthroskopie benötigten Überdruck besteht und ein Zugang zum Gelenk mit Narbenbildung ohnedies bereits gegeben ist.

In 1 dieser 3 Fälle sowie in einem weiteren Fall erfolgten darüber hinaus arthroskopische Arthrolysen (6 bzw. 11 Wochen postoperativ) jeweils unter perioperativer Therapie mit dem im Rahmen des Voreingriffes ausgetesteten Antibiotikum.

Diskussion

Das Auftreten eines Kniegelenkinfektes bedeutet stets eine Gefahr für die Gelenkfunktion. Der häufig bereits vorgeschädigte Knorpel kann durch die im Rahmen des Infektgeschehens lokal auftretenden Enzyme sowie deren Metaboliten, durch Toxine sowie durch eine Beeinträchtigung der Knorpelernährung zusätzlich lädiert werden.

Da diese Knorpelschäden sehr rasch eintreten, stellt die Diagnose Kniegelenksempyem einen Notfall dar; die Diagnose kann klinisch und mittels weniger Laborparameter aus Venenblut und Gelenkpunktat fast immer binnen weniger Stunden mit ausreichender Sicherheit gestellt werden. Nur selten erscheint das Abwarten des Bakteriologiebefundes sinnvoll, zumal ein negativer Befund einen Infekt nicht ausschließen kann.

Bei einer Reihe verschiedener, z. T. alternativ zur Verfügung stehender Therapiemaßnahmen ist das hier angegebene befundabhängige Therapiekonzept im pathophysiologischen Ablauf der Gelenkinfektion begründet.

Außer am Kniegelenk wurde die arthroskopische Technik zur Infektsanierung an Schulter-, Ellbogen-, Hüft- und Sprunggelenk (OSG) eingesetzt. Auch für diese Gelenke stehen Motorschienen zur postoperativen Rehabilitation zur Verfügung. Insbesondere am Schultergelenk und nach Punktionen ist die präoperative Abklärung begleitender oder alleiniger extraartikulärer Infektherde (z. B. Abszeß nach paraartikulärer Injektion) wichtig. Hier ist die sonographische Untersuchung eine wertvolle Hilfe.

Da ein beträchtlicher Anteil der Kniegelenkinfekte nach Punktionen bzw. intraartikulären Injektionen aufgetreten war, ist die Indikation der intraartikulären Injektion zu therapeutischen Zwecken, insbesondere die wiederholte Injektion, auch hinsichtlich des nicht völlig auszuschaltenden Infektrisikos stets sorgfältig zu überprüfen.

Die Neigung, die Ursache von eingetretenen Komplikationen in einem Behandlungsfehler zu suchen und Ansprüche auf finanzielle Entschädigung geltend zu machen, nimmt auch nach Auskunft von Haftpflichtversicherern in Deutschland rasch zu.

Im Rahmen der nachuntersuchten 57 Patienten waren uns, ohne daß danach befragt worden wäre, bei 3 der 22 Patienten mit intraartikulärer Punktion bzw. Injektion gegen den injizierenden Arzt angestrengte Gerichtsverfahren bekannt geworden.

Im Rahmen von Gutachten, die diesbezüglich zu erstellen waren, mußten Fragen nach korrekter Indikation, Technik und Aufklärung beantwortet werden. Bedeutsam ist, daß ambulante Patienten über Symptome und die Dringlichkeit einer umgehenden Wiedervorstellung beim Auftreten von Komplikationen orientiert sind.

Eine aktuelle Zusammenfassung von Empfehlungen zur Durchführung von intraartikulären Injektionen und Punktionen findet sich bei Bernau et al. [3]; sie entspricht im wesentlichen dem eigenen Vorgehen.

Zusammenfassung

Ein Kniegelenkinfekt kann auf unterschiedliche Weise entstehen, insbesondere postoperativ, nach Punktion oder intraartikulärer Injektion. Auch bei korrekter und sorgfältiger Technik läßt sich das Infektrisiko nicht völlig ausschalten. Rasche und gezielte Diagnostik ermöglicht eine frühzeitige optimale Therapie. Oft erscheint eine arthroskopische Behandlung am sinnvollsten. Die Indikation muß jedoch streng gestellt werden. Geringe Operationsmorbidität und rasche Rehabilitation sind die besonderen Vorzüge dieser Therapie. Wichtig ist es, die Langzeitergebnisse dieser Therapieform zu verfolgen.

Literatur

1. Anders G (1984) Gelenkpunktionen und intraartikuläre Injektionen in ambulanten orthopädischen Einrichtungen. Beitr Orthop Traumatol 31: 419 – 425
2. Asshauer L (1977) Die Prognose der bakteriellen Arthritis. Med Dissertation, Würzburg
3. Bernau A, Rompe G, Rudolph H, Werner HP (1988) Intraartikuläre Injektionen und Punktionen. Dtsch Ärztebl 85: 74 – 76
4. Borman TR, Johnson RA, Sherman FC (1986) Gallium scintigraphy for diagnosis of septic arthritis and osteomyelitis in children. J Pediatr Orthop 6: 317 – 325
5. Curtiss PH (1973) The pathophysiology of joint infections. Clin Orthop 96: 129 – 133
6. Ecke H (1987) Die verschleppte Kniegelenksinfektion. Unfallchirurgie 13: 255 – 259
7. Franke K (1985) Hämarthros – eine Notfallsituation für das Gelenk. Zentralbl Chir 110: 639 – 641
8. Frimondt-Møller N, Riegels-Nielsen P (1987) Antibiotic penetration into the infected knee. Acta Orthop Scand 58: 256 – 259
9. Giebel G, Oestern HJ, Schmidt M (1984) Die infizierte Gelenkfraktur. Chirurg 55: 318 – 325
10. Goldenberg DL, Brandt KD, Cohen AS, Cathcart ES (1975) Treatment of septic arthritis: Comparison of needle aspiration and surgery as initial modes of joint drainage. Arthritis Rheum 18: 83 – 90
11. Goldenberg DL, Cohen AS (1976) Acute infections arthritis. A review of patients with nongonococcal joint infections. Am J Med 60: 369 – 377
12 Hansis M, Weller S (1987) Therapie infizierter Gelenke und Gelenkprothesen. Chirurg 58: 706 – 711
13. Härle A et al. (1987) Behandlungsstrategien bei Gelenkinfektionen nach intraartikulären Injektionen und Punktionen. Dtsch Ärztebl 84: 1567 – 1571
14. Hepp WR (1987) Entzündungen nach intraartikulären Injektionen und Punktionen. Eine multizentrische retrospektive Therapiestudie. Orthop Praxis 5: 355 – 363
15. Hörster G, Roesgen M, Theermann R (1987) Technik der Synovektomie beim infizierten Kniegelenk. Unfallchirurgie 13: 260 – 262
16. Hollander JL (1970) Intrasynovial corticosteroid therapy in arthritis. Md State Med J 19: 62
17. Kelly PJ, Martin WJ, Coventry MB (1970) Bacterial (suppurative) arthritis in the adult. J Bone Joint Surg [Am] 52: 1595 – 1602
18. Knudsen VE, Hansen ES, Holm IE, Ewald H, Noer I, Christiansen SB, Bünger C (1987) Tissue vitality in septic gonitis. 99mTc-DPD scintimetry in puppies. Acta Orthop Scand 58: 354 – 360
19. Koch H (1970) Keimwandel der Osteomyelitis durch Spüldrainage. In: Hierholzer, G, Rehn J (Hrsg). Die posttraumatische Osteomyelitis. Schattauer, Stuttgart New York, S. ... – ...
20. Krämer J (1983) Orthopädie. Springer, Berlin Heidelberg New York (Heidelberger Taschenbücher 224) S 225
21. Kuner EH, Thürck HU, Lippe I (1987) Zur Diagnostik und Therapie der akuten Gelenkinfektion. Unfallchirurgie 13: 249 – 254
22. Lehrberger K, Heinken U, Hundeshagen H, Gotzen L, Zwipp H (1983) Leukozytenszintigraphie zur Infektdiagnostik in der Unfallchirurgie. Acta Chir Austr 51 [Suppl]: 89
23. Lehrberger K, Heinken U, Hundeshagen H (1984) Leukozytenszintigraphie zur Infekt- und Tumordiagnostik. Z Orthop 122: 557
24. Lob G, Burri C (1983) Gelenkverletzungen und posttraumatische Infektionen. Therapiewoche 33: 5734
25. Nelson JD (1971) Antibiotic drug concentration in septic joint effusions. N Engl J Med 284: 379
26. Newberg AH, Munn Cs, Robbins AH (1985) Complications of arthrography. Radiology 155: 605 – 606
27. Refior HJ (1973) Tierexperimentelle Untersuchungen zum Verhalten der Mikroarchitektur des hyalinen Gelenkknorpels unter Druckbelastung. Habilitationsschrift, München

28. Refior HJ, Hackenbroch MH (1976) Die Reaktion des hyalinen Gelenkknorpels unter Druck, Immobilisation und Distraktion. Hefte Unfallheilkd 127: 23 – 36
29. Rosenthal J, Bole GG, Robinson WD (1980) Acute nongonococcal infections arthritis. Evaluation of risk factors, therapy and outcome. Arthritis Rheum 8: 889 – 897
30. Ruedy J (1973) Antibiotic treatment of septic arthritis. Clin Orthop 96: 150 – 151
31. Salter RB, Simmonds DF, Malcolm BW, Rumble EJ, Macmichael D, Clements ND (1980) The biological effect of continous passive motion on the healing of full-thickness defects in articular cartilage. J Bone Joint Surg [Am] 62: 1232 – 1251
32. Salter RB, Bell RS, Keeley FW (1981) The protective effect of continuous passive motion on living articular cartilage in acute septic arthritis: An experimental investigation in the rabbit. Clin Orthop 159: 223 – 247
33. Schmidt HGK, Leffringhausen W (1985) Therapie und Ergebnisse von Infektionen großer Gelenke ohne Knochenverletzungen unter Verwendung von Septopal. Akt Traumatol 15: 222 – 231
34. Schmit-Neuerburg KP, Weiss H (1979) Gelenkinfektionen nach offenen Verletzungen. Hefte Unfallheilkd 138: 159 – 162
35. Shearn MA, Kang IY (1986) Effect of age and sex on the erythrocyte sedimentation rate. J Rheumatol 13: 297 – 298
36. Sherman OH, Fox JM, Snyder SJ et al. (1986) Arthroscopy – „no problem surgery“. J Bone J Surg [Am] 68: 256 – 265
37. Travers V, Koechlin P, Apoil A, Bonnet JC (1985) Traitement des arthrites à pyogènes des grosses articulations des membres. Rev Chir Orthop 71: 235 – 240
38. Ward J, Bauer W (1960) The diagnosis and therapy of acute suppurative arthritis. Arthritis Rheum 3: 522 – 535
39. Winkelmann W (1982) Der unbehandelte Verlauf einer akuten eitrigen Arthritis bzw. Osteomyelitis im Tierversuch. In: Parsch K, Plaue R (Hrsg) Hämatogene Osteomyelitis und posttraumatische Osteitis. Orthop Grenzgeb 6: 43 – 50
39a.Winnie AP, Ramamurthy S, Durrani Z, Radonjic R (1975) Interscalene cerrical plexus block: A single-injection technique. Anaesth. Analg. 54: 370
40. Zeis M (1960) Fortschritte in der Behandlung der offenen Kniegelenksverletzung. Z Chir 85: 1202
41. Zifko B (1984) Die funktionelle Knieempyembehandlung. Unfallheilkunde 87: 479

V. Bilanz und Ausblick

The Present State of Arthroscopic Surgery

Jan Gillquist

Department of Orthopedic Surgery, University Hospital, S-581 85 Linköping, Sweden

Arthroscopy is a diagnostic technique with therapeutic possibilities. Although first presented in Japan around 1920 (Watanabe et al. 1969), it did not become widely used until 1975.

What made more orthopedic surgeons interested in the technique was the development of better telescopes and therapeutic instruments. Since arthroscopy today is a rather common procedure, it is appropriate to discuss its indications and what specific advantages have been proven in comparison to previous techniques. Most reports advocating the new technique are descriptions of what can be done (Watanabe 1969; Glinz 1979; Henche 1980; Jackson and Dandy 1976; Johnson 198; O'Connor 1977). Comparisons with previous techniques are rare.

Since arthroscopy has been, and still is, most widely used in the knee, the following discussion will be first limited to that area.

Arthroscopic Instrumentation

Telescopes, light cables, light projectors, and videocameras with various accessories are important to create an image of necessary quality. The telescopes usually have a diameter of 5 mm including the trocar sleeve. The field of vision is angled 30° or 70° to the long axis. The width of the visual field has recently been increased by wide-angle telescopes which give a very good picture. The wide field helps orientation. The light-transmitting cable from the light projector to the telescope has a limited lifetime since its glass fibers may break during handling. Especially sharp twists can ruin the cable very quickly. Fluid-containing light cables without glass fibers have been introduced but are usually too stiff for comfortable use. It is important to check the light transmittance of the cable regularly by holding one end towards normal room light and observing the black spots from broken fibers at the other end. If more than 30% of the area is black, the cable has to be replaced. A normal replacement scheme is one cable per 200 – 400 arthroscopies. Sterilizing the cables and the telescopes in Cidex solution may also reduce the lifetime. It is therefore better to use gas sterilization between cases.

Light projectors have light outputs of 150 or 300 W. The amount of light needed varies with the type of videocamera used and the condition of the rest of the equipment. A strong light source should never be used for direct inspection through the arthroscope since retinal burns have been described (Rosenberg, personal communication). The videocamera is as necessary

V. Bühren und H. Seiler (Hrsg.)
Hefte zur Unfallheilkunde, Heft 199
© Springer-Verlag Berlin Heidelberg 1988

as the telescopes. The surgeon's position is improved and cooperation in the operating room becomes as good as during normal surgery. Neck problems have not been uncommon in orthopedic surgeons doing arthroscopy with direct inspection through the telescope. The camera is especially important for surgery since it facilitates assistance and training. The videocameras are usually sterilized in Cidex solution or with recent models in gas. The electronics of the camera are in a control box which is separated from the camera head by a long cable. The control box cannot be sterilized. The new chip cameras, which can be sterilized, have recently been improved in terms of light sensitivity. Now, these cameras function well with a 150-W light source. If the picture becomes dark after some time, one should check the light cable and the telescope for light transmittance. A 30°-telescope will normally last for about 200 – 400 operations with good picture quality.

A leg holder which supports the thigh so that varus and valgus forces can be applied to the knee is also important for arthroscopic surgery. This will help open up the medial and lateral compartments and facilitate access to the posterior horns of the menisci. The leg holder should include a tourniquet which may be inflated to control bleeding. The fluid delivery system also helps maintaining the operative field. The most common technique is to have a bag of saline suspended on an IV pole. Fluid is forced into the knee by gravity.

Pump-controlled systems have been used mostly in Sweden but have recently been introduced also in the rest of Europe and the USA. A good pump system makes it possible to control both pressure and flow. Pressure control is by reducing outflow, and flow control is obtained by changing the pump speed.

Operating Instruments

A great number of instruments are available today. For diagnostic examination, a probe is necessary. For meniscus surgery, the most common instruments are straight 3 – 3.4 mm basket forceps and 90° angled basket forceps. A pair of 3 mm upward biting basket forceps is very useful. These instruments (Fig. 1) can be used for all kinds of meniscus surgery even if other instruments like knives may be slightly faster for some tears. Knives with small rosette- and banana-shaped blades are recommended. To remove large fragments 3 mm and 4 mm

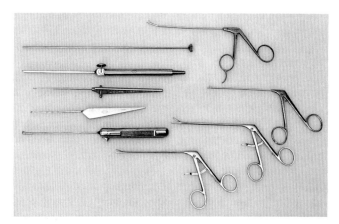

Abb. 1. Instruments used for arthroscopic surgery

grasping forceps are used. For small fragments, a suction device is used. Motorized instruments have not yet been shown to be superior to hand tools and are much more expensive. However, hand instruments have a limited lifetime. Basket forceps may have to be replaced after about 100 cases. Today it is possible to build instruments which do not break inside the knee. It is not acceptable for a piece of an instrument to fall off in the knee.

Therapeutic arthroscopy

Apart from removal of loose bodies arthroscopy generally concerns meniscectomy. Since the start of arthroscopic meniscectomy around 1974, several authors have published results of this operation (Glinz 1974; Guhl 1975; Carson 1979; Dandy 1978). One prospective study (Hamberg et al. 1982) has shown that rehabilitation is quicker after arthroscopic partial meniscectomy than after meniscectomy by arthrotomy. It has been shown that the type of meniscus tear also influences the postoperative result and the rate of rehabilitation (Hamberg et al. 1984; Lysholm et al. 1981). In a study by Hamberg et al. (1983) the results, after different meniscectomy techniques, were tested in a randomized trial on the same type of meniscus tear in matched patients. Open/closed and partial/total meniscectomies were performed after arthroscopic diagnosis. It was found that arthroscopic partial meniscectomy was the least time-consuming operation with the shortest sick leave and a high reliability in terms of the functional result. Arthroscopic partial meniscectomy therefore seems to be the preferable routine procedure. The standardized technique we use has been published previously (Gillquist 1985). Other arthroscopic operations include drilling of osteochondritis dissecans, removal of degenerative cartilage, ligament repair and reconstruction, and reduction of condylar fractures of the tibia. These operations are new and their superiority has not been proven in comparison to their old counterparts. In a recent study, Gillquist analysed rehabilitation time after arthroscopic reconstruction of the anterior cruciate ligament compared to the same operation through a miniarthrotomy (Gillquist and Odensten 1987). It was

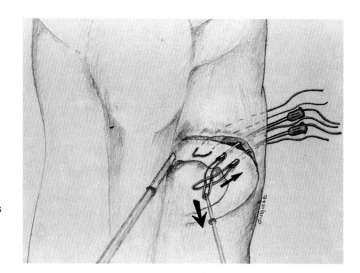

Abb. 2. A simple and safe technique for arthroscopic meniscus repair. One loop is used as a pull-out suture for the first loop. This creates a suture which is tied over the capsule

shown that there was no difference in surgical precision or time for rehabilitation. Therefore, the miniarthrotomy was preferred since it made a more efficient notchplasty possible.

Arthroscopic meniscus repair has been tested in several centers. The largest investigation has been published by Henning et al. (1986). However, the risk of severe complications cannot be ignored and this operation must still be regarded as an experiment. In a recent study, Cascelles published a safe technique for repair of the posterior horns of the menisci (Morgan and Casscells 1986). This technique uses needles inserted from outside posterior through the meniscus (Fig. 2). It is thus much easier ensure that no nerves or vessels are injuried during the operation. We have been using this technique with successful results for the last few years. The operations can be performed on an outpatient basis.

Other Joints

Arthroscopy is also used in the shoulder, elbow, ankle, hip, and wrist joint. Removal of cartilage, loose bodies, and synovectomy can be done. For the removal of loose bodies from the elbow it is a good technique with low morbidity. The technique has been described by Johnson (1981). Several authors have published studies on shoulder arthroscopy but its usefulness still remains to be proven (Lilleby 1986; Dolk 1986; Lysholm 1985). The role of arthroscopy in shoulder instability is under investigation in several centers. The arthroscopic anatomy of the shoulder has recently been described by Detrisac and Johnson (1986).

Training in Arthroscopy

Training is best done on a one to one basis and of course a video system is absolutely necessary. Training should not only involve technical aspects but also proper indications and realistic views on what can be achieved. With good training, the mean operating time for all kinds of operative arthroscopies is less than 30 min including a complete diagnosis. The diagnostic part of the examination should rarely take longer than 10 min. A good clinical diagnosis is a very important basis for arthroscopic surgery.

References

Carson RW (1979) Arthroscopic meniscectomy. Orth Clin North Am 10: 619
Dandy D (1978) Early results of closed partial meniscectomy. Br Med J 1: 1099 – 1101
Detrisac DA, Johnson LL (1986) Arthroscopic shoulder anatomy. Slack Inc, New Jersey
Dolk T, Gremark O (1986) Arthroscopy and stability testing of the shoulder joint. Arthroscopy 2: 35 – 40
Gillquist J (1985) The use of arthroscopy. Int J Sports Med 6: 185 – 189
Gillquist J, Odensten M (1987) Arthroscopic reconstruction of the anterior cruciate ligament. J Arthroscopy (in press)
Glinz W (1979) Diagnostische Arthroskopie und Arthroskopische Operationen am Kniegelenk. Huber, Bern
Glinz W (1974) Arthroscopy in trauma of the knee joint. In: Ingwersen OS (ed) Proceedings of the international congress, Rotterdam, Sept 1973
Guhl JF (1975) Operative arthroscopy. Am J Sport Med 7: 328 – 35

Hamberg P, Lysholm J, Gillquist J (1983) A comparison between arthroscopic meniscectomy and modified open meniscectomy. A prospective randomized study with short term follow-up. J Bone Joint Surg 66B: 189 – 183

Hamberg P, Gillquist J (1984) Knee function after arthroscopic meniscectomy. Acta Orthop Scand 55: 172 – 175

Hamberg P, Gillquist J, Lysholm J (1983) The effect of diagnostic and operative arthroscopy and open meniscectomy on muscle strength in the thigh. Am J Sports Med 11: 289 – 292

Henche HP (1974) Indikation, Technik und Resultate der Arthroskopie nach Traumatisierung des Kniegelenkes. Orthopäde 3: 178 – 83

Henning CE, Jolly BL, Scott GA (1985) Arthroscopic Intra-articular meniscus repair – healing parameters AAOS 52nd meeting, Las Vegas, Abstract

Jackson RW, Dandy DJ (1976) Arthroscopy of the knee. Grune and Stratton, London

Johnson LL (1981) Diagnostic and surgical arthroscopy. Mosby, London

Lilleby H (1986) Standard approaches in diagnostic and therapeutic arthroscopy of the shoulder joint. Nord Ort För Abstract, p 83

Lysholm J (1985) Axelledsartroskopi – en värdefull undersökningsmetod. Hygiea 94: 231

Lysholm J, Gillquist J (1981) Endoscopic meniscectomy – a follow up study. Int Orthop 5: 265 – 270

Morgan C, Casscells W (1986) Arthroscopic meniscus repair. A safe approach to the posterior tears. Arthroscopy 2: 3 – 12

O'Connor RL (1974) Arthroscopy in the diagnosis and treatment of acute ligament injuries of the knee. J Bone Joint Surg 56A: 333 – 337

Watanabe I, Takeda S, Ikeuchi H (1969) Atlas of arthroscopy, 2nd edn. Igaku Shoin, Tokyo

Hefte zur

Unfallheilkunde

Beihefte zur Zeitschrift „Der Unfallchirurg". Herausgeber: J. Rehn, L. Schweiberer, H. Tscherne

Springer-Verlag
Berlin Heidelberg New York
London Paris Tokyo

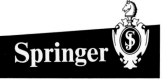

Springer

Hefte zur
Unfallheilkunde

Beihefte zur Zeitschrift „Der Unfallchirurg". Herausgeber: J. Rehn, L. Schweiberer, H. Tscherne

Heft 191: **L. Faupel**

Durchblutungsdynamik autologer Rippen- und Beckenspantransplantate

1988. 38 Abbildungen, 13 Tabellen. VIII, 72 Seiten. Broschiert DM 53,-. ISBN 3-540-18456-2

Heft 190: **J. W. Hanke**

Luxationsfrakturen des oberen Sprunggelenkes

Operative Behandlung und Spätergebnisse

1988. 76 Abbildungen, 16 Tabellen. ETwa 145 Seiten. Broschiert DM 78,-. ISBN 3-540-18225-X

Heft 189: **A. Pannike (Hrsg.)**

50. Jahrestagung der Deutschen Gesellschaft für Unfallheilkunde e. V. 19.–22. November 1986, Berlin

Präsident: H. Cotta
Redigiert von A. Pannike
1987. 486 Abbildungen. LXXV, 1243 Seiten. (In zwei Bänden, die nur zusammen abgegeben werden.) Broschiert DM 348,-. ISBN 3-540-17434-6

Heft 188: **R. Op den Winkel**

Primäre Dickdarmanastomosen bei Peritonitis

Eine Kontraindikation?

1987. 102 Abbildungen. VIII, 122 Seiten. Broschiert DM 98,-. ISBN 3-540-17428-1

Heft 187: **W. Hohenberger**

Postsplenektomie-Infektionen

Klinische und tierexperimentelle Untersuchungen zu Inzidenz, Ätiologie und Prävention

1987. 11 Abbildungen. XI, 112 Seiten. Broschiert DM 46,-. ISBN 3-540-17429-X

Heft 186: **U. P. Schreinlechner (Hrsg.)**

Verletzungen des Schultergelenks

21. Jahrestagung der Österreichischen Gesellschaft für Unfallchirurgie, 3.–5. Oktober 1985, Salzburg
Kongreßbericht im Auftrage des Vorstandes zusammengestellt von U. P. Schreinlechner
1987. 244 Abbildungen. XX, 487 Seiten. Broschiert DM 198,-. ISBN 3-540-17431-1

Heft 185: **D. Wolter, K.-H. Jungbluth (Hrsg.)**

Wissenschaftliche und klinische Aspekte der Knochentransplantation

1987. 195 Abbildungen, 19 Tabellen. XII, 319 Seiten. Broschiert DM 155,-. ISBN 3-540-17312-9

Heft 184: **C. Feldmeier, M. Pöschl, H. Seesko**

Aseptische Mondbeinnekrose – Knieböck-Erkrankung

1987. 45 Abbildungen, 11 Tabellen. VIII, 78 Seiten. Broschiert DM 68,-. ISBN 3-540-17311-0

Preisänderungen vorbehalten

Springer-Verlag
Berlin Heidelberg New York
London Paris Tokyo

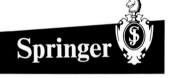

Springer